プライマリ・ケアの現場で役立つ

もっと！一発診断 100

診断の手がかりはここにある

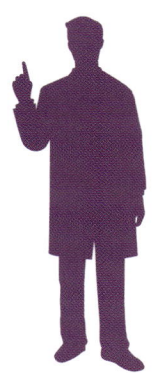

[編集]
宮田靖志 愛知医科大学医学教育センター教授
中川紘明 愛知医科大学病院総合診療科・プライマリケアセンター

文光堂

●編者・著者略歴

○編集・執筆

宮田 靖志
愛知医科大学医学教育センター 教授

昭和63年自治医科大学卒業．愛媛県で地域医療に従事後，札幌医大，米国留学，北海道大学病院，留萌市立病院，名古屋医療センター，厚生労働省東海北陸厚生局などを経て平成28年4月より現職．プライマリ・ケアセンターを兼務．学生・若手医師と一緒に総合診療，地域医療を楽しみながら勉強しています．

中川 紘明
愛知医科大学病院総合診療科・プライマリケアセンター

平成13年自治医科大学卒業．義務年限終了後も利尻島国保中央病院，市立根室病院など北海道の地域医療に従事し，平成27年9月より現職．症例が豊富な当科・当センターで総合力のある研修医育成に取り組みながら，総合診療，地域医療のおもしろさを伝えています．

○執筆

佐々尾 航
北海道立羽幌病院内科 医長

平成18年自治医科大学卒業．札幌医科大学および市立函館病院で初期研修後，北海道立羽幌病院，利尻島国保中央病院に勤務．自治医科大学消化器内科での研修を経て，北海道立羽幌病院に平成25年より再度赴任．自治医大の義務年限後も地域医療に従事しています．

富樫 篤生
札幌医科大学医学部小児科学講座

平成20年札幌医科大学卒業．市立函館病院で初期研修．市立函館病院，釧路市立総合病院で小児科後期研修．留萌市立病院小児科を経て，平成27年4月より現職．小児の総合診療と感染症診療のレベルアップを目指して勉強中です．

和田 吉生
市立札幌病院臨床研修センター

平成22年自治医科大学卒業．市立札幌病院で初期臨床研修後，留萌市立病院，道立羽幌病院で地域医療に従事．平成27年4月より現職．腎臓移植内科医として移植患者の内科的管理を行う傍ら，臨床研修センターで研修医とともに研鑽を積んでいます．

はじめに
◉診断エラー研究の進歩で一発診断はさらにパワーアップ◉

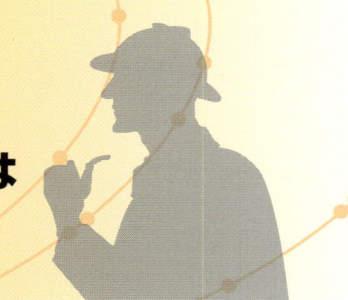

　前著から約5年が経って"一発診断"の第2弾をお届けすることができることになりました．こうして第2弾を出させていただけるというのは，前著が意外にも好評だったということでしょうか．実際，前著にはさまざまな反響をいただき，忙しいプライマリ・ケア診療の最前線では一発診断が日常的に行われていること，さらに多くの一発診断症例のリストと一発診断の秘訣が求められていること，がよくわかりました．前著の出版以降，同様の一発診断の書籍が発刊されていることもそれを物語っていると思います．これまではあまり注目されていなかった診断推論の2つのシステム，特に瞬時に判断するシステム1，つまり一発診断を根拠を持って紹介できたことは，一発診断を正式に(?)広めることに役立ったかもしれない，と少しうぬぼれて今回の第2弾の出版となりました．

　今回は総論で診断エラーについても少し解説を加えました．あわて者の一発診断屋に診断エラーはつきものです．一部で議論される一発診断(システム1)への批判は，こうした診断エラーが多いということに基づいているように思います．しかし，診断エラーは実はシステム2でも頻繁に起こっており，必ずしも判断の速さとは関係がないともいわれています．診断エラーの研究は近年かなり進んできています．米国医学研究所(Institute of Medicine：IOM)では，"医療の質"，"人は誰でも間違える"に続く，第3弾の報告書として"ヘルスケアにおける診断を向上させる(註：筆者訳．原文はImproving Diagnosis in Health Care)"と銘打って診断エラーに関する膨大な研究結果が診断エラー委員会から2015年末に発表されました(The National Academy Pressのホームページで前文が公開されています)．この中でも触れられていますが，正しい診断は臨床医の知識だけに依存するのではなく，さまざまな要因が絡み合う診断のプロセスがうまく機能してなされます．

　本書の総論ではその中でも，特に診断推論に潜むバイアスに焦点を当ててみました．どんな優秀な臨床医でも診断の思考過程でバイアスに影響され，診断を誤る，あるいは誤りそうになることはたびたびあります．一般的に臨床カンファレンスではうまく診断できた成功事例に焦点が当てられており，診断エラーを分析するカンファレンスはあまり開かれていません．生々しい臨床現場の中で臨床医に生じるさまざまなバイアスを振り返って検討すると間違いなくその後の臨床に役立つはずなのですが，どうしてそのよ

うなカンファレンスがないのでしょうか？　その理由の1つは，バイアスを議論する共通言語，共通の理解が乏しいためかもしれません．というわけで，総論では膨大なバイアスの一部を紹介しました．ぜひこれを使って診断エラーの検討をしていただければ，きっと一発診断だけでなくすべての診断推論での診断エラー回避につながると思います．

　今回は私を含め5人の臨床医が執筆を担当しました．もともと，皆，北海道の地域医療の最前線でプライマリ・ケア診療に携わっていた仲間達です．広大でさわやかな大地，時には厳しい環境，そんな中での経験を中心に，現職での経験も含めて一発診断症例にまとめました．北海道，そして愛知でのさまざまな職場で出会った患者さん，同僚，職員のみなさんに心より感謝しながら本書をまとめました．この場を借りて御礼申し上げます．

　さらに症例を蓄積して第3弾につなげられることを楽しみに，また日々の臨床に向かおうと思います．

2016年6月吉日

名古屋から北海道に向かう機内にて

宮田靖志

● CONTENTS ●

はじめに 〜診断エラー研究の進歩で一発診断はさらにパワーアップ〜 ── 宮田靖志　iii

総論 "診断のプロセス"と"その過程で陥りやすい罠"を理解して正しく考えよう！
― それが一発診断上達のコツ ── 宮田靖志　1

各論

1　全身症状からの一発診断

1. 反応が鈍いです…と糖尿病患者の家族が ── 中川紘明　14
2. 急にぼーっとして反応がないんです…と60歳代女性が ── 中川紘明　16
3. 痙攣がおさまらないんです…と10歳代女性が ── 中川紘明　18
4. 体がだるくて力が入らないんです…と70歳代女性が ── 中川紘明　20
5. さっきから同じことばかり聞くようになったんです…と家族が ── 中川紘明　22
6. おじいさんの動作が緩慢で反応が鈍いんです…と家族が ── 和田吉生　24
7. 夜中に飲食しているようなんです…と60歳代女性が ── 中川紘明　25
8. 睡眠中に大声をあげたりしてるらしいんです…と60歳代男性が ── 中川紘明　26
9. 体をこわばらせて上を向いているんです…と10歳代女性が ── 中川紘明　28
10. 入院中に急に意識が悪くなったんです…と70歳代男性が ── 中川紘明　30
11. 入所者が冷や汗をかいて反応がないんです…と介護職員が ── 中川紘明　32
12. いつもより反応が鈍いんです…と症候性てんかんのある患者が ── 中川紘明　33
13. 熱が出て寒気がするんです…と70歳代男性が ── 中川紘明　34
14. 薬を増やしてから落ち着きがないんです…と70歳代女性が ── 中川紘明　36
15. 熱が出て，息苦しいんです…と80歳代男性が ── 中川紘明　38
16. 毎月熱が出るんです…と7歳の女児が ── 富樫篤生　40

2　頭頸部領域での一発診断

17. 鎮痛薬を飲んでいるのに頭痛がひどくなるんです…と70歳代女性が ── 佐々尾航　42
18. 頭が痛くて目が覚めるんです…と60歳代女性が ── 中川紘明　43
19. 炭起こし中に頭痛を訴えて気を失ったんです…と30歳代男性が ── 佐々尾航　44
20. 下まぶたがピクピクするんです…と20歳代女性が ── 佐々尾航　45
21. 眼が痛いんです…と80歳代男性が ── 中川紘明　46
22. 眼の周りにぶつぶつが出てきたんです…と50歳代男性が ── 中川紘明　48
23. 数日前から目が黄色いんです…と40歳代女性が ── 佐々尾航　50
24. 健診でビリルビンが高いって言われたんです…と30歳代男性が ── 中川紘明　52
25. すぐ風邪を引くんです…と70歳代女性が ── 中川紘明　53
26. 喉がかゆいんです…と30歳代男性が ── 中川紘明　54
27. 喉まで酸っぱい水が上がるんです…と30歳代男性が ── 佐々尾航　56

28	喉がイガイガして，咳が出るんです…と30歳代女性が	中川紘明	57
29	喉がヒリヒリするんです…と60歳代男性が	中川紘明	58
30	喉が痛いんです…と40歳代女性が	中川紘明	60
31	喉が痛いんです…と70歳代男性が	和田吉生	62
32	歯茎が腫れてきたんです…と70歳代女性が	中川紘明	63
33	舌がヒリヒリするんです…と70歳代女性が	中川紘明	64
34	2週間前から首が痛いんです…と40歳代男性が	中川紘明	66
35	首が痛くて物が飲み込めません…と60歳代女性が	中川紘明	68
36	左耳が痛い…と7歳の男児が	富樫篤生	70
37	耳の後ろが痛いんです…と70歳代男性が	中川紘明	72
38	何かイボのようなものがあるんです…と60歳代女性が	中川紘明	74

3　胸部領域での一発診断

39	胸が痛くて苦しいんです…と喘息の既往のある30歳代男性が	中川紘明	75
40	食事のたびにゼーゼーしているんです…と寝たきり患者が	中川紘明	76
41	胸が苦しくて気が遠くなりそうです…と透析患者が	和田吉生	78
42	健診で心雑音を指摘されたんです…と20歳代男性が	中川紘明	80
43	動悸とめまいがするんです…と70歳代男性が	和田吉生	82
44	健診で胸部異常陰影を指摘されたんです…と70歳代女性が	中川紘明	84
45	胸が痛いんです…と40歳代男性が	中川紘明	86
46	部活中に胸が痛くなったんです…と既往のない10歳代男性が	中川紘明	88
47	胸が苦しいんです…と70歳代男性が	中川紘明	90

4　腹部・腰部領域での一発診断

48	みぞおちと背中が痛いんです…と80歳代女性が	中川紘明	91
49	数年前からお腹が痛いんです…と30歳代男性が	中川紘明	92
50	急にお腹が膨らんできたんです…と術後間もない男性が	和田吉生	94
51	お腹が膨らんで，便秘になってきたんです…と60歳代男性が	中川紘明	95
52	お腹が張って苦しいんです…と80歳代男性が	中川紘明	96
53	ずっと前からお腹が痛いんです…と70歳代女性が	中川紘明	98
54	刺身を食べてからお腹が痛いんです…と20歳代男性が	佐々尾航	100
55	3日前から突然お腹が痛いんです…と40歳代男性が	佐々尾航	102
56	1週間前からお腹が痛いんです…と糖尿病の60歳代男性が	佐々尾航	104
57	腹痛，下痢が治らないんです…と60歳代女性が	中川紘明	106
58	昨日胃癌検診を受けて，夜からお腹が痛いんです…と60歳代男性が	佐々尾航	108
59	腹痛が続いてるんです…と3歳の女児が	富樫篤生	110
60	吐いて，熱が出てきたんです…と80歳代の寝たきり男性が	中川紘明	111
61	熱があってお腹が痛いんです…と9歳の男児が	富樫篤生	112
62	腹痛と下痢が続いているんです…と20歳代女性が	中川紘明	113
63	熱が出てお腹が痛いんです…と20歳代女性が	中川紘明	114

64	最近食後に吐くことが多いんです…と20歳代のやせ気味の女性が	中川紘明	116
65	下腹部が痛い…と18歳の女子高校生が	富樫篤生	118
66	便秘がちで市販薬を毎日飲んでいます…と70歳代女性が	中川紘明	120
67	右の脇腹が痛いんです…と糖尿病の60歳代男性が	佐々尾航	121
68	吐血を繰り返しているんです…と大動脈弁狭窄症の患者が	中川紘明	122
69	便に血が混じるんです…と30歳代女性が	佐々尾航	123
70	下血したんです…と80歳代男性が	中川紘明	124
71	臍から膿が出てきたんです…と20歳代男性が	和田吉生	126
72	腰と太ももが痛いんです…と50歳代男性が	中川紘明	128
73	腰が痛くて吐きそうです…と20歳代男性が	和田吉生	130

5　泌尿器・生殖器・臀部領域での一発診断

74	お尻が痛いんです…と30歳代女性が	中川紘明	132
75	突然，お尻が赤く腫れたんです…と生後1ヶ月の男児が	富樫篤生	133
76	熱がずっと下がらないんです…と施設入所中の90歳代女性が	和田吉生	134
77	おしっこが出づらくて下着に血がつくんです…と60歳代女性が	和田吉生	135
78	お腹が痛くて，おしっこが真っ赤なんです…と70歳代女性が	中川紘明	136
79	おしっこの色が濃くなってきたんです…と風邪薬を飲み始めた患者が	佐々尾航	138

6　四肢領域での一発診断

80	朝だけ両腕がぴくぴく動くんです…と10歳代の男性が	中川紘明	140
81	指がゆがんでるんです…と80歳代の女性が	中川紘明	142
82	手がこわばって，指を伸ばしにくいんです…と糖尿病患者が	中川紘明	144
83	突然，指が曲がったまま伸びなくなったんです…と30歳代男性が	和田吉生	146
84	夜になると膝が痛むんです…と60歳代女性が	和田吉生	147
85	膝が痛いんです…と70歳代男性が	中川紘明	148
86	足の裏がしびれて痛いんです…と70歳代女性が	中川紘明	150
87	足の裏が痛いんです…と30歳代女性が	中川紘明	152
88	踵が痛いんです…と10歳の男児が	中川紘明	154
89	夕方になると足が腫れてくるんです…と30歳代女性が	中川紘明	156
90	ふくらはぎが痛くて眠れないんです…と70歳代男性が	中川紘明	158
91	足が腫れて痛いんです…と70歳代男性が	中川紘明	160
92	2週間前から足が腫れてきたんです…と70歳代女性が	中川紘明	162
93	突然歩かなくなったんです…と1歳の男児が	富樫篤生	163

7　皮膚領域での一発診断

94	健診で脂質異常症を指摘されて受診した50歳代男性が…	中川紘明	164
95	急に指が痛くなって，赤色になったんです…と50歳代女性が	中川紘明	166
96	背中がかゆいんです…と持病のない70歳代女性が	中川紘明	167
97	背中が痛がゆいんです…と70歳代男性が	和田吉生	168

98	えびを食べた後に走っていたら蕁麻疹が出たんです…と10歳代男性が	佐々尾航	169
99	ぶつぶつが出たんです…と既往のない20歳代男性が	中川紘明	170
100	お腹にぽつぽつとしたできものがあるんです…と8歳の女児が	富樫篤生	172

◉参考文献 ……173

◉索引 ……187

一発診断エクストラ

① インフルエンザは咽頭所見で一発診断！ ── 中川紘明 39
② 抱っこをするとなんで余計に不機嫌になるの？……2ヶ月の女児 ── 富樫篤生 71
③ ゴルフのスイングをするたびに頭が痛くなる70歳の男性．数分でおさまるという．頭部MRIで異常なし……診断は？ ── 中川紘明 81
④ 加齢黄斑変性症により失明した77歳の女性．人の顔のような幻視が見えるようになった．幻覚だとわかってはいるが，精神病になってしまったのではと心配している．頭部MRIで異常なし……診断は？ ── 和田吉生 87
⑤ 56歳の男性．お酒を飲むとくしゃみが出るんです……？ ── 中川紘明 101
⑥ 10年来血液透析をしている60歳代の男性．近医で撮られた胸部CTで両上肺野に小葉中心性に分布するびまん性のスリガラス陰影を認めた．症状はないが…… ── 和田吉生 103
⑦ 糖尿病で通院中の70歳の男性，食事中だけ顔に大量の汗をかくんです…… ── 中川紘明 105
⑧ 最近おしっこがオレンジ色なんです……と肺MAC症の治療を開始した58歳の女性．その原因は？ ── 中川紘明 107
⑨ 下腿の発赤，疼痛，腫脹で蜂窩織炎と思いきや……"偽性蜂窩織炎" ── 中川紘明 109
⑩ 食事中に食べ物が喉に詰まるようになって意識を失い，バタンと倒れることがたびたびあるという60歳代の男性．数秒後には意識は完全に元に戻るという．咽頭痛はない．上部消化管内視鏡検査で異常なし……てんかん？ ── 中川紘明 117
⑪ 右下腹部痛だが虫垂炎でない？……"偽性虫垂炎" ── 中川紘明 119
⑫ 発熱，悪寒，左側腹部痛を訴える30歳の女性．尿所見は異常なし……腎盂腎炎？ ── 和田吉生 125
⑬ 数ヶ月前から爪に黒い線が出てきて気になるという50歳の女性…… ── 和田吉生 145
⑭ 左第2趾が赤く腫れて泣き止まない3ヶ月の男児，原因は…… ── 富樫篤生 155
⑮ 膝窩部の腫瘤ですが，ベーカー嚢腫でしょうか？ベーカー嚢腫なら…… ── 中川紘明 157

総論

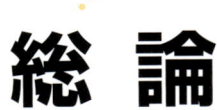

"診断のプロセス"と
"その過程で陥りやすい罠"を理解して
正しく考えよう！

―それが一発診断上達のコツ―

"診断のプロセス"と"その過程で陥りやすい罠"を理解して正しく考えよう！ ―それが一発診断上達のコツ―

①直観と熟考の2つをうまく協働させて診断しよう

　前著では診断の思考過程のデュアル・プロセス・セオリーについて概説しました．システム1とシステム2がうまく連携し合って効率よく正しい診断ができるというものでした．この考えは臨床推論の研究においては定説となっており，図1のようなモデルも提示されています．

　患者さんが症状を訴え来院すると，医師は患者さんの訴えの全体像を捉えて1つの病像にまとめ上げ，すぐにパターン認識を働かせます．患者さんの病像が医師がこれまでに経験して蓄えてきた病像に合致してうまく認識されるとタイプ1（システム1）のプロセスが進み，あっという間に診断にたどり着きます．ただ，この瞬時の診断の間にも優れた臨床医はタイプ2（システム2）のプロセスを同時進行させ，**遂行制御装置**を通じてタイプ1のプロセスが間違いないことを保証しています．また，思考の**非合理を制御する装置**を働かせ，思考プロセスの誤りをチェックするためにタイプ2のプロセスの助けを借りたりもしています．このようにタイプ1とタイプ2の間をスイッチ1つでうまく行ったり来たりする**トグル機能**を働かせ，思考の揺らぎをうまく**キャリブレーション**して正しい診断にたどり着いているのが，アドバンス思考者というわけです．

　一方で，パターン認識がうまくできない時は，ゆっくりとタイプ2のプロセスを進めて診断にたどり着きます．ビギナー思考者や初めて遭遇する問題・複雑な問題に遭遇した場合がこちらのプロセスです．この時，医師はたくさんの情報（病歴，身体診察所見，検査結果）を集め，そこからプロブレムリストを漏れなく挙げ，それぞれについてアセスメントして鑑別診断を挙げます．鑑別診断は，症候別，病態別（例えば，VINDICATE-Pなど），解剖学的臓器別など，システマティックな方法に基づいて行われます．経験した症例ごとにこの作業を丁寧に繰り返し，問題の全体像を1つの病像として"病

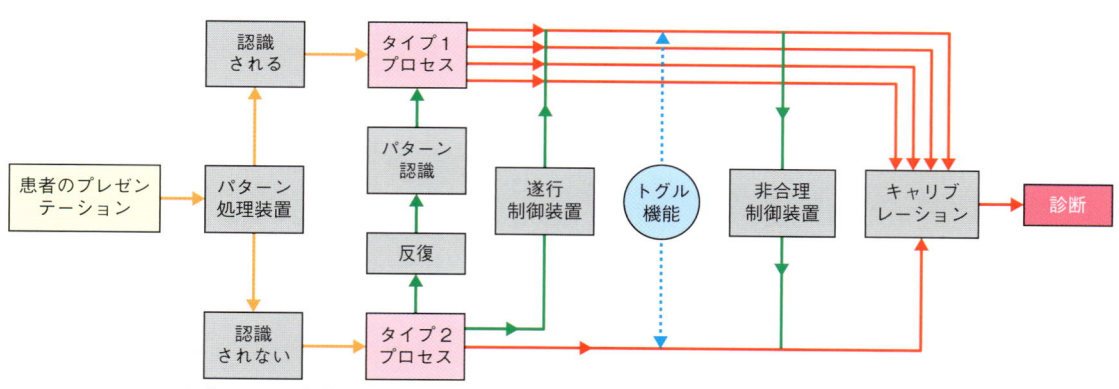

※トグル：1つの操作で2つの状態を行き来すること

図1　意思決定のデュアル・プロセス・セオリー （文献1より引用改変）

気の脚本（これをイルネス・スクリプトといいます）"にまとめ上げ，それを頭の中にストックしていきます．1つの疾患でも多様なイルネス・スクリプトがありうるので，豊富なイルネス・スクリプトを蓄積することが大切です．そうすると，さまざまに異なる臨床経過，臨床像で現れる1つの疾患であってもタイプ1のプロセスですばやく診断できるようになります．一発診断は熟考的診断の積み重ねの末に可能になる技といえるでしょう．

　最近は臨床推論の書籍がたくさん出版されており，タイプ2の思考過程が詳細に言語化されています．このように考えを声に出して言語化することを think aloud といいますが，アドバンス思考者の think aloud はビギナーにとって思考過程を磨くのに非常に参考になります．しかし，おそらく診断のエキスパートは多くの場合タイプ1のプロセスで診断にたどり着いているので，その時には事細かに think aloud はしていないはずです．書籍の中で展開されているのは，瞬時に使われた遂行制御機能と非合理制御機能による思考のキャリブレーションを事後に改めてゆっくり振り返り解説してくれているのです．これはビギナー思考者の教育のためでもありますが，アドバンス思考者はこのように思考過程を振り返ってイルネス・スクリプトを整理したり，思考に磨きをかけたりして，さらに診断能力を向上させているのです．

②知識がないから診断できない，間違う，のではないことを理解しよう

　診断学の良書が豊富に手に入るようになり，各地で質の高い診断学のカンファレンスが開かれるようになってきました．この数年，臨床医の疾患や症候に関する知識はどんどん増えてきているはずなのですが，それでも診断できない，診断を誤る，ということはまだまだたくさんあります．なぜ診断できないのでしょう？　もちろん，知識が足りないという場合もありますが，多くの場合はそれ以外の原因で診断できないということが，これまでの研究でわかっています[2,3]．例えば，次のようなものです．

- 急ぎすぎた
- 思い浮かばなかった
- 状況を再評価しなかった
- 患者の話を十分に聞かなかった
- 過去の同じような症例に影響された
- 患者が一度に多くの問題を抱えていた
- コンサルタントの言うままになってしまった
- 1つの所見，特に検査結果に注意を払いすぎた
- さらに検査をするように患者にはっきりと言わなかった
- そのようなびっくりするような診断はありえないと思ってしまった

また，ある研究による100の診断エラーの分析では，下記のように診断プロセスのシステムの問題と医師の認知的な問題が原因となっていました[4]．このことから，正確な診断のためには単に知識を増やすだけでは不十分であることがわかります．

> ■落ち度のない（診断できなくても仕方ない）診断エラー（7%）
> ・疾患がまれすぎる時
> ・疾患が急速に進行する時
> ・患者の臨床症状が，その疾患にしては非典型的すぎる時
> ■システムに関連するエラー（19%）
> ・機器の問題：検査機器が誤作動している
> ・組織の流れの問題：①検査が正しく実施されない，②専門家にコンサルトできない，③フォローアップがうまくできない，④所見，検査結果が医師に伝わらない（コミュニケーション不全），⑤未熟な医師の診療のバックアップがない
> ■認知的エラー（28%）
> ・知識の誤り　　　（3%）（認知エラー全体を100とした時の割合）
> ・データ収集の誤り（14%）
> ・情報処理の誤り　（50%）
> ・情報の検証の誤り（33%）
> ■システムと認知の両方によるエラー（46%）

③診断エラーにつながるバイアスを理解しよう

　診断できない，診断エラーをするケースの実に74%に認知的問題，つまりバイアスが関連していることがわかりました．特に，タイプ1のプロセスはバイアスに陥りやすいといわれていますので，一発診断の際には十分に気をつける必要があります．バイアスとは簡単に言うと早合点のことですが，バイアスはタイプ2のプロセスでも生じることがわかっており，じっくり考えているからバイアスなく思考しているというふうに考えてはいけません．"不適切な臨床判断は，口臭と一緒で，自分にはわかりにくい[5]"といわれます．バイアスなしで考えていると思うこと自体が，すでにバイアスに陥っているといってよいでしょう．バイアスフリーで考えることは非常に難しいことなのです．表1 のようなさまざまなバイアス，不適切な認知心理が紹介されています．これらを一通り理解しておくと正しい臨床推論に役立つでしょう．

④バイアスに陥りやすい状況を認識しておこう

　仮にバイアスを十分に勉強して頭では理解していても，思わぬところでバイアスに陥ってしまうことがたびたび生じます．バイアス発生の要因としては，周囲の環境と個人的要因の2つがあり，次のような状況ではそれらに影響されやすくなります[1]．

- 今，疲れていると感じる
- 昨夜あまり眠っていない
- 頭に浮かんだ最初の診断を受け入れた
- この患者にステレオタイプな印象を持っている
- 今，認知的に過負荷である，または，無理している
- 明白なところではなく，細かな気になったところを考えている
- 何らかの理由により，この患者がとても嫌い，または，好きである
- この患者は前のシフトから引き継いだ（枠組み効果，他を考えない）
- この患者を評価する時に，邪魔が入ったり，注意散漫となったりした
- その診断は患者，看護師，他の医師によって示唆された（早期閉鎖，思考中断）
- 見逃してはいけない診断をうまくルールアウトした（自信過剰，確からしいことのみに注目）

　これらの状況に自分がいることを認識できるかどうか，自分自身を冷静に振り返ってみる必要があります．そして，このような状況にいることがわかったら，一息入れてから診断に取り組むようにしましょう．あるいは，場合によっては診療を他の人に代わってもらうということも考えなくてはならないかもしれません．

⑤認知的エラーを減じるための10の心得を肝に銘じよう

　これまで解説してきたことを理解したうえで，次の10の心得を常に心にとめておくと診断エラーに陥りにくくなるでしょう[6]．

◆1. どのように考え，決断したのか振り返ろう

　自分の考えを考える，つまりメタ認知を働かせるようにしましょう．最終診断の前に少しだけでも時間をとって思考プロセスを振り返ってみましょう．

◆2. 重要な決断をする時には，自分の記憶に頼らないようにしよう

　記憶には限界があります．チェックリストなどを用いて，冷静な間違いのない手順を踏んで決断しましょう．

◆3. タブレットPCなどのような最新のワイアレス・テクノロジーを使って自分の診療環境を情報にアクセスしやすいものにしておこう

　わからないことはすぐに調べられる環境を整備しておきましょう．症例によっては知識がなくて診断にたどり着かないということがあるかもしれません．そんな時でも今やインターネットの世界にはあふれんばかりの情報があり，診断につながる情報がすぐに得られます．例えば，ある研究によると，ニューイングランド・ジャーナル・メディスン（NEJM）誌に掲載されるCPC症例において，キーワードを3～5個を選び出し，それを用いてgoogle検索したところ，58％で正しい診断が得られたとされています[7]．10年前のデータですから，今はもっと改善されていると思います．2005年のNEJM誌の編集者への手紙でもgoogle検索の例が取り上げられています[8]．NEJM誌のCPCのディ

スカッションの一部がgoogle検索の結果をもとに展開されているものもあります[9]．Google検索で一発診断ということも十分可能なのです (が，なかなかgoogle検索で診断したとは言いにくいかもしれませんね．そんな時は，"あのBMJ誌やNEJM誌でもgoogle検索を取り上げている"と少し胸を張ってもよいかもしれません……！？)．

◆4．最初の診断に自信があっても他の可能性を考えよう

　自分の診断では説明のできないことはないか探すようにしましょう．1つの反証的な所見は10個の支持する所見にも匹敵するともいわれます．

◆5．鑑別診断において，ベイズの定理と疾患の疫学を理解して適用しよう

　事前確率，検査特性を常に考えて診断を考えるようにしましょう．そうすることで，1つの所見，1つの検査結果に引きずられることを避けることができます．

◆6．自分の専門領域でみることが予想されるコモンな状況と重篤な状況を事前にリハーサルしておこう

　自分の診療セッティングでよく遭遇する状況については，整然と診断プロセスが進められるよう，事前にさまざまな準備をしておきましょう．フローチャートに沿って思考を進めることなどによってうっかりミスを減らすことが可能になります．

◆7．自分が最終決断をするのに適切な人かどうか，患者の価値観と意思を検討することに関しての専門家かどうか，を自問しよう

　本当に自分が診断するのでよいのか，今一度よく考えてみましょう．ほかに頼りになる人がいるなら相談しましょう．あるいは，その人に診断を任せましょう．自分の能力の限界を自覚することは重要なことです．しかし，適切な自己評価をすることはなかなか難しいことです．無理をしない，自信過剰にならないよう気をつけましょう．

◆8．決断のための時間を取り，他の人からのプレッシャーを受けないようにしよう

　焦ると間違いを犯しやすくなります．決断の前にはリラックスして冷静でいられるようにしましょう．

◆9．下した決断に対して責任を持ち，フォローアップをしよう

　診断したなら，それが誤っていないか，最後までフォローアップしましょう．患者さんの帰結を必ず確認するようにしましょう．もし患者さんが再診しないとしたら，それは診断が誤っていたため他の医師の診療を受けているのかもしれません．

◆10．診療のレビューによって質を改善するため，患者の問題と決断をリレーショナル・データベースに記録しよう

　患者情報をデータベース化して，定期的に診断と経過を見直して診療能力の向上につなげましょう．

プライマリ・ケア医は，問題が複雑で重症度の幅が広い患者群を短時間で診察しなければならない環境に置かれています．じっくり考える時間があまり与えられていないので一発診断を磨くことは効率的な診療をするうえで非常に有用です．しかし，そのような環境で一発診断することには，おのずとエラーがつきまとうことも理解しておかなければなりません[10]．本項で述べた診断プロセスとエラー要因，エラー回避の方法を頭に入れ，プライマリ・ケアの現場で役立つ質の高い一発診断を実践していきましょう．

●文献

1) Croskerry P et al : Cognitive debiasing 1 : origins of bias and theory of debiasing. BMJ Qual Saf 22 : ii58-ii64, 2013
2) Bordage G : Why did I miss the diagnosis? Some cognitive explanations and educational implications. Acad Med 74 : S138-143, 1999
3) Kassirer JP, Kopelman RI : Cognitive errors in diagnosis : instantiation, classification, and consequences. Am J Med 86 : 433-441, 1989
4) Graber ML et al : Diagnostic error in internal medicine. Arch Intern Med 165 : 1493-1499, 2005
5) Redelmeier DA et al : Problems for clinical judgement : introducing cognitive psychology as one more basic science. CMAJ 164 : 358-360, 2001
6) Graber ML : Educational strategies to reduce diagnostic error : can you teach this stuff? Adv Health Sci Educ Theory Pract 14 : 63-69, 2009
7) Tang H, Ng JH : Googling for a diagnosis : use of Google as a diagnostic aid : internet based study. BMJ 333 : 1143-1145, 2006
8) Greenwald R : And a diagnostic test was performed. N Engl J Med 353 : 2089-2090, 2005
9) Drapkin MS et al : Case records of the Massachusetts General Hospital. Case 26-2012. A 70-year-old woman with fever and back pain. N Engl J Med 367 : 754-762, 2012
10) Singh H et al : Types and origins of diagnostic errors in primary care settings. JAMA Intern Med 173 : 418-425, 2013

表1 バイアス，不適切な認知心理

（■：名称，・：特徴，例，●：そのバイアスを防ぐための方法）

■ **Aggregate bias (総計バイアス)**
- 患者グループの平均として知られていることについて，それはあくまでも平均であるといって自分の患者には適用しようとしない
- 一群の患者のために作られたガイドラインに合致するのに，個々の患者には異なる治療を行う
- 例：風邪に抗菌薬は不要であるのに，自分の患者は非典型例であると考える．Ottawa Ankle Rulesを満たさないのにX線写真を撮ろうとする
- ●合理的な理由がないのであれば臨床決断ルールに従わなければならない

■ **Anchoring (投錨)**
- 診断プロセスのあまりにも早期に現症の特殊な点に固執してしまう
- 初期に得られた情報だけに重きを置いて考える
- ●早期に想像してしまうことを止め，可能なら完全な情報が得られるまでインプレッションを持つことを遅らせる

■ **Ascertainment bias (確認バイアス)**
- 見つけたいことを見ようとする
- 何か期待するものや特別に見つけたいと思っていることによって考えがすでに形づけられている時に起こる
- 利尿薬を最近服用し忘れている患者では心不全の証拠を探し出そうとする
- ●事前に形成される観念・期待・信念からフリーになる

■ **Availability/non-availability (利用可能性)**
- 心に浮かびやすいものを考えやすい，それはしばしば起きていると思う
- 最近経験したことは診断に影響を及ぼす
- 逆に，しばらく診断していないと診断しにくくなる
- ●目立ったケース，鮮明なケース，最近のケースに必要以上に影響されないようにする

■ **Base-rate neglect (頻度の無視)**
- 疾患の頻度を無視して事前確率を過大・過小評価し，ベイズの定理を歪めてしまう
- 患者の現症が自分の持つ疾患プロトタイプにどのくらいうまく合致するかで判断してしまう (representative restraint：代表性による独占的思考)
- 時にまれな疾患を見つけることがあると，そのような医師の行動をさらに強化してしまう
- ●診療現場の疾患頻度を正しく評価し，ベイズの定理を理解し検査を良識的にオーダーする

■ **Commission bias (遂行バイアス)**
- 行動しないでいるよりも何か行動しようとする
- 何かしないと，と駆り立てられることから起こる
- 自信過剰な人に起こりやすい
- ●何らかの介入をする前に根拠をしっかりとレビューする

■ **Confirmation bias (確証バイアス)**
- 仮説を棄却するような反証的な根拠よりも，仮説を支持するような確証的な根拠を探そうとする
- Anchoringにより形成されたエラーをさらに強化する
- ●1つの反証的な根拠は10個の確証的根拠に匹敵することを肝に銘じる

■ **Diagnosis momentum (診断への勢い)**
- いったん診断がラベリングされると，その診断を確定しようとしてその診断に関する情報を集めようとする
- 症状の原因についての考えが他者から受け継がれ，患者が診察を受けるまでにはある診断をつけるような勢いがついてしまっている
- ●診断がつけられてきた患者をみるときには，間違いがないか注意深く再検討する

■ **Feedback sanction (フィードバックの欠如)**
- 診断エラーはすぐには結末が明らかにならないことがあり，発見されるまで時間が経過していることがある
- 時間的，システム的な問題のために患者の不利益になる診断エラーが持続していることがある
- ●診断エラーが早期に発見されフィードバックされるシステムを構築すべきである

■ **Framing effect (枠組み効果)**
- 人が物事をどのように捉えるかは，問題がどのような枠組みで提示されるかに強い影響を受ける
- 患者が生存する確率と死亡する確率のどちらでアウトカムを表現するかによって，患者のリスクについて持つ認識は影響を受ける
- ●検討中の臨床問題をどのような枠組みで捉えているかを認識しておくべきである

■ Fundamental attribution error（根本的な帰属の誤り）

- 悪い事態が起きた時に，環境や状況要因よりも人を責める傾向がある
- アルコール問題，頻回受診，身体化，人格障害などの患者を考える時によくみられる
- これらの患者も自分と同じように問題をコントロールできるはずであると考えてしまう

● 他人の行動に批判的になるのを避け，すべての患者グループに対して一貫したケアをする

■ Gambler's fallacy（ギャンブラーの誤推論）

- 10回コインを投げて10回表が出たとき，11回目のコインは裏だろうと思う → 同じことは続かないだろうと考える
- 救急室で3例続けて心筋梗塞をみた後，胸痛の患者をみた時に心筋梗塞はないだろうと考えてしまう
- この逆が posterior probability error（次にもやはり同じことが起きると考える）

● 同じことが続いた時には，確率の法則と診断の独立性を思い出す

■ Gender bias（性差バイアス）

- 性が疾患の病因の1要素と誤って考えてしまう
- 性差による行動パターンの違いがアウトカムの違いになっているかもしれない → 他の要因を見落としてしまう

● 一度，性の要因からフリーになってみる

■ Hindsight bias（後知恵バイアス）

- 結果を知っている場合，その出来事をどのように認識するかは大きな影響を受ける
- イベントが起こってしまった後では，それが起こるはずであった可能性を過大評価しがちになる
- 初めに下した決断を歪めてしまうことにつながる
- 実際に起きたことを現実的に吟味することができなくなってしまい，出来事から学ぶことが損なわれてしまう
- 臨床決断能力の過大・過小評価につながる

● 後から考えるとつじつまを合わせることは簡単であることを肝に銘じる
● 下した決断がまずかったと感じるようになったり，決断能力に自信をなくしたりすることのないようにする

■ Multiple alternatives bias（多代替バイアス），status quo bias（現状バイアス）

- 2つの選択肢から1つを選ぶのは簡単．選択肢が5つに増えると決断は難しくなり，もともとの2つの選択肢の中で決断しようとする（現状の中で選択しようとする）
- 初期仮説を形成した後に追加情報にて追加の妥当性のある可能性が持ち上がったとしても，不確実と矛盾を避けようとして，もともとの仮説を支持するようになることがある
- 不確実性と矛盾は医師を保守的な方向へ向かわせる

● すべてのオプションをはっきりと認識し，それらを初期仮説と比較する

■ Omission bias（不作為バイアス）

- 結果に対する直接的な責任を受け持つことを恐れるあまり，行動するよりも行動しないことを好むようになる
- 何か悪いことが起こった時は，何もしなくて起こった場合よりも何かして起こった場合のほうが非難されやすいと思ってしまう

● "それを考えた時が行動すべき時である" という金言はしばしば当たっている

■ Order effect（順序効果）

- 記憶はU字型のバイアスを受ける．会話の始め（primacy effect）か，終わり（recency effect）に伝えられたことはよく覚えている
- 初期効果は anchoring によって増強される
- 強い第一印象につながり，その後の思考の不活発をもたらす

● 情報を記録し記憶に頼らないようにする

■ Outcome bias（アウトカム・バイアス），value bias（価値バイアス）

- 悪いアウトカムよりも良いアウトカムにつながる決断を好む
- 価値バイアス：生じると考えていること（認知）よりも起こってほしいと思っていること（情動）をより大きく見積もる
- 個人的希望が決断の客観性を減少させ診断プロセスを損なう

● 客観的データに基づいて判断する

■ Overconfidence bias（自信過剰バイアス）

- 自信過剰の人は行動をする前に根拠を集めるための十分な時間をかけず，また集めた根拠を統合する十分な時間もとらない
- 不完全な情報と勘による行動をとる
- 自分の下した決断がインパクトを与えると考える時，良いアウトカムが得られると強く信じる（自分が下した決断だからきっと良い方向に結果が出る，と考える）

● 根拠が論理的に定型的に集められ，その根拠が自分の下した評価と判断を支持するか考える

（次頁につづく）

■ **Playing the odds（賭けをする）**
- 五分五分，不確実な状況の時，自分の感覚に基づき良い結果のほうに判断してしまう
- 疲れている時，勤務時間が不規則な時にも起こりやすい

● 診断がまだはっきりしない時には手持ちの根拠を見直す

■ **Posterior probability error（後続イベントの確率エラー）**
- 疾患の可能性を前に起きたことに基づいて評価する
- 昨年6回片頭痛で救急を受診した患者が今回頭痛で受診したら片頭痛と考える
- ギャンブラーの誤推論の逆

● 過去の診断を考慮することなく，患者評価に客観性を持つ

■ **Premature closure（早期閉鎖）**
- 一度診断がつけられると思考がストップしてしまい，他の疾患の可能性を考えなくなってしまう
- 特別な診断を確信させたり，経過の早期に目立った特徴に固執（anchoring）させたりするような鮮明な現症によって起こる
- 診断エラーの原因の多くを占める強力なバイアスである

● 初期仮説が事実上の最終診断になってしまわないようにする

■ **Psych-out error（精神的なものとするエラー）**
- 精神病患者に対してはさまざまなバイアスが生じやすい
- 特に fundamental attribution error が生じやすい
- 精神的なものと決めつけてしまい，身体疾患を見逃してしまう

● 負の強化（negatively reinforcing）を起こさないようにする（精神的なものですべてを説明しようとしない）

■ **Representativeness restraint（代表性による拘束）**
- アヒルのような姿をしていてアヒルのようにヨチヨチ歩きクワックワッと鳴けば，それはアヒルであると考える
- 十分に類似していないからといってある種の疾患を考慮せず，非典型例を見逃す（救急室受診した心筋梗塞患者の4%がこのエラーを受けている）

● 見逃し例の特徴，あいまいな現症の例，非典型例，に焦点を当てたトレーニングをする

■ **Searching satisficing（満足を求める）**
- ひとたび何か見つかったら追求を止めてしまう
- 2つ目，3つ目の骨折がある．1つの疾患ではなく複数疾患を抱えていることを忘れてしまう

● 1つ見つかったら，"ほかに見つかるものはないか？"と考え2つ目を探す
● 何も見つからなかったら，"正しいところを探しているか？"と考え違うところを探してみる

■ **Sutton's slip（サットンの過ち）**
- Sutton's law："なぜ銀行強盗をしたのか？"と強盗サットンが聞かれ，"そこに金があるから"と答えた
- Sutton's law（顕著なところへ向かう），Occam's razor（最も簡潔な理論をとる），KISS（keep it simple, stupid）を適用することは有用で，高価で時間のかかる診断テストをしなくてすむ
- 診断の際に明らかなことを考えるのは当然のことであるが，他の可能性を探すことを怠ったり，searching satisficing に陥ったりすることもある → 2つ目の骨折を見逃す

● 陽性所見が得られても，常にオプションを考えておき他の可能性を考慮しておく

■ **Sunk costs（埋没費用）**
- 時間や心的エネルギーなどの労力をある診断に注げば注ぐほどその診断から離れられなくなり，他の診断を考えられなくなる

● 仮説強化のために注いだエネルギーを一度忘れて冷静に診断を見直す

■ **Triage-cueing（トリアージのきっかけ）**
- さまざまなバイアスでトリアージされ誤った方向で診察が始まった患者は，さらに大きなエラーを受けることになる
- Geography is destiny（どこでみてもらうかですべてが決まってしまう）
- 例：胃部不快で消化器科を受診し内視鏡検査を受ける心筋梗塞患者．胸痛で循環器科を受診し心臓カテーテル検査を受ける肋軟骨炎患者

● 何科でみているかということで自分の思考が影響されていないか注意する

■ **Unpacking principle（すべてを分析する原則）**
- 鑑別診断のためにすべての関連する情報を引き出すことを怠ってしまう
- 病状が特異的であればあるほど，ある出来事が存在すると判断されやすい
- 十分な病歴が聴取されていなくても，聴取されていないことを考慮しない

● まだ得られていない情報はないかと常に考える

■ Vertical line failure（垂直思考の過ち），thinking in silos（サイロの中での思考）

- 問題に対して一定のアプローチだけで解決を図ろうとする
- はっきりした診断やマネジメントにつながるような垂直でストレートな認知活動をすることが多く，これは経済性・効率性・利便性が高い
- しかし，lateral thinking（水平思考：既存の枠にとらわれずさまざまな角度から問題を包括的に扱う，特に非演繹的な思考法）が必要な状況では柔軟性の欠如につながることがある

- ●皆が一定方向に向かって考えている時，診断がある方向へ大きく動いている時に，他の可能性はないかと問いかけてみる

■ Visceral bias（本能的バイアス）

- 患者に対して陽性・陰性感情を持ち，それが決断に影響を与える〔affective error（感情エラー）〕
- 感情が乱された時には良い決断ができない
- 転移（患者が医師に持つ感情），逆転移（医師が患者に持つ感情）が起こると判断に影響を及ぼす

- ●自分の感情状態を常にモニターしておく
- ●感情状態に変化がある時には患者ケアを同僚に代わってもらう

■ Yin-yang out（ありとあらゆる検索），serum rhubarb（血清ダイオウ濃度），standing stool velocities（立てかけた便の速度）

- ありとあらゆるワークアップをしたのでそれ以上の検索は意味がなく診察の必要性がないと考える
- この考えが正当化されない理由
  ①他の患者と同じように，診察室に訪れた患者はすべて注意・尊敬・考慮が払われなければならない
  ②今後状況が進み診断が可能となるところに達するかもしれない
  ③同様の様式を呈している併存疾患があるかもしれない
  ④他の医師が解決できなかった問題をバイアスのない思考で考えることができるという有利な立場である
  ⑤もし来診が不適切であると考えるなら，それは精神科コンサルトを意味するのかもしれない（身体化障害など）
  ⑥必要な時に最善の資源をアドバイスするというマネジメントプランを立案し患者を方向づけることができるかもしれない

- ●あらゆるワークアップを受けてきた患者をみる時は，エラーが生じるかもしれないのでいっそうの注意を払う
- ●患者マネジメントをする際，この状況は絶望を感じるよりもむしろ良い機会であると考える

■ Zebra retreat（まれな疾患からの撤退），lack of courage of conviction（確信を持つ勇気の欠如）

- 鑑別診断においてまれな疾患（Zebra）が挙げられるが，医師はそれを考慮せず診断が遅れたり，診断できなかったりする
- まれな疾患を考慮するにあたっての障害
  ①診断をするに際して抵抗があったり，サポートが得られなかったりする状況や，診断のために特殊なコストのかかる検査をするのが困難な状況がある時には対応が緩慢になる
  ②関係の薄いまれな疾患を考慮していることや奇妙な疾患を考えていると噂されることを自戒している
  ③非現実的で資源の無駄遣いをしていると言われるのを恐れる
  ④有病率を過小評価しているかもしれない
  ⑤忙しい医師にとっては，診断のためにかける時間と努力を考えると診断の確信が揺らぐ
  ⑥自信のなさ
  ⑦チームメンバーがチームの時間を無駄にすることに対してプレッシャーをかける
  ⑧時間帯が悪く専門家にコンサルトできない
  ⑨疾患をよく知らないためにまれな疾患の診断をする道をとらない傾向がある
  ⑩疲労やその他の因子により医師が撤退に向かう

- ●初めに診断をつけることが重要だと妥当な確信を持ったなら，どんな障害があっても診断をつける努力をする
- ●医学的検索を怠ろうとするシステム・その他の影響を認識し，それらにチャレンジする努力をする

各論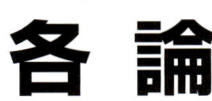

1. 全身症状からの一発診断
2. 頭頸部領域での一発診断
3. 胸部領域での一発診断
4. 腹部・腰部領域での一発診断
5. 泌尿器・生殖器・臀部領域での一発診断
6. 四肢領域での一発診断
7. 皮膚領域での一発診断

1 全身症状からの一発診断

反応が鈍いです…と糖尿病患者の家族が

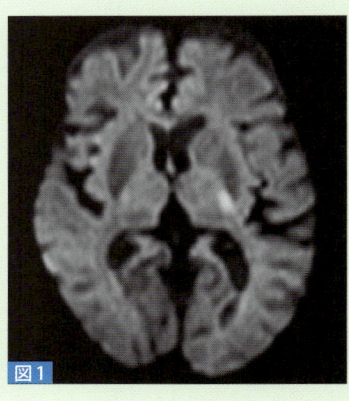

症状 朝になっても起きてこないので家族が心配して部屋を訪れたところ，呼びかけに対して反応が鈍いため救急搬送となった82歳の女性の糖尿病患者．

所見 JCS Ⅱ-20，血圧180/80 mmHg，脈拍数90回/分（整），呼吸数14回/分，体温36.5℃，SpO₂ 98％．MMT 2の右片麻痺を認めた．診断は？

図1

(谷口昌光 ほか：BRAIN and NERVE 65：298-299，2013より転載)

解説 糖尿病患者にみられた意識障害と片麻痺である．ただちに血糖を測定したところ36 mg/dLと低値であったため50％ブドウ糖液を投与したところ，意識障害および片麻痺が改善した．

低血糖性片麻痺が疑われたが，脳梗塞および低血糖以外の意識障害をきたす疾患の併存も否定できないため，頭部MRI拡散強調画像を撮影したところ左内包後脚に高信号域がみられた（図1）．しかし，MRI所見から意識障害を説明することができないこと，また，低血糖の改善に伴い片麻痺が改善したこと，の2点から低血糖性片麻痺と診断した．

- 低血糖性片麻痺は，低血糖による中枢神経症候をきたした患者の2〜3％でみられる[1,2]．
- 低血糖性片麻痺の原因として，インスリン治療が72％，経口血糖降下薬が14％，糖尿病治療のない低血糖症が14％といわれている[3]．
- 片麻痺は右側に多い（78％）が，発作のたびに左右交代性に生じることもある[3]．
- 片麻痺に伴って失語がみられることが多く，低血糖が遷延すると後遺症として残ることもある[3]．
- 片麻痺をきたした症例の平均血糖値は35 mg/dLといわれているが，血糖と麻痺の程度には相関はない[3]．
- 低血糖に対する脆弱部位として知られている内包後脚の一側，もしくは両側にMRI拡散強調画像で高信号域がみられることが多い（65％）[4]．
- 脳梁膨大部（30％），大脳皮質，放線冠，基底核，橋なども病巣となる．
- 血糖の補正を行えば症状，画像所見はいずれも消失するが[5]，低血糖が遷延していた場合は症状，画像所見とも残存する．
- 片麻痺などの巣症状が生じる機序は，低血糖による脳血管攣縮，局所的脳血流低下，神経細胞の選択性脆弱性などがいわれているが，詳細は不明である[4]．

鑑別診断 脳卒中ではないが，片麻痺をきたす疾患（stroke mimics）として表1のものを鑑別する[6]．

表1 片麻痺をきたす疾患

疾患	鑑別ポイント
てんかん（Todd麻痺）	てんかんの既往
脳腫瘍	造影CT/MRIで占拠性病変
脳膿瘍	発熱，造影CT/MRIで占拠性病変
慢性硬膜下血腫	外傷の既往，飲酒歴
脳炎・髄膜炎	発熱，髄液検査，MRI
アルコール離脱痙攣	飲酒歴
多発性硬化症	髄液検査，MRI
片頭痛	頭痛の既往
解離性障害	精神疾患の既往，強いストレスの存在
高血圧性脳症	高血圧の既往

ピットフォール

- 診断されるまで平均3.5回は片麻痺をきたしているといわれる[4]．
- 頭部MRI拡散強調画像で両側に異常信号を認めても，症状は片側のことがある[5]．

一発診断：低血糖性片麻痺

ワンポイントアドバイス：身体診察・画像所見から急性期の脳梗塞が疑われる症例であっても，低血糖性片麻痺をまず否定する．

2　1　全身症状からの一発診断

急にぼーっとして反応がないんです…と60歳代女性が

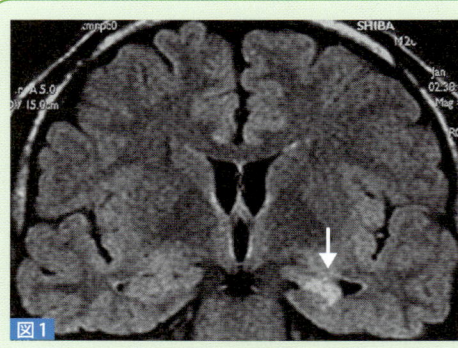

図1

症状 仕事中に急にぼーっとして話しかけても反応がないことが多いため，職場の上司に連れられて受診した60歳の女性．上司によると，ぼーっとしていた間は口をもぐもぐさせていた．気を失う前に心窩部の不快感があったという．

所見 頭部MRI-FLAIR像で高信号の萎縮した海馬（左）を認める（図1）．診断は？

(角南貴司子：Equilibrium Res 69：102-104，2010より転載)

解説 心窩部の不快感に引き続いて，突然の動作停止，自動症がみられたことから複雑部分発作を疑い頭部MRIを撮影したところ，海馬の萎縮・硬化像を認めたため側頭葉てんかんと診断した．

- 側頭葉てんかんは，局所関連性（焦点性）てんかんの1つである．
- 複雑部分発作（意識減損を伴うもの，単純部分発作が先行する場合もある）であることが多いが，単純部分発作（意識減損を伴わないもの）のことや二次性全般化発作（部分発作から始まり，全身痙攣発作が起こるもの）をきたすこともある[1]．
- 内側側頭葉てんかん（海馬・扁桃核などの辺縁系に焦点が存在），外側側頭葉てんかん（新皮質系に焦点が存在）に分けられるが，前者が大部分を占める．
- 原因の大部分（約80％）が海馬硬化症（海馬の神経細胞脱落とグリオーシスを認め，海馬の萎縮を伴う）である[1]．
- 上腹部不快感（心窩部に突き上げる感じ），不安・恐怖感，既視感，幻臭，幻聴などの前兆（単純部分発作）に続いて，一点の凝視，動作の停止が30～120秒間続く．
- 口部や上肢の自動症（口をもぐもぐさせる，ぺちゃぺちゃさせる，手をもぞもぞさせる），発声不能，ジストニー肢位（病変と対側）なども認める[1]．
- 患者は発作中のことを記憶していないことが多い．
- 脳波では，発作間欠期に鋭波（あるいは棘徐波複合），発作時にθ（シータ）波の群発を認める．
- 頭部MRIで萎縮した海馬や海馬硬化像がみられるのが特徴である[1]．
- 高齢者の初発てんかんの場合，抗てんかん薬への反応が良いこと，再発率が高いことから，初回発作時から治療を開始することが多い[2]．
- 第一選択薬はカルバマゼピンで，ほかにラモトリギン，ガバペンチンなどが用いられる[3]．
- 内服薬で効果が乏しい場合は，側頭葉切除術などの外科治療を行う．

鑑別診断 欠神発作（小発作）

・突然反応がなくなる，動作が止まる発作の持続時間が10秒以内と短い．
・脳波で全般性3Hz棘徐波複合がみられる．
・小児に多くみられ，成人ではまれ．

ピットフォール

・高齢者の部分発作は，精神状態の変容，混乱，健忘などの非特異的症状で発症することがあり，認知症と間違われることがある[4]．
・高齢者の場合，発作後のもうろう状態が数日に及ぶことがあり，せん妄や認知症と間違われることがある[5]．
・高齢者の初発てんかんは，痙攣をきたさない複雑部分発作が最多で，次いで二次性全般化発作である[4]．
・てんかん患者の約50％は正常脳波であるため，1回の検査だけではてんかんを否定することはできない[6]．繰り返し脳波検査を行う．

一発診断 側頭葉てんかん

ワンポイントアドバイス 心窩部不快に引き続いて，動作の停止，自動症がみられたら側頭葉てんかんを疑い，頭部MRIで海馬の硬化像を確認する．

3　1　全身症状からの一発診断
痙攣がおさまらないんです…と10歳代女性が

> **症状** 精神発達遅滞のため特別支援学校に通っている18歳の女性が学校で痙攣発作を起こし，発作が止まらないため救急搬送されてきた．
>
> **所見** 血圧100/58 mmHg，脈拍数74回/分（整），体温36.5℃，SpO₂ 99％．手足をバタバタさせ，頭を左右に振っている．話しかけると時々うなずくような反応があるが，眼はずっと閉じて涙を流している．痙攣発作様の症状は強くなったり弱くなったりを繰り返し，20分以上持続している．採血・心電図には異常なし．診断は？

解説 精神発達遅滞のある若年女性にみられた，持続時間の長いてんかん様発作である．呼びかけに反応があり，手足をバタバタさせる非同期性の四肢運動，左右への首振り，閉眼，啼泣がみられ，症状に変動がみられることから心因性非てんかん発作（psychogenic non-epileptic seizure：PNES）を疑った．すぐに脳波検査を施行したところ，脳波異常を認めなかったため確診した．

- PNESは，精神的要因によりてんかん発作様の症状をきたすが，脳波に異常がないものをいう[1]．
- 20〜30歳代に多いが，子どもから高齢者まであらゆる年齢層でみられる[2]．
- 女性に多い（男性の3倍）[2]．
- てんかん専門外来での初診患者の10〜20％を占める[3]．
- 性的または身体的虐待，解離性障害，身体表現性障害，人格障害，心的外傷後ストレス障害（PTSD），うつ病，不安障害などの精神疾患が発症に関連している[4]．
- 17〜37％で精神発達遅滞を伴う[3]．
- ストレスや環境の変化などが発作の誘因となることが多い[2]．
- 発作時の症状の特徴は**表1**のごとくである[1,2,5]．
- 10分以上発作が続く場合は真のてんかんよりも本症が強く疑われる[2]．
- 発作時に症状と脳波を同時に記録し（ビデオ脳波同時記録），発作が非てんかん性であることを確認する[1〜4,6]．
- 心理的・社会的環境を整備し，精神療法を行う[3]．
- 1/4〜1/3の患者は症状が慢性に経過する[6]．

鑑別診断 前頭葉てんかん[2,4,5]
- 発作時間が短く，症状は常同的で，発作時は開眼している．
- PNESでみられる非同期性の四肢運動，下腹部を突き出す動きを呈することもある．
- 睡眠中に発作が起こることが多い．

ピットフォール
- 診断がつくまで平均7.2年かかっている[4]．
- 真のてんかんが併存することもある（5〜10％）[4]．
- PNESでも発作中に舌咬傷・尿失禁をきたすことがある[2]．

表1 心因性非てんかん発作とてんかん発作の比較

	心因性非てんかん発作	てんかん発作
発作中		
意識減損時の反応	時にある	とてもまれ
発作中の記憶	よくある	まれ（単純部分発作以外でみられる）
閉眼	とてもよくある	まれ
開眼に対する抵抗	よくある	とてもまれ
左右の首振り	よくある	まれ（複雑部分発作でみられる）
非同期性の四肢運動	よくある	まれ（前頭葉てんかんでみられる）
下腹部を突き出す動き	時にある	まれ（前頭葉てんかんでみられる）
持続時間	長い（2分以上）	短い（2分以下）
症状の変動	よくある	とてもまれ
啼泣	時にある	とてもまれ
チアノーゼ	なし	あり
血清プロラクチン上昇	なし	あり
発作時の状況		
睡眠中	まれ	あり
発作後		
回復までの時間	短い	長い
頭痛	なし	あり
いびき	なし	あり

一発診断：心因性非てんかん発作（PNES）

ワンポイントアドバイス：精神疾患のある若年女性に左右の首振り，閉眼，啼泣を伴う2分以上続く痙攣がみられ，発作中の記憶があり，脳波で異常がなければ心因性非てんかん発作．

4　1　全身症状からの一発診断
体がだるくて力が入らないんです…と70歳代女性が

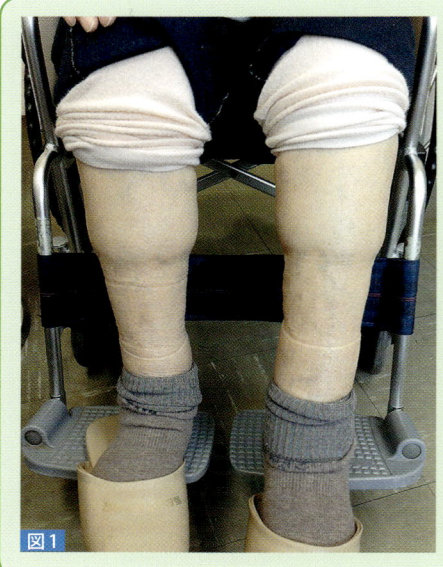
図1

症状 1週間前から体がだるくて両足に力が入らないと車椅子で受診した，高血圧，慢性心不全で通院中の76歳の女性．その他の自覚症状はない．

所見 血圧162/90 mmHg，脈拍数76回/分（整），体温36.4℃．胸部聴診にてcoarse crackle, fine crackleはなし．両下腿に圧痕性浮腫を認めた（図1）．血清カリウムは1.8 mEq/L，尿中カリウムは24.0 mEq/L，動脈血ガス分析はpH 7.51, PCO_2 55 Torr, HCO_3^- 43 Torrであった．利尿薬は服用していない．診断は？

解説 四肢脱力，倦怠感，下腿浮腫，低カリウム血症があり，低カリウム血症にもかかわらず尿中カリウム排泄の抑制を認めないことから腎性のカリウム喪失が疑われた．追加の問診にて甘草を含む漢方薬が他院から処方されていることがわかった．代謝性アルカローシスを認めていることから血漿レニン活性，血漿アルドステロン濃度を測定したところ，いずれも低値で，腹部CTで副腎に腫瘍を認めなかったことから偽性アルドステロン症と診断した．

- 偽性アルドステロン症は，高血圧，低カリウム血症，代謝性アルカローシスなど鉱質コルチコイド作用の過剰の徴候があるのにもかかわらず，血漿レニン活性，血漿アルドステロン濃度が低下しているものをいう[1]．
- 甘草を含む漢方薬，グリチルリチン配合薬（グリチロン®など），健胃消化薬（S・M配合散®など）の使用が原因となる．
- 甘草にはステロイドとグリチルリチン酸が含まれているといわれている[2]．
- コルチゾールをコルチゾンに変換する11β-水酸化ステロイド脱水素酵素（11β-HSD2）の活性をグリチルリチンの代謝産物であるグリチルリチン酸が阻害する．このため，コルチゾールが鉱質コルチコイド受容体に結合し，アルドステロン過剰症状を引き起こす．
- 女性に多い．50～80歳代が約80％を占める[3]．
- 薬剤の服用期間と症状発症までの期間に一定の傾向はみられないが，内服開始後3ヶ月以内の発症が40％を占める[3]．
- 四肢脱力，筋力低下，歩行・起立困難の症状が最も多く（60％），ほかに血圧上昇（35％），倦怠感（20％），浮腫（15％）がみられる[3]．
- 筋肉痛，四肢のしびれ，頭痛，口渇・多尿などもみられる．

- 原因薬剤を中止する．
- 甘草の作用が消失するまでの1週間程度は，カリウム製剤やカリウム保持性利尿薬を投与することもある[2]．

鑑別診断①　原発性アルドステロン症

・副腎皮質に腺腫や過形成を生じ，アルドステロンが過剰に分泌する．
・高血圧，低カリウム血症，代謝性アルカローシス，血漿レニン活性の低下をきたす．

鑑別診断②　Liddle症候群[4]

・常染色体優性遺伝．孤発例もある．
・高血圧（若年発症），低カリウム血症，代謝性アルカローシス，血漿レニン活性の低下，血漿アルドステロン濃度の低下は共通する．
・カリウム保持性利尿薬は無効である．
・腎集合管の上皮型Naチャネルの活性を抑制するトリアムテレンが有効．

ピットフォール

- 無症状で血液検査から気づかれることもある．
- 血圧上昇は必ずしもみられない[5]．
- グリチロン®は胆汁で排泄された後，再度腸で吸収される腸肝循環があるため，中止後，カリウム値が正常化するまで数週間かかることもある[6]．

一発診断　偽性アルドステロン症

ワンポイントアドバイス　低カリウム血症をみたらまず内服薬を確認する．甘草含有の漢方薬を内服している患者で低カリウム血症がみられたら，投与期間にかかわらず，まず偽性アルドステロン症を疑う．

5　1　全身症状からの一発診断
さっきから同じことばかり聞くようになったんです…と家族が

> **症状** 突然同じことばかり聞くようになったので，脳卒中にでもなったのかと心配した家族に連れられて受診した．特に既往のない70歳の女性．
>
> **所見** 意識は清明で，指示に対する理解は良好で，日常動作も問題なくできる．ただ，診察中も「どのようにして自分はここに来たのか？」と何度も聞いていた．記憶力が障害されている以外は神経学的所見に異常なし．身体所見に異常なし．頭部MRIで異常を認めない．診断は？

解説 意識は清明で，健忘以外に神経学的異常がみられず，頭部外傷，てんかんなどの既往がなく，6時間後には健忘が完全に回復したことから一過性全健忘と診断した．

- 一過性全健忘とは，何の前兆もなく突然に発症する記憶障害で，通常数時間以内，遅くとも24時間以内に回復するものをいう[1,2]．
- 意識清明で，健忘以外の高次機能は障害されない．海馬を中心とした側頭葉の一過性の血流低下が原因として考えられているが[3]，はっきりわかっていない．
- 50歳以上に多くみられ，午前中に発症することが多い[3]．
- 精神的ストレス，激しい運動，頭痛などの疼痛，性交，入浴，車の運転などが誘因となるが，誘因がないこともある[1,3]．
- 発作中は新しいことを覚えられない（前向性健忘，図1）．特に近時記憶が障害されるため，不安になり，同じ質問を何度も繰り返す[1,4]．
- 発作前の出来事も思い出せなくなる（逆行性健忘）[1]．逆行性健忘の及ぶ範囲は数日〜数年とさまざまであるが，発作中に古い記憶から徐々に回復し，発作前数時間〜数日と発作中（前向性）の記憶障害は残存する．
- 意味記憶や手続き記憶には問題がないので，発作中でも車の運転，料理などの複雑な行為は可能である．
- 頭痛，悪心，めまい，知覚異常を訴えることもある[2]．
- 頭部CT・MRIで脳梗塞などの器質的病変を認めない．
- 脳波に異常を認めない．
- 発症24〜72時間後にMRI拡散強調画像で海馬領域に高信号を認めることがある[5]．
- 予後は良好で，後遺症を残さないため治療を必要としない．再発はまれである[3,4]．

鑑別診断① 一過性てんかん性健忘

- 一時的な記憶障害を繰り返し生じるてんかんの特殊型．
- 前向性健忘よりも逆行性健忘が目立ち，同じ質問を繰り返さない．
- 発作の持続時間は数分〜60分未満と短く，てんかん発作の症状（自動症や幻嗅など）が同時にみられることが多い[6]．
- 脳波で異常を認める[4]．
- 再発することが多い．
- 抗てんかん薬で改善する．

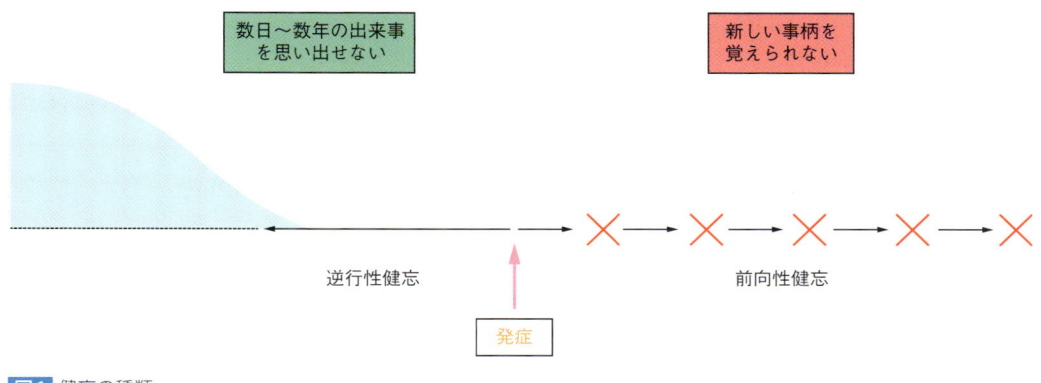

図1 健忘の種類

鑑別診断② 健忘卒中
・左側もしくは両側性の後大脳動脈領域の血管病変で生じる[7]．
・半盲，皮質盲，感覚性失語などの神経症状を伴い，記憶障害は持続性である．

ピットフォール 健忘に他の神経症状を伴っていれば脳血管障害を考える．

一発診断 一過性全健忘

ワンポイントアドバイス 突然の記憶障害で同じ質問を繰り返し，ほかに神経学的所見がなく，数時間で回復したら一過性全健忘．

6　1　全身症状からの一発診断
おじいさんの動作が緩慢で反応が鈍いんです…と家族が

症状　軽度認知機能障害はあるがADLは自立しており，独居生活をしている88歳の男性．10月初旬，家族が自宅に様子を見に行くと，居間でボーッとしている患者を発見．普段よりも受け答えが遅く，会話が噛み合わなかったため，脳卒中を心配し受診した．

所見　JCS I -2，神経学的所見を含め，身体所見には異常なし．一般血液検査も異常なし．頭部CTも異常はなかった．腋窩体温32.8℃，直腸温33.2℃であった．診断は？

解説　低血糖，敗血症，脳卒中など意識障害の原因となる疾患を AIUEOTIPS に沿って検索したが，低体温以外に原因を認めなかったため，老人性低体温症と診断した．

- 低体温症とは，深部体温が35℃未満と定義される[1]．
- 事故や不慮の事態に起因する低体温症を偶発性低体温症 (accidental hypothermia) と呼び，低体温麻酔のような意図的な低体温と区別する．偶発性低体温症は，山岳遭難，水難事故，泥酔，薬物中毒，脳血管障害，広範囲熱傷，内分泌疾患，低血糖，低栄養などさまざまな要因で起こる[2]．このうち特に高齢者に生じるものを老人性低体温症という．
- 高齢者では，体内の熱産生低下，体表からの熱損失増加，体温中枢の機能不全などの要因により，容易に低体温に陥る傾向がある[1]．どのような高齢者にも起こりうるが，特にやせ型，糖尿病などの基礎疾患や認知機能障害がある高齢者，消炎鎮痛薬や市販の総合感冒薬を常用している高齢者では注意が必要である．
- 軽度の低体温症では，眠気が強い，反応が鈍い，何となくいつもと様子が違うといった漠然とした訴えで受診することが多い．せん妄と安易に診断しないよう注意が必要である．
- 重度の低体温症では，錯乱，振戦，血圧低下，心室細動などがみられる[2]．
- 糖尿病（低血糖），甲状腺機能低下症や副腎不全などの内分泌疾患により低体温に陥っている場合があるため，その検索が重要である[3]．

鑑別診断　意識障害を呈する疾患

- 高齢者の意識障害の場合，AIUEOTIPS＋5Dを考える．
- 5D：Depression (抑うつ状態), Dementia (認知症), Delirium (せん妄), Delusion (妄想性障害), Drug-induced (薬剤性)

ピットフォール

- 高齢者では，15〜18℃程度の室内でも低体温に陥る危険性がある．
- 低体温症をみたら，消炎鎮痛薬や市販の総合感冒薬の内服歴を確認する．

一発診断　老人性低体温症

ワンポイントアドバイス　高齢者の軽度意識障害，反応鈍麻をみたら，低体温症も疑う．

7　1　全身症状からの一発診断
夜中に飲食しているようなんです…と60歳代女性が

症状 夜中に起き出して冷蔵庫の中の物を食べたり飲んだりしていると，家族に何度も注意されたが，何も覚えていないと訴えて受診した60歳の女性．熟眠感がなく，日中の疲れ，眠気があるという．診断は？

解説 夜間睡眠中に無意識に摂食行動を繰り返しており，熟眠困難も訴えていることから睡眠関連摂食障害（sleep related eating disorder：SRED）を疑った．詳しい問診をしたところ，最近睡眠導入剤（ゾルピデム）が開始となっていることがわかり，内服中止後に夜間の摂食行動が消失したため確診した．

- SREDは，夜間睡眠中もしくは半覚醒状態で，無意識に飲食行動を繰り返し，翌朝そのことを思い出すことができない（できても部分的）ノンレム睡眠に関連した睡眠時随伴症の1つである[1]．
- 女性に多い（65％以上）[2]．
- 薬剤性のものとしては，睡眠薬（トリアゾラム，ゾピクロン，特にゾルピデム）で多くみられる[3]．
- 抗精神病薬（炭酸リチウム，リスペリドン，オランザピン）などでもみられる[4]．
- 特発性のこともある．
- 肥満，飢餓，ダイエット，アルコール，薬物乱用，ストレス，不安，禁煙，が誘因となる[5]．
- 摂食行動時は，脂肪分や糖分の多い高カロリー食品，未調理のもの，食用でないもの（ペットフード・石鹸など）を摂取する傾向にある[5]．
- 昼間の眠気や夜間の浅眠感・中途覚醒が生じやすく，体重増加や夜間食行動を制御することができなかったという落胆から，抑うつ的になることもある[5]．
- 意識がない状態で調理をすることがあり，約30％の症例で外傷を伴う．
- 併存する疾患として，レストレス・レッグス症候群，睡眠時遊行症，周期性四肢運動障害，睡眠時無呼吸症候群，気分障害などがある[5]．
- 薬剤性の場合は，原因薬剤を減量・中止する．
- 特発性の場合は，SSRI，ドパミン作動薬（プラミペキソール），トピラマートなどを用いる[4,5]．

鑑別診断 夜間摂食症候群（nocturnal eating syndrome：NES）[6]
・夕食から入眠前までの間や中途覚醒時に強い摂食欲求があり，これを我慢すると眠れなくなるため夜間の摂食行動が習慣化する．
・摂食行動時の意識ははっきりしており，摂食行動を覚えており，健忘はない．
・食事内容は普通である．

ピットフォール
・SREDにNESが合併することが多い．

一発診断　睡眠関連摂食障害（SRED）

ワンポイントアドバイス　睡眠関連摂食障害をみたら，睡眠薬の有無を確認．

8　1　全身症状からの一発診断
睡眠中に大声をあげたりしてるらしいんです…と60歳代男性が

症状　最近，睡眠中に突然大声をあげたり手を振り回したりしていることがあるため妻に連れられて受診した，特に既往のない68歳の男性．これらは明け方の決まった時間にみられ，声かけをするとすぐにおさまり，夢の内容と関係があることが多いという．喫煙20本/日．肥満なし．

所見　バイタルサインに異常なし．神経学的所見に異常なし．両手には内出血を数ヶ所認める．頭部MRI：異常なし．診断は？

解説　基礎疾患のない高齢男性にみられた，睡眠中の決まった時間に出現する異常行動である．刺激による覚醒が容易で神経学的所見，頭部MRIに異常がみられないことから，（特発性）レム睡眠行動異常症（REM sleep behavior disorder：RBD）と診断した．

- RBDは，レム睡眠期に筋弛緩が起こらず，夢の内容に合わせた動作・行動をきたす睡眠時随伴症の1つである．
- 有病率は0.5〜2%である[1]．
- 大部分が男性（女性の9倍）で，50〜60歳代に発症することが多い[1,2]．
- 特発性と症候性に分けられる．
- 特発性の誘因として，喫煙，頭部外傷の既往，短い教育年数，職業（農家），農薬曝露が挙げられる[1]．
- 症候性として薬物（三環系抗うつ薬，SSRIなど），神経変性疾患（多系統萎縮症，レヴィー小体型認知症，パーキンソン病など），ナルコレプシー，脳血管障害などがある[1,3]．
- 殴る，蹴る，歩き回る，腕を振り回す，大声を出す，ベッドから落ちるなどの行動がみられる[3,4]．
- このため，自身の外傷が32%，ベッドパートナーへの暴力が64%でみられる[4]．
- レム睡眠期が多くなる明け方に多くみられる[1]．
- 刺激ですみやかに目覚め，夢の内容を覚えているのが特徴である[5]．
- スクリーニングの問診の13項目中5項目以上に該当する場合に本疾患が疑わしい（表1）[6]．
- 睡眠ポリグラフ検査（PSG）で，異常行動がレム睡眠期にみられること，筋緊張低下を伴わないレム睡眠がみられること，により診断される．
- 事故が起こらないよう寝室の環境整備を行う[1,3]．
- クロナゼパムが非常に有用である（有効率は90%以上）[3]．
- プラミペキソール，ドネペジルが用いられることもある[1]．

鑑別診断　睡眠中に異常行動をきたす疾患として下記を鑑別する[1]．

①睡眠関連てんかん
・睡眠中に発作が出現しやすいてんかん．
・発作の時間帯は一定せず，発作が常同的．
・前頭葉てんかんや側頭葉てんかんでみられやすい．

表1 レム睡眠行動異常症のスクリーニング問診票

質問	答え
1. とてもはっきりした夢をときどき見る.	はい・いいえ
2. 攻撃的だったり,動きが盛りだくさんだったりする夢をよく見る.	はい・いいえ
3. 夢を見ているときに,夢の中と同じ動作をすることが多い.	はい・いいえ
4. 寝ている時に腕や足を動かしていることがある.	はい・いいえ
5. 寝ている時に腕や足を動かすので,隣で寝ている人にケガを負わせたり,自分がケガをしたりすることもある.	はい・いいえ
6. 夢を見ているときに以下のできごとが以前にあったり,今もある.	
6.1　誰かとしゃべる,大声でどなる,大声でののしる,大声で笑う.	はい・いいえ
6.2　腕と足を突如動かす/けんかをしているように.	はい・いいえ
6.3　寝ている間に,身振りや複雑な動作をする.（例：手を振る,挨拶をする,何かを手で追い払う,ベッドから落ちる）	はい・いいえ
6.4　ベッドの周りの物を落とす.（例：電気スタンド,本,メガネ）	はい・いいえ
7. 寝ている時に自分の動作で目が覚めることがある.	はい・いいえ
8. 目が覚めた後,夢の内容をだいたい覚えている.	はい・いいえ
9. 眠りがよく妨げられる.	はい・いいえ
10. 以下のいずれかの神経系の病気を,以前患っていた,または現在患っている.（例：脳卒中,頭部外傷,パーキンソン病,むずむず脚症候群,ナルコレプシー,うつ病,てんかん,脳の炎症性疾患）	はい・いいえ

（文献6より引用,著者和訳）

②睡眠時無呼吸症候群

・レム睡眠期からの覚醒後に異常行動を認めることがある（pseudo-RBD）.
・いびき・無呼吸の有無の確認.
・CPAP療法で改善.

ピットフォール

・特発性のものは神経変性疾患の前駆症状である可能性がいわれている[1]．
・パーキンソン病,レヴィー小体型認知症などに進展するリスクが,5年後で17.7％,10年後で40.6％,12年後で52.4％とされる.

一発診断：レム睡眠行動異常症（RBD）

ワンポイントアドバイス：中高年者で夢の内容に沿った異常行動が明け方に多くみられたらレム睡眠行動異常症.

9　1　全身症状からの一発診断

体をこわばらせて上を向いているんです…と10歳代女性が

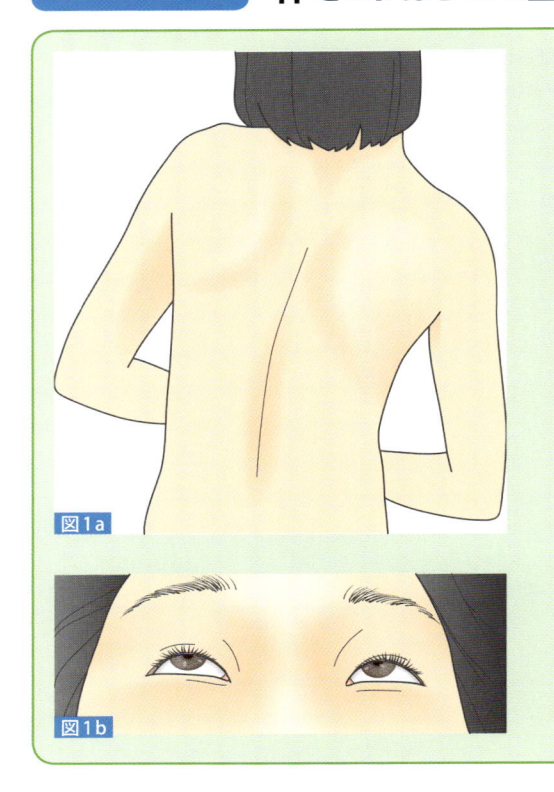

症状　夕方頃から体をねじらせて眼を上に向けていると家族に連れられて救急外来を受診した．特に既往のない18歳の女性（図1）．会話は可能であるという．

所見　意識清明，体温37.0℃，血圧・脈拍数・呼吸数に異常なし．四肢に麻痺を認めない．外傷なし．瞳孔は左右同大で，両眼球が上転し，固定していた．追加の問診：3日前に急性胃腸炎に罹患し，近医で整腸薬とメトクロプラミドが処方されている．診断は？

図1a

図1b

解説　メトクロプラミドの内服開始2日目から出現した体幹捻転，眼球の異常運動であり，意識障害，片麻痺，痙攣がないことから急性ジストニアと診断した．

- 急性ジストニアは抗精神病薬などの副作用である錐体外路症状の1つで，不随意で持続的な筋緊張の亢進である（表1）．
- 急性ジストニアの患者の50％は原因薬剤投与2日以内に，90％は4日以内に症状が出現する[1,2]．
- 発症の危険因子として，急性ジストニアの既往，高力価の抗精神病薬の使用，小児，若年成人があげられる[2,3]．
- 男性に多い[2]．
- 45歳以上ではまれ[2]．
- 1日のうち12〜23時に起こりやすい[2]．
- あらゆる筋肉に起こりうるが，頭頸部に症状が多く，四肢には少ない[2]．
- 筋緊張亢進による顔の歪み，斜頸，体幹捻転，後弓反張のほか，構音障害，開口障害，嚥下困難，舌の突出などがみられる[2]．
- 眼瞼攣縮，数分〜数時間続く眼球の上方（もしくは外側，まれに下方や斜め）偏位（oculogyric crisis）がみられたり，喉頭痙攣から気道閉塞に至ることもある[2,4]．
- 抗コリン薬（ビペリデン），抗ヒスタミン薬（プロメタジン）の筋注にて治療する．20分以内に効果が出現する．効果がみられない場合は，30分あけて再投与する[2]．症状が落ち着いたら，再発防止

表1 急性ジストニアをきたす代表的な薬剤

抗不整脈薬	フレカイニド
抗痙攣薬	カルバマゼピン，フェニトイン
SSRI	フルボキサミン，パロキセチン
三環系抗うつ薬	アミトリプチリン
制吐薬	メトクロプラミド，ドンペリドン
カルシウム拮抗薬	ジルチアゼム
抗精神病薬	ハロペリドール，リスペリドン
麻酔薬	ミダゾラム，ドロペリドール

メトクロプラミドの副作用として錐体外路症状が知られているが，そのうち最も多いのが急性ジストニアである．急性ジストニアはメトクロプラミド使用者の0.2％にみられ，患者の70％が女性である．
(文献3より改変)

のために抗コリン薬を4〜7日間投与する[2]．
- 通常一過性であるが，原因薬剤を中止し，他薬剤に変更する[5]．

鑑別診断　破傷風[6]
- 破傷風菌が産生する神経毒素により神経症状を引き起こす感染症．
- 外傷の有無を確認．
- 潜伏期間は平均で7〜8日．
- 顎，首，喉の突っ張り感に引き続いて，両側咬筋の攣縮による開口障害，構音障害，痙笑，後弓反張，全身痙攣がみられる．
- 約1/3の症例で自律神経症状（縮瞳，血圧・脈拍の変動，発熱，発汗，唾液分泌，膀胱直腸障害など）を認める．
- 腱反射の亢進を認める．

ピットフォール
- 症状が安静時にはみられず，動作時のみに出現することがある[2]．
- 症状が手指のみに出現することがある[2]．
- 急性ジストニアをきたした患者は，他薬剤変更後も遅発性ジストニアを発症する可能性が高くなるので注意する[5]．

一発診断　（メトクロプラミドによる）急性ジストニア

ワンポイントアドバイス：抗精神病薬，制吐薬などの開始・増量後から異常姿勢，眼球の異常運動がみられたら急性ジストニア．

10 １ 全身症状からの一発診断
入院中に急に意識が悪くなったんです…と70歳代男性が

症状 ADLは自立している76歳の独居男性．久しぶりに息子が自宅を訪れたところ，居間で倒れているところを発見し，近くの病院医師が往診．10日以上食事を摂らず飲酒のみしていたらしく，近医に入院し中心静脈栄養800 kcal/日を開始した．第3病日に突然意識障害をきたし，ショック状態となったため救急搬送された．

所見 身長170.0 cm，体重50.0 kg（BMI 17.3 kg/m²）．心電図で洞調律，T波平低化，U波（＋）．胸部X線写真，頭部CTに異常なし．前医での血液所見：Na 140 mEq/L，K 2.0 mEq/L，Cl 90 mEq/L，血糖値102 mg/dL．診断は？

解説 アルコール依存症の可能性のある，食事を摂取していない高齢者に中心静脈栄養を開始した後に突然発症した意識障害である．頭部CTに異常なく，正常血糖，著明な低カリウム血症がみられたためrefeeding症候群を疑いリン，マグネシウムを測定した．iP 1.0 mg/dL，Mg 1.2 mg/dLと低値であったため確診した．

- Refeeding症候群とは，低栄養・飢餓状態に対して急速に栄養を投与することで生じる電解質や水の分布異常により，**表1**のようなさまざまな症状をきたすものをいう[1]．
- 入院患者の0.43％，ICU入室患者の34％にみられる[2]．
- 栄養を開始して最初の2週間以内に起こりやすい[1]．
- 低リン血症，低カリウム血症，低マグネシウム血症，ビタミンB₁欠乏症，水分・ナトリウム貯留，高血糖などにより，多臓器にわたる多彩な症状をきたす．
- このうち，低リン血症が最も重要で，低リン血症のある症例にリンを補充せずに治療を行った場合は本症を100％発症する（リン補充を行った場合の発症率は18％に低下する）[2]．
- 危険因子として，以下が挙げられる（NICE criteria）[3]．
  ①次の項目の1つ以上を満たす．
    - BMI＜16 kg/m²
    - 意図的でない体重減少＞15％（過去3〜6ヶ月）
    - 絶食または極少量の栄養摂取＞10日間
    - 栄養投与を開始する前の血清K・P・Mgのいずれかが低値
  ②次の項目の2つ以上を満たす．
    - BMI＜18.5 kg/m²
    - 意図的でない体重減少＞10％（過去3〜6ヶ月）
    - 絶食または極少量の栄養摂取＞5日間
    - アルコール依存症またはインスリン・抗癌薬・制酸薬・利尿薬の服用
- 神経性食思不振症，アルコール依存症，手術後，担癌患者，慢性低栄養状態，コントロール不良の糖尿病患者，高齢者などは高リスクとなる[2]．
- 発症予防のため栄養投与は10 kcal/kg/日の少量から開始し，4〜7日かけて徐々に目標投与量まで増やしていく[2]．

表1 refeeding症候群の症状

低P血症	低K血症	低Mg血症	ビタミンB₁欠乏症	Na貯留	高血糖
心血管 ・高血圧 ・1回拍出量低下 呼吸 ・横隔膜収縮機能障害 ・呼吸困難 ・呼吸不全 神経 ・知覚異常 ・脱力感 ・錯乱 ・見当識障害 ・傾眠 ・無反射性麻痺 ・痙攣 ・昏睡 血液 ・白血球機能異常 ・溶血 ・血小板減少 その他 ・死亡	心血管 ・不整脈 呼吸 ・呼吸不全 神経 ・脱力感 ・知覚異常 消化器 ・嘔気,嘔吐 ・便秘 筋 ・横紋筋融解 ・筋壊死 その他 ・死亡	心血管 ・不整脈 神経 ・脱力感 ・振戦 ・テタニー 消化器 ・嘔気,嘔吐 ・下痢 その他 ・難治性低カリウム血症 ・低カルシウム血症 ・死亡	・脳症 ・乳酸アシドーシス ・死亡	・水分貯留 ・肺水腫 ・心不全	心血管 ・高血圧 呼吸 ・高炭酸ガス血症 ・呼吸不全 その他 ・ケトアシドーシス ・昏睡 ・脱水 ・免疫機能不全

(文献4より引用)

- BMI＜14 kg/m² または14日以上絶食している場合は5 kcal/kg/日から開始する[2].
- 栄養投与開始と同時に，リンを含めた電解質補正，ビタミンB₁の補充を行う[2].

ピットフォール
- 経口，経腸，経静脈栄養のいずれでも起こりうる[5].
- 栄養開始時の血清リン濃度が正常でも，5〜10日後に遅れて低リン血症になることがある[6].

一発診断：refeeding症候群

ワンポイントアドバイス
低栄養に対して栄養を開始してから，意識障害，呼吸不全，心不全など多彩な症状と低リン血症などの電解質異常がみられたらrefeeding症候群．

11　1　全身症状からの一発診断

入所者が冷や汗をかいて反応がないんです…と介護職員が

症状　認知症，甲状腺機能低下症，慢性膀胱炎で施設入所中の97歳の女性．夕食前に介護職員が声をかけたところ，反応がなく玉のような汗をかいていた．血糖値を測定したところ，29 mg/dLと低値であったため救急車を要請．到着後50%ブドウ糖液40 mLを静注したところ意識レベルは改善した．今までも時々ぼーっとして反応が鈍くなることがあったという．

所見　血圧114/76 mmHg，脈拍数75回/分（整），体温36.8℃，SpO₂ 96%，一般血液検査：異常なし．甲状腺機能・副腎機能：正常範囲．内服薬：チラージン®S，バクタ®，アリセプト®，抑肝散，酸化マグネシウム，アローゼン®，デパス®，ユーロジン®．診断は？

解説　糖尿病の既往がない患者にみられた低血糖症状で，バイタルサインに異常なく，感染徴候なく，甲状腺機能，副腎機能も正常範囲であることより薬剤性低血糖を疑った．内服薬を確認したところ，バクタ®を内服していた．同剤の内服を中止したところ，低血糖症状がみられなくなったことから薬剤性低血糖と診断した．

- 薬剤性低血糖は，薬剤の副作用による入院のうち最も頻度が高く（23%），全入院の4.4%を占める[1]．
- 入院期間は平均4日で，死亡率は1.3%である[2]．
- 患者側の要因として，年齢，腎機能障害，肝機能障害，または全身疾患が挙げられる[2]．
- 薬剤性低血糖（糖尿病治療薬を除く）をきたす代表的な薬剤とその機序を表1に示す[3,4]．
- 原因薬剤を減量・変更・中止する．

鑑別診断　低血糖をきたす疾患として下記を鑑別する[5]．

①アルコール，②敗血症，③内分泌疾患：甲状腺機能低下症，副腎不全，インスリノーマなど，④低栄養・絶食，⑤肝不全・腎不全

表1　薬剤性低血糖をきたす代表的な薬剤とその機序

機序	薬剤
インスリン分泌亢進	抗不整脈薬 （Ⅰa：シベンゾリン，ジソピラミド） （Ⅰc：フレカイニド，プロパフェノン） 抗うつ薬（TCA，SSRI，MAO阻害薬） 抗菌薬（ST合剤，キノロン） 鎮痛薬（NSAIDs，アセトアミノフェン） 抗マラリア薬
インスリン感受性亢進	β遮断薬 ACE阻害薬 フィブラート
糖新生減少	β遮断薬 抗マラリア薬
インスリン自己抗体誘発	チアマゾール ペニシラミン
β細胞障害	ペンタミジン

ピットフォール
- 糖尿病治療薬以外の薬剤による低血糖は見逃されやすい．

一発診断　（バクタ®による）薬剤性低血糖

ワンポイントアドバイス　糖尿病の既往がない患者に低血糖症状がみられたら，まず薬剤性低血糖を疑う．

12   1 全身症状からの一発診断
いつもより反応が鈍いんです…と症候性てんかんのある患者が

症状 いつもより何だか反応が鈍いと施設職員に連れられて受診した，脳梗塞後遺症，症候性てんかんの既往がある70歳の女性．

所見 JCS Ⅱ-20である以外，バイタルサインに異常なし．以前からの右不全麻痺を認める以外，身体所見は異常なし．採血・尿所見に異常なし．頭部CT・MRIでは陳旧性脳梗塞の所見のみ．内服薬は，降圧薬，アスピリン，スタチン，バルプロ酸ナトリウム．診断は？

解説 脳梗塞後遺症・症候性てんかんの既往がある患者にみられた意識障害である．低血糖，頭蓋内病変は否定的であった．バルプロ酸を内服中であることから，同薬剤による高アンモニア血症を疑って血中アンモニア濃度を測定したところ，120 μg/dL（基準値：30〜80 μg/dL）と上昇していた．血中バルプロ酸ナトリウムは正常であった．肝疾患の既往がなく，肝・胆道系酵素，尿所見に異常がないことからバルプロ酸誘発性高アンモニア血症性脳症（valproate-induced hyperammonaemic encephalopathy：VHE）と診断した．バルプロ酸の内服を中止したところ症状は消失した．

- バルプロ酸の副作用として高アンモニア血症が知られている[1]．
- 機序として，バルプロ酸の代謝産物による尿素サイクルへの影響，バルプロ酸の使用によるカルニチン濃度の減少などがいわれている[2]．
- 肝機能異常がなくても起こりうる[1]．内服開始直後でも長期内服中でも起こりうる[1]．
- バルプロ酸内服中の患者の約半数で無症候性の高アンモニア血症がみられる[3]．
- 症候性の場合をバルプロ酸誘発性高アンモニア血症性脳症という．
- 他の抗てんかん薬と併用すると起こりやすい[1,3]．
- 意識障害，認知機能低下，てんかん発作の頻度増加，局所の神経症状，嘔吐をきたし，死に至ることもある[4]．微熱，弱視がみられることがある[4]．
- 重症になると，脳波で全般性徐波，前頭部間欠性律動性デルタ活動（前頭部優位にみられる間欠性の律動波），三相波がみられる[4]．
- 内服を中止すれば数日以内に改善する[5]．レボカルニチンの投与も有効であるといわれている[6]．

鑑別診断 高アンモニア血症をきたす疾患として下記を鑑別する[4]．
① **肝疾患**：肝硬変，門脈大静脈シャントの有無を確認．
② **尿路感染症**：*Proteus*属，*Klebsiella*属，*Morganella*属などのウレアーゼ産生菌により，尿中の尿素が加水分解されてアンモニアが生成され，膀胱壁から吸収されて高アンモニア血症をきたす．

ピットフォール 症状の程度とバルプロ酸血中濃度の間に相関関係はみられず，VHEの大部分でバルプロ酸血中濃度は治療域内にある[4]．

一発診断 バルプロ酸誘発性高アンモニア血症性脳症（VHE）

ワンポイントアドバイス バルプロ酸内服中の患者で，説明のできない精神状態の変化，嘔吐をみたら，VHEを疑う．

13　1　全身症状からの一発診断
熱が出て寒気がするんです…と70歳代男性が

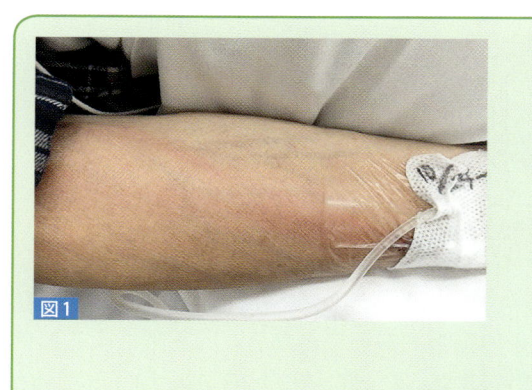

症状 脱水症で入院し，補液にて全身状態は回復してきた72歳の男性．悪寒・戦慄を伴う39℃の発熱以外にはっきりした自覚症状はない．頭痛，腹痛，下痢，関節痛，下肢の把握痛はなし．

所見 意識清明，血圧120/68 mmHg，脈拍数112回/分（整），体温39.0℃．肺音：清，心雑音なし．褥瘡なし．血液検査：白血球18,000/μL，CRP 23.4 mg/dL，肝胆道系酵素の上昇なし．尿検査：異常なし．身体診察を取り直してみると，末梢静脈の走行に沿って発赤，熱感を認め，静脈を触れると疼痛を伴っていた．末梢静脈カテーテルの刺入部を図1に示す．診断は？

図1

解説 末梢静脈の走行に沿って発赤，疼痛，熱感，触知可能な静脈索を認めていることから血栓性静脈炎と診断した．血液培養を提出するとともに，末梢静脈カテーテルを抜去しカテーテル先端を培養に提出した．後日，双方からコアグラーゼ陰性ブドウ球菌を検出した．末梢静脈カテーテル関連血流感染症の合併と診断した．

- 末梢静脈カテーテルは入院患者の70％以上で使用されている．全累積挿入期間は短期留置型中心静脈カテーテルの15倍である[1]．
- 末梢静脈カテーテル留置の重要な合併症に次の2つがある．

①静脈炎もしくは血栓性静脈炎[1]
- 危険因子は次の4つ．
   a：使用するカテーテル（留置期間，材質）
   b：使用する薬剤（低pH，高浸透圧）
   c：患者側因子（高いヘモグロビン値，血栓形成傾向，質の悪い静脈）
   d：医療従事者側因子（経験が浅い）
- 発赤，腫脹，疼痛，触知可能な静脈索，膿性分泌のうち2つ以上あれば診断される．
- 挙上，冷却，消炎鎮痛薬の内服で治療する．

②末梢静脈カテーテル関連血流感染症
- 発生頻度は1日に0.2～0.7件/1,000カテーテルである[1,2]．
- カテーテルが皮膚を貫く際にカテーテルの外周に細菌が付着し，それに引き続きバイオフィルムが形成されることが最も多い原因である[1]．
- 以下の場合にカテーテル関連血流感染症と診断される[3,4]．
   a：血液培養と抜去したカテーテル先端の培養から，同一菌が検出される．
   b：カテーテル血培養が末梢静脈血培養よりも2時間以上早く陽性になる（感度85％，特異度91％）．

表1 発熱の原因

感染症	急性肺炎 尿路感染症 胆道感染症
6D	
・感染性	カテーテル関連 (Device) CD腸炎 褥瘡 (Decubitus)
・非感染性	深部静脈血栓症 (DVT) 薬剤熱 (Drug) 偽痛風 (CPPD)

- 起因菌はコアグラーゼ陰性ブドウ球菌が最も多く (31.3%)，黄色ブドウ球菌 (20.2%)，腸球菌 (9.3%)，カンジダ (9.0%)，グラム陰性桿菌 (大腸菌，クレブシエラ，緑膿菌，エンテロバクター，セラチア) と続く[5]．
- 検出された起因菌に対して抗菌薬を用いる．
- 末梢静脈カテーテルを72〜96時間よりも頻回に交換しても合併症が減るわけではない[6]．

鑑別診断 入院中にみられる発熱の原因は表の通り (表1)．

ピットフォール
- カテーテル関連血流感染症で，刺入部の発赤，圧痛，膿性分泌がみられるのは3%しかない．入院患者の発熱の原因が不明な場合は積極的に本疾患を疑って血液培養とカテーテル先端の培養を行う[3]．
- カテーテルを抜去し抗菌薬を投与しても，72時間以内に解熱しない場合は，①感染性血栓性静脈炎，②感染性心内膜炎，③骨髄炎，④敗血症性塞栓症などのカテーテル関連血流感染症の合併症を検索する[3]．

一発診断：血栓性静脈炎/末梢静脈カテーテル関連血流感染症

ワンポイントアドバイス 末梢静脈の走行に沿って発赤，腫脹，疼痛，触知可能な静脈索を認めたら血栓性静脈炎．血液培養と末梢静脈カテーテル先端の培養から同一の菌が検出されたら末梢静脈カテーテル関連血流感染症．

14　1　全身症状からの一発診断
薬を増やしてから落ち着きがないんです…と70歳代女性が

> **症状** 昨夜から落ち着きがなく，38℃の発熱，悪寒，下痢がみられるため受診した．うつ病，不安神経症で通院中の74歳の女性．

> **所見** 血圧184/80 mmHg，脈拍数130回/分（整），体温38.2℃．瞳孔散大．下肢に振戦，ミオクローヌス．腱反射亢進．筋硬直なし．白血球9,200/μL，CRP 0.8 mg/dL，CK 260 IU/dL．尿検査正常．追加の問診：4ヶ月前に夫が他界し，その後意欲の低下，抑うつ気分，食欲不振がみられるようになったため1ヶ月前から精神科に通院中であった．昨日の定期受診時に，定期内服していたフルボキサミンが50 mg/日から100 mg/日に増量となっていた．診断は？

解説 SSRI増量後に精神状態の変化，多彩な自律神経症状，腱反射亢進，ミオクローヌスをきたし，感染症を疑う徴候がないことから，セロトニン症候群と診断した．

- セロトニン症候群は，抗うつ薬などの副作用でみられる脳内のセロトニン活性の亢進による精神状態の変化，自律神経機能の亢進，神経・筋の興奮を特徴とするものである[1]．
- 原因薬剤（表1）の投与開始もしくは用量変更から6〜24時間以内（60%が6時間以内に発症）に発症する[1,2]．

表1 セロトニン症候群をきたす代表的な薬剤

抗うつ薬・気分安定薬	SSRI，SNRI，トラゾドン，炭酸リチウム，MAO阻害薬，三環系抗うつ薬
制吐薬	メトクロプラミド
片頭痛治療薬	トリプタン製剤，エルゴタミン製剤
抗痙攣薬	カルバマゼピン，バルプロ酸
その他	デキストロメトルファン臭化水素酸塩（メジコン®）

- 症状は以下の3つに分けられる[1,2]．
  ①精神症状：錯乱，不安，焦燥感，落ち着きのなさ，軽躁状態
  ②神経・筋症状：腱反射亢進，ミオクローヌス，振戦，筋硬直，協調運動障害
  ③自律神経症状：発熱（38℃以上），悪寒，下痢，腸蠕動亢進，発汗，頻脈，血圧変動，散瞳
- 腱反射亢進，クローヌス，振戦は下肢で多くみられるのが特徴である[2]．
- 図1のHunterの診断ルールは感度84%，特異度97%である[1,3]．
- 採血では白血球数，CKの上昇を認めることがあるが非特異的である[4]．
- 原因薬剤を中止する．予後は良好で，保存療法で24〜72時間以内に改善する（70%の症例が24時間以内）[1,4,5]．
- 不安・焦燥感，振戦に対してベンゾジアゼピン系抗不安薬を用いることもある[1]．
- 抗セロトニン作用のあるシプロヘプタジン（ペリアクチン®）を使用することがあるが，エビデンスは十分ではない[1]．

鑑別診断 **悪性症候群**（表2）[4,6,7]

- 精神状態の変化，筋硬直，高熱，自律神経症状（頻脈，血圧変動，頻呼吸，不整脈，発汗など）を四徴とする，抗精神病薬の副作用の1つ．

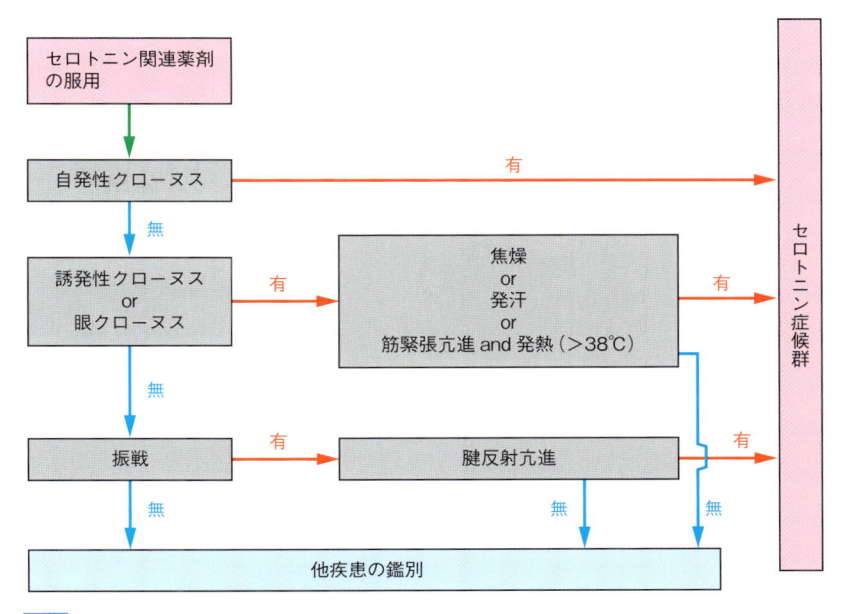

図1 Hunterの診断ルール

- 三環系抗うつ薬，制吐薬の内服やドパミン作動薬の減量・中止でも起こりうる．
- 原因薬剤の開始・増量・減量・中止後の24時間以内に16％，1週間以内に66％，30日以内に96％が発症する．
- 振戦，ジストニア，流涎，後弓反張，開口障害，構音障害，嚥下困難がみられることがある．
- 腱反射亢進，ミオクローヌスはまれ．
- 白血球上昇，CK上昇が高率にみられる（90％以上）．
- 2週間以内に改善する（平均7～11日）．
- 治療はダントロレン，ブロモクリプチン，ベンゾジアゼピン系抗不安薬を用いる．
- 死亡率は5～20％．

表2 セロトニン症候群と悪性症候群の比較

		セロトニン症候群	悪性症候群
経過	症状の発現	数分～数時間以内	数日～数週間
	症状の改善	24時間以内が多い	平均7～11日
症状	発熱（38℃以上）	45％	＞90％
	精神状態の変化	50％	＞90％
	自律神経症状	50～90％	＞90％
	筋硬直	50％	＞90％
	白血球増加	11％	＞90％
	CK値上昇	15％	＞90％
	AST／ALT値上昇	8％	＞75％
	代謝性アシドーシス	9％	多い
	腱反射亢進	非常に多い	まれ
	ミオクローヌス	非常に多い	まれ

（文献1, 4, 6より改変引用）

ピットフォール
- 原因薬剤の内服後数分以内に発症することもある[1]．
- 精神症状，神経・筋症状，自律神経症状のすべてがそろうわけではない[2]．
- まれに多臓器不全，DIC，横紋筋融解症，痙攣などを合併することがある[1]．

一発診断：セロトニン症候群

ワンポイントアドバイス：抗うつ薬などの内服開始後，または用量変更後24時間以内に精神症状の変化，ミオクローヌス，腱反射亢進が出現したらセロトニン症候群．

15　1　全身症状からの一発診断
熱が出て，息苦しいんです…と80歳代男性が

症状　2日前から発熱，呼吸困難感があり，胸痛もみられるようになったため受診した80歳の男性．胸痛は深呼吸で悪化するという．

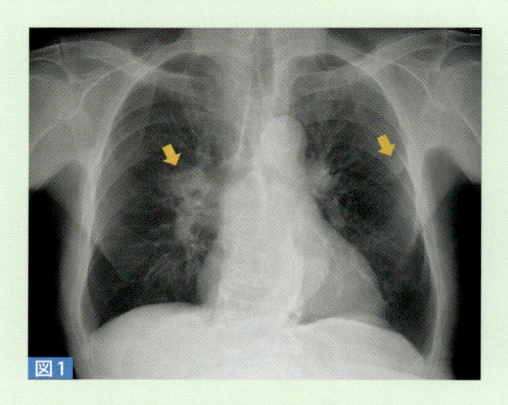

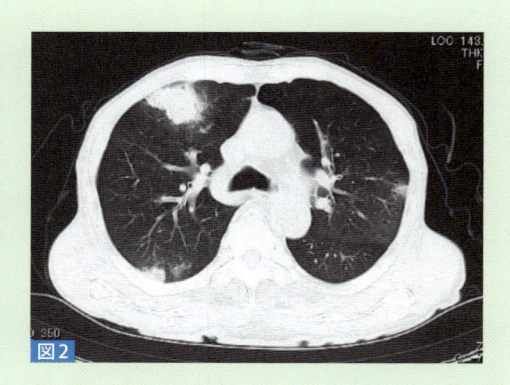

図1

図2

所見　身体所見：血圧120/70 mmHg，脈拍数104回/分（整），体温38.0℃，SpO₂ 98％．血液検査：白血球23,000/μL，CRP 24.6 mg/dL．胸部X線写真では，両肺野に多発する結節影を認めたため，胸部CTを追加することにした（図1，図2）．後日判明した初診時の血液培養にて *Klebsiella pneumoniae* が検出された．診断は？

解説　両肺野胸膜直下に多発する浸潤影とそれらの陰影への肺動脈流入像（feeding vessel sign）を認めることから，敗血症性肺塞栓症（septic pulmonary embolism：SPE）と診断した．本症例は *K.pneumoniae* による尿路感染症からの塞栓であった．

- 敗血症性肺塞栓症は，敗血症や全身の感染巣からの菌塊が塞栓子となって肺動脈に塞栓をきたし，二次的に肺感染症をきたすものをいう．
- 原因として，肺炎，感染源不明の敗血症，感染性心内膜炎（特に右心系），肝膿瘍，肺膿瘍，尿路感染症の順に多く[1]，ほかに感染性静脈炎（カテーテル感染・ペースメーカーなど），軟部組織感染症，歯周炎，透析，薬物乱用などがある[2〜4]．
- 危険因子として，糖尿病，ステロイド内服，脾摘など免疫能低下状態があげられる[3]．
- 原因菌として，黄色ブドウ球菌（MSSA・MRSA）が最も多く，ほかにStreptococci，グラム陰性桿菌（大腸菌・クレブシエラなど），嫌気性菌（*Fusobacterium*属など），カンジダなどがある[3,4]．
- 発熱（86〜93％），呼吸困難感（36〜48％），胸膜炎による胸痛（29〜48％）が比較的多くみられるが，特異的な症状はない[3]．
- 気道病変はないため咳嗽（14〜41％），血痰（7〜14％）は少ない[2,3]．
- 画像検査では，上葉に病変を認めることが多く（71％），末梢・胸膜直下領域に92％，中枢側領域に23％が分布していたという報告がある[2]．
- 0.5〜3.5 cm大の多発結節影，feeding vessel sign（陰影への肺動脈流入像），空洞形成の3つが特徴的な所見で[5]，ほかに胸膜に接する楔状の陰影，胸水貯留などもみられる[2,3]．
- 感染源の治療が重要である．適切な抗菌薬を使用し，カテーテル感染などが疑われる場合は速やか

に抜去する．

鑑別診断 肺結核，非結核性抗酸菌症，真菌症，転移性肺腫瘍，多発血管炎性肉芽腫症（Wegener肉芽腫症）などの結節，空洞性病変をきたす疾患が鑑別に挙がる．

ピットフォール
- 胸痛をきたさないことがある．
- 基礎疾患のない健常者にも起こりうる[4]．

一発診断：敗血症性肺塞栓症

ワンポイントアドバイス 発熱・呼吸困難感のある患者で，胸膜直下に多発する結節影・feeding vessel sign・空洞形成をみたら敗血症性肺塞栓症を疑って，感染源の検索を行う．

一発診断エクストラ

①インフルエンザは咽頭所見で一発診断！

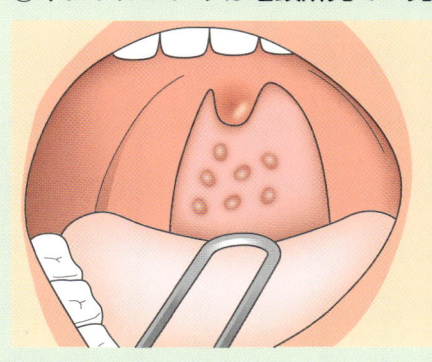

鮭の卵（イクラ）のように見える

- 咽頭後壁に，①直径1〜2 mmの，②境界明瞭で（癒合しない），③周囲よりも赤みが強く，④緊満して光沢のある，円形のリンパ濾胞が出現する（感度95.5％・特異度98.4％）[1]．
- インフルエンザが発症して本所見が出現するまでの時間は7.8±5.3時間（3〜20時間：中央値5時間）のため，迅速キットよりも早期に診断できる[1]．

16　毎月熱が出るんです…と7歳の女児が

1　全身症状からの一発診断

症状 発熱，咽頭痛が続くと訴えて来院した7歳の女児．3歳頃より毎月のように5日ほど続く発熱を認め，いつも扁桃炎と診断され，抗菌薬が投与されることもあるが効果はないという．

所見 体温39℃．白苔を伴う両側扁桃腫大，口腔内アフタ，頸部リンパ節腫脹を認める．白血球11,900/μL（好中球74％），CRP 4.45 mg/dL．診断は？

解説 周期的な発熱，口腔内アフタ，扁桃炎，頸部リンパ節炎よりPFAPA (Periodic Fever, Aphthous stomatitis, Pharyngitis and cervical Adenitis) 症候群を疑った．血液検査で好中球減少がなく，CRP上昇と，血清IgD 24.2 mg/dL（基準値0～9 mg/dL）と上昇を認め，プレドニゾロン0.5 mg/kg内服で数時間後には解熱し，その他の症状も数日で軽快したことにより確診した．

- PFAPA症候群は，家族性地中海熱を代表とする周期性発熱症候群のうちの1つであり，最近は自己炎症性疾患という概念にまとめられている[1]．
- 診断は臨床診断で，Thomasの診断基準（表1）に基づいて診断する[2]．
- 3歳前後での発症が多く，多くが5歳までに発症する[1,3,4]．
- 個々の発熱エピソードは，最高体温40℃程度となることが多く，有熱期間は4日程度（3～6日）で，約1ヶ月ごと（2～8週ごと）に発熱を繰り返す[1,3,4]．
- 1回の発熱のエピソードにすべての症状がそろうわけではなく，また必ずしも同一の患者にすべての症状がみられるわけではない[5]．
- 主要症状のうち，扁桃炎の頻度が最も高い（90％前後）[3,4]．頭痛，嘔吐，腹痛を認めることもある[4]．
- 発熱時はCRP高値だがプロカルシトニンは上昇しない．また，血清IgD高値を認めることがあり参考になる[1,6]．
- プレドニゾロンの1回内服で，劇的に解熱することが特徴であるが，発熱の間隔を短縮することもある[1,3,4]．
- 発熱の予防には，シメチジンが有効であるといわれている[1,3,4]．
- 扁桃摘出術が根治治療として有効である[1,3,4]．

表1 PFAPA症候群の診断基準 (Thomas)

Ⅰ．	幼少期に発症し規則的に反復する発熱（5歳未満で発症）
Ⅱ．	上気道感染症を除外できる体質的な症状であり，以下のうち少なくとも1つを伴う a) アフタ性口内炎　b) 頸部リンパ節炎　c) 咽頭炎
Ⅲ．	周期性好中球減少症を除外できる
Ⅳ．	エピソードの間欠期は完全に症状が消失する
Ⅴ．	発育・発達は正常である
	Ⅰ～Ⅴのすべてを満たすものをPFAPA症候群と診断する．

（文献2より引用改変）

- ロイコトリエン受容体拮抗薬やコルヒチンが用いられることもある[4]．
- PFAPA症候群の予後は良好で重篤な合併症は少なく，一般に発症後8年程度で自然寛解するといわれている[3]．
- 多くの周期性発熱症候群は遺伝性疾患でありその原因遺伝子が判明してきているが，PFAPA症候群の原因遺伝子は特定されていない[1]．最近は周期性発熱の家族歴がある症例の報告も多く，遺伝的要因が示唆されている[1, 3]．

鑑別診断

- **繰り返す上気道感染**．
- **周期性好中球減少症**：約21日周期で好中球が減少し，発熱，全身倦怠感，口内炎，皮膚感染，上気道感染などを反復．好中球減少時の感染症のほとんどは数日以内に好中球の増加に伴い自然軽快．定期的な血液検査を行い，周期的な好中球減少を確認．
- **その他の周期性発熱症候群**：発熱周期がそれぞれに特徴的．PFAPA症候群ではあまりみられない皮疹や関節症状を伴うことが多い．

ピットフォール

- 繰り返す上気道感染を容易にPFAPA症候群と診断せず，発熱の周期性や期間，診断基準や参考となる検査所見から総合的に診断する．
- PFAPA症状を伴う家族性地中海熱も存在する[3]．

一発診断：PFAPA症候群

ワンポイントアドバイス：毎月のように繰り返す小児の扁桃炎はPFAPA症候群かもしれない．

17　2　頭頸部領域での一発診断
鎮痛薬を飲んでいるのに頭痛がひどくなるんです…と70歳代女性が

> **症状** 20年以上前から頭痛があり鎮痛薬の処方を受けている72歳の女性．はじめは1ヶ月に数回程度の頭痛であり頓用の鎮痛薬を使用していたが，年々頭痛の回数が増え，それに応じて鎮痛薬が追加され定期的に服用するようになった．頭痛がひどくなっていると訴えて受診した．
>
> **所見** ほぼ毎日数回，数時間程度持続して，頭全体が締めつけられるような重い感じの頭痛である．嘔吐などの随伴症状はない．定期的な消炎鎮痛薬のほかに，頓服のアセトアミノフェンを毎日1～2回服用している．神経学的診察，一般血液検査，頭部CT検査では異常は認めない．診断は？

解説 鎮痛薬を服用していても毎日頭痛があり，複数の鎮痛薬を服用しても悪化する頭痛であることから薬物乱用頭痛と診断した．

- 2006年に発表された国際頭痛分類第2版付録の診断基準に基づき診断する[1]．
- 薬物乱用頭痛の有病率は一般住民の1～2％とされ[2]，緊張型頭痛や片頭痛に続いて多い[3]．
- 治療は，①原因薬物の即時中止，②中止後の頭痛（反跳頭痛）への対応，③予防薬の投与である[1]．
- 原因薬物中止後1～2週間に反跳頭痛が生じることが多く，患者への十分な説明が重要である．
- 反跳頭痛への対応としてトリプタン製剤，ナプロキセン，プロクロルペラジンなどが報告されている[1]．予防としてはアミトリプチリンの有効性が報告されている[4]．
- 乱用薬物中止後2ヶ月程度で頭痛が消失するか，元の片頭痛や緊張型頭痛に戻る．
- 治療後に約3割が再発し，その多くは離脱後1年以内であるため[5]，離脱後も患者に頭痛の有無や鎮痛薬の使用頻度を確認することが重要である．

鑑別診断① 慢性片頭痛
鑑別診断② 慢性緊張型頭痛
- 片頭痛あるいは緊張型頭痛が月に15日以上の頻度で3ヶ月を超えて続く[1]．
- 「薬物乱用がない，あるいは，薬物乱用後も頭痛の頻度が変わらない」という病歴で鑑別を行う．

ピットフォール 薬物乱用頭痛の患者には，うつ病やパニック障害などの精神疾患が併存している可能性がある．

一発診断：薬物乱用頭痛

ワンポイントアドバイス 鎮痛薬を服用していても1ヶ月の半分以上に頭痛があり，鎮痛薬を増量したり，複数服用したりしても悪化する頭痛は薬物乱用頭痛．

18　2　頭頸部領域での一発診断
頭が痛くて目が覚めるんです…と60歳代女性が

症状　数ヶ月前から睡眠中に頭が痛くて目が覚めると訴えて受診した，片頭痛の既往がある68歳の女性．

所見　追加の問診：午前2時頃に前頭部に脈打つような痛みが出現する．その後痛みが約60分続く．肥満はなく，睡眠時無呼吸もない．嘔気・嘔吐，流涙，鼻閉はない．診断は？

解説　睡眠後一定の時間に出現する頭痛を繰り返していることから睡眠時頭痛と診断した．

- 睡眠時頭痛とは，夜間就寝中の一定の時間に頭痛のため覚醒し（"目覚まし時計頭痛"），随伴症状を伴わない良性の一次性頭痛である．原因ははっきりわかっていない[1]．**表1**の特徴がある[1~3]．

表1 睡眠時頭痛の特徴

①疫学	初発は50歳以上で，女性に多い（男性の約2倍）．片頭痛や緊張型頭痛の既往があることが多い．
②性状	鈍い，ズキズキ，脈打つなどいろいろ．
③時間	就寝後2～8時間で出現し，覚醒後15～180分続く．午前2～4時の時間帯に多い．
④頭痛の程度	軽～中等度であるが，20～35％は重度の痛みを訴える．
⑤頻度	15回以上/月．
⑥部位	前頭部～側頭部に多く，2/3は両側性である．
⑦寛解因子	ベッドから起きて座る．
⑧随伴症状	結膜充血，流涙，鼻閉・鼻漏，眼瞼下垂などの自律神経症状がなく，嘔気，光過敏または音過敏のうち2つ以上を認めない．

- 昼寝では出現しない[2]．
- 就寝前のカフェイン，インドメタシン，リチウムの内服が有効である[1]．

鑑別診断　睡眠に関連した頭痛を鑑別する．

①群発頭痛[4,5]
- 若年男性に多い．
- 片側の眼窩部，眼窩上部，側頭部に15～180分持続する．夜間，睡眠中に起こりやすい．
- 結膜充血，流涙，鼻閉・鼻漏，前頭部および顔面の発汗，縮瞳，眼瞼下垂，眼瞼浮腫などの自律神経症状を伴う．特に結膜充血，流涙の感度（81.1％），特異度（100％）が優れている．

②睡眠時無呼吸性頭痛[4]
- 起床時にみられる両側性で，圧迫感のある頭痛．30分以内に消失する．
- 睡眠時無呼吸の治療で改善する．

ピットフォール
- 嘔吐を約20％で認め，頭痛が10時間近く続くこともある[3]．
- 疾患の認知度が低いため，診断がつくまで平均5年かかっているといわれている[3]．

一発診断　**睡眠時頭痛**

ワンポイントアドバイス　中年以降に初発した，覚醒するほどの15分以上続く頭痛が繰り返しみられたら睡眠時頭痛．

19　2　頭頸部領域での一発診断
炭起こし中に頭痛を訴えて気を失ったんです…と30歳代男性が

症状　冬の寒い日にガレージ内でシャッターを閉めたままバーベキューをしていたという32歳の男性．30分間炭起こしをした頃に頭痛を訴え始め，突然失神した．数分後に意識は戻ったが，頭痛と嘔気が持続するため救急車で搬入された．

所見　JCS1，頭痛と嘔気を訴える，喫煙歴なし，血圧122/78 mmHg，脈拍数86回/分（整），体温36.8℃，SpO_2 98%（room air），心電図・頭部MRI：異常なし．診断は？

解説　換気不十分な室内でバーベキュー後に発症した頭痛・失神の病歴から，一酸化炭素中毒を疑い，血液ガス検査を行った．pH 7.403，$PaCO_2$ 43.4 mmHg，PaO_2 104 mmHg，CO-Hb 18.7%であった．CO-Hb上昇から一酸化炭素中毒と診断した．

- 一酸化炭素は無味無臭の気体であるので曝露を自覚しにくい．このため，原因不明の意識障害の際には，発症時の環境を詳細に聴取して一酸化炭素中毒の可能性を検討しなければならない．
- 一酸化炭素ヘモグロビン（CO-Hb）濃度を血液ガス分析で測定すれば診断は容易である（表1）．
- パルスオキシメーターによる動脈血酸素飽和度（SpO_2）は，酸化ヘモグロビンとCO-Hbを区別できず正常値を呈するため，診断には役立たない．
- リザーバーマスクを用いて100%酸素投与をして治療する[1]．
- 症状が消失し，CO-Hb濃度が正常化するまで酸素投与は継続する．
- 重症例では高気圧酸素療法（hyperbaric oxygenation therapy：HBO）を行うため，高次医療機関に搬送する．
- 急性期の症状の改善後に，慢性的な頭痛と学習記憶障害などの遅発性神経障害を呈することがある．

表1　CO-Hb濃度とみられる症状[4]

CO-Hb濃度（%）	臨床症状
～10	無症状
10～20	軽度の頭痛
20～30	拍動性頭痛，判断力低下，易疲労性
30～40	激しい頭痛，嘔気・嘔吐，めまい，視力障害
40～50	錯乱，重度の運動失調，呼吸促迫
50～60	意識障害，痙攣，頻脈，皮膚蒼白，チアノーゼ
60～70	昏睡，尿便失禁
70～	心機能および呼吸の抑制，停止

ピットフォール
- 軽症～中等症の一酸化炭素中毒では，症状がインフルエンザや胃腸炎と類似しているため誤診されやすい[2]．
- CO-Hb濃度は診断に有用だが，重症度と相関しない場合がある[3]．

一発診断　一酸化炭素中毒

ワンポイントアドバイス　密閉空間で炭火を使用している時に頭痛，嘔吐，失神などの中毒症状があれば一酸化炭素中毒．

20　2　頭頸部領域での一発診断
下まぶたがピクピクするんです…と20歳代女性が

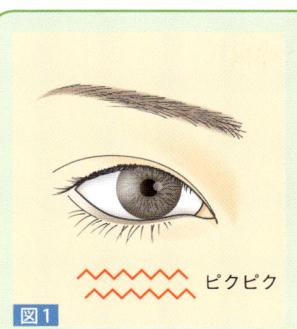

症状 1週間前から右下のまぶたがピクピクすると訴えて受診した生来健康な21歳の女性．日常生活にはまったく支障がないらしい．

所見 右の下眼瞼のみ不随意な筋の収縮を繰り返している（図1）．眼球運動異常，視野障害はなく，視力に問題はない．開閉眼に異常はなく，瞬目の増加を認めない．診断は？

図1

解説 日常生活に支障がなく，視覚障害がなく，眼瞼の開閉が障害されないことから眼瞼ミオキミアと診断した．

- ミオキミアは筋線維束攣縮の群発による不随意収縮がみられる現象である[1]．
- 通常片側に起こり，不規則で持続時間が長い眼輪筋の不随意運動がみられる．
- 良性疾患であり，数日～数週間で自然に治まる．
- 眼精疲労やストレス，睡眠不足がきっかけとなる．
- 治療は眼精疲労の原因を除くこと，カフェイン摂取を控えることなどがあげられる[2]．
- 眼瞼痙攣や片側顔面痙攣の可能性が否定できない場合は，2週間～1ヶ月以内に再診してもらう．

鑑別診断①　眼瞼痙攣

・放置すると失明などにつながるため，第一に鑑別すべき疾患である．
・眼輪筋の過度な収縮により不随意な間欠性または持続性の閉眼が生じる．
・瞬目の増加，羞明を初発症状とし，不随意の眼輪筋の攣縮により開瞼を維持することができない．
・抗不安薬や睡眠導入薬の長期服用により誘発されることもある[3]．
・連続して10秒以上の瞬目をさせる，強く眼瞼を閉じ開眼させる，軽く歯切れのよい瞬目をさせることにより，強い顔面筋の攣縮がみられれば診断できる[4]．

鑑別診断②　片側顔面痙攣

・脳幹で顔面神経根部が脳底血管と接触し，顔面神経の異常興奮が生じることにより起こる．
・初期は下眼瞼の痙攣が多く，徐々に進行し部位が拡大する．
・脳腫瘍や脳動脈瘤を契機とすることがあり，症状が長期化あるいは範囲が拡大する場合にはCTまたはMRIを必要とする場合がある．

ピットフォール 片側顔面痙攣とは初発症状が類似していることから，眼瞼ミオキミアの初期診断後，痙攣の範囲が拡大して片側顔面痙攣の診断となることがある[5,6]．

一発診断　眼瞼ミオキミア

ワンポイントアドバイス 開閉瞼を行うことはでき，まぶたがピクピクする以外の自覚症状がなければ眼瞼ミオキミア．

21　眼が痛いんです…と80歳代男性が

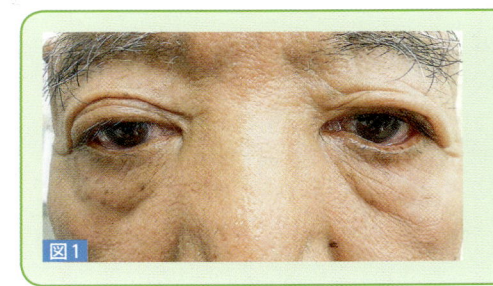

2　頭頸部領域での一発診断

症状　夕方になって両眼に痛みを感じるようになり受診した80歳の男性．朝に雪かきをしたという．

所見　両眼に結膜充血を認め，毛様充血はない（図1）．瞳孔異常なし．眼脂なし．診断は？

図1

解説　紫外線を浴びてからの両眼の結膜充血，眼痛をきたしていることから電気性眼炎（いわゆる雪目）と診断した．

- 電気性眼炎は，紫外線が原因で角膜上皮障害（と結膜炎）をきたすものをいう．
- 紫外線に曝露されて数時間～12時間後から，両眼の痛み，砂が入ったような異物感，眼のかすみ，羞明，流涙，開眼困難を認めるものをいう[1,2]．
- 電気溶接，殺菌灯，晴天下でのスキー，雪山登山などでも起こる．
- 局所所見として，毛様・結膜充血（いずれも起こりうる，図2），結膜浮腫，眼瞼浮腫のほか，顔面皮膚の発赤（日焼け）を認めることもある．
- びまん性の表層角膜炎を起こし，角膜はフルオレセイン染色で点状に染まる．
- 経過は良好で，24～48時間以内に自然に治癒する[2,3]．
- 消炎鎮痛薬の内服，点眼薬で対応したり，中等度以上の場合は抗菌薬含有の眼軟膏，ステロイド点眼薬を投与することもある[1,3]．
- 発症予防のためにサングラスの装着を指導する．

鑑別診断①　角膜異物
- 発生状況の確認．
- 異物感，羞明，流涙のほか，眼瞼痙攣を伴うことがある[4]．
- 両眼のこともある．

鑑別診断②　red eye をきたす疾患（表1）[5]

ピットフォール　紫外線曝露後の眼痛でも，片側で眼脂や瞳孔異常がある場合は他疾患を考える．

一発診断：電気性眼炎

ワンポイントアドバイス：紫外線曝露後の両眼の眼痛，流涙，羞明を伴う red eye は電気性眼炎．

表1 red eye をきたす疾患

	結膜炎	上強膜炎	強膜炎	緑内障	ぶどう膜炎	角膜炎
充血	結膜充血〜全体	局所	局所〜全体	毛様充血〜全体	毛様充血〜全体	全体
眼脂	あり	なし	なし	なし	あっても少量	あり（感染による場合）
瞳孔	不変	不変	不変（二次性ぶどう膜炎の合併時は縮小）	散大 対光反射：減弱〜消失	縮小 対光反射：減弱	不変（二次性ぶどう膜炎の合併時は縮小）
眼痛	なし	軽度〜中等度	中等度〜高度	中等度〜高度（時に頭痛・嘔吐）	中等度	中等度〜高度
視力低下	なし	なし	低下することあり	重度の低下	軽度〜中等度の低下	中等度〜重度の低下
角膜混濁	なし	なし	まれにあり 辺縁不明瞭	あり	混濁することあり	あり

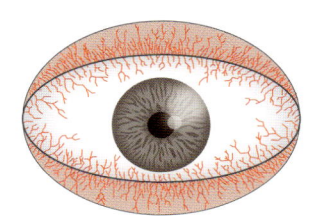

結膜充血　　　　　毛様充血

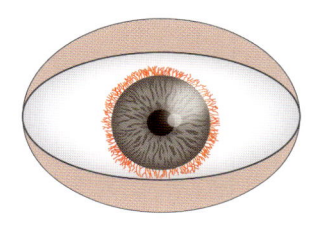

結膜充血：角膜輪部に近づくと充血が弱くなる．
毛様充血：角膜輪部で充血が強い．

図2 充血の分類
(中川紘明, 宮田靖志：第9回「白目が赤いんです…」. 臨研プラクティス6：102-108, 2009より転載)

22　2 頭頸部領域での一発診断
眼の周りにぶつぶつが出てきたんです…と50歳代男性が

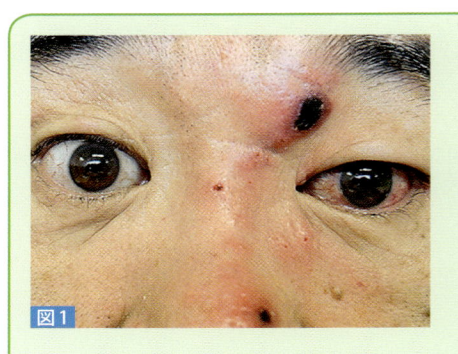

症状 高血圧・糖尿病で近医通院中の53歳の男性．10日前から頭痛があり，7日前に同院を受診して頭部CTを撮影したが，原因がはっきりしないため対症療法で経過をみていた．その後，左眼周囲のピリピリとした違和感，鼻尖部に発疹，左眼の充血が出現したため，5日前に眼科を受診．結膜炎の診断を受け，抗菌点眼薬，ステロイド点眼薬を処方されたが改善なく，物が二重に見えるようになり，頭痛も発疹も拡大してきたため受診した．

所見 左鼻背〜鼻尖部と左眼内側周囲に小水疱を伴った浮腫性紅斑を認め，一部に痂皮化がみられる．前額部には皮膚所見を認めない．左眼に結膜充血を認める．左眼瞼浮腫，眼瞼下垂が軽度みられる（図1）．診断は？

解説 三叉神経第1枝の分枝である鼻毛様体神経・滑車上神経領域（図2）に小水疱を伴う浮腫性紅斑を認め，同部位に神経痛を伴うことから，結膜炎を合併した眼部帯状疱疹と診断した．複視・眼瞼下垂がみられることから動眼神経麻痺を合併していた．また，増悪する頭痛を伴うことから水痘・帯状疱疹ウイルス（varicella zoster virus：VZV）によるウイルス性髄膜炎の合併が疑われ髄液検査を施行したところ，単核球優位の細胞数増加，蛋白上昇，髄液中のVZV-IgG抗体価の上昇を認めたため確診した．

- 三叉神経第1枝（眼神経）領域の帯状疱疹は眼部帯状疱疹と呼ばれる[1]．
- 眼部帯状疱疹は，全帯状疱疹の10〜25％を占め，約50〜80％で眼病変を認める[1,2]．
- 眼病変として，角膜炎（76.2％），虹彩炎・ぶどう膜炎（46.6％），結膜炎（35.4％），強膜炎（10.6％），眼瞼浮腫，眼圧上昇などがみられる[3,4]．
- 約10％の症例で外眼筋麻痺が出現し，中でも動眼神経麻痺の頻度が高く，次いで外転神経，滑車神経の順である[3]．複数の神経が同時に障害を受けることもある．通常一過性で6ヶ月以内に寛解する[1]．
- 皮疹出現後に眼病変が出現することが多い．
- 特に，鼻背〜鼻尖部に皮疹がみられた場合（Hutchinson's sign），眼病変の発症頻度が2倍になるので重要な所見である[1]．これは，三叉神経第1枝の分枝である鼻毛様体神経が鼻から眼にかけて分布しているためである．
- 眼部帯状疱疹では，髄膜（脳）炎などの重大な中枢神経合併症をきたすことがある（5.5％）[5]．
- 眼病変や中枢神経合併症がみられる場合は基本的に入院加療とする．
- 抗ウイルス薬を72時間以内に開始すれば，眼病変，帯状疱疹後神経痛の合併を有意に減らすことができる[1]．

鼻毛様体神経の
支配領域は意外
と広い．

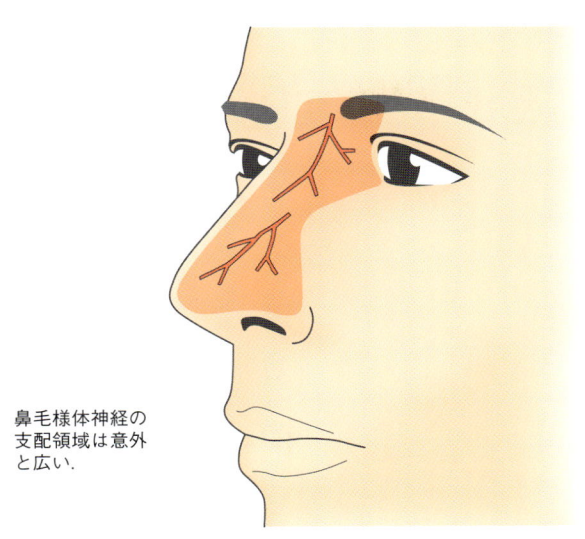

図2 鼻毛様体神経の支配領域

- 眼病変には，抗菌点眼薬，ステロイド点眼薬，緑内障治療薬などを用いる[1]．

ピットフォール

- Hutchinson's sign を認めなくても，眼部帯状疱疹では，3人に1人は眼病変を合併する[2]．
- 皮疹が出現せずに眼病変のみ認めることがある（無疱疹帯状疱疹）．
- 水痘・帯状疱疹ウイルスによる髄膜炎はエンテロウイルス，単純ヘルペスウイルスに次いで3番目に多い．帯状疱疹の中枢神経感染症の1/3以上の症例で皮疹がみられない[6]．

一発診断　眼部帯状疱疹

ワンポイントアドバイス　三叉神経第1枝領域の帯状疱疹をみたら眼病変・外眼筋麻痺・中枢神経疾患に要注意．

23　2 頭頸部領域での一発診断
数日前から目が黄色いんです…と40歳代女性が

症状 数年前から職場健診で肝酵素上昇を指摘されていたが経過観察していた40歳の女性．同僚に目が黄色いことを指摘されて受診した．

所見 血液検査で AST 394 IU/L，ALT 470 IU/L，ALP 436 IU/L，γGTP 257 IU/L，総ビリルビン 4.3 mg/dL，直接ビリルビン 2.8 mg/dL を認めた．肝炎ウイルスはいずれも陰性であった．診断は？

解説 中年女性に発症したウイルス肝炎抗体が陰性の急性の肝炎であるため，自己免疫性肝炎（autoimmune hepatitis：AIH）を疑った．抗核抗体，抗平滑筋抗体を測定したところ陽性で，IgGは3,312 mg/dLと高値であった．肝生検にてインターフェイス肝炎と形質細胞浸潤を認め，AIHと診断した．

- AIHは1：6で女性に多く，診断時の平均年齢は59.9歳であり，中年女性の発症が典型である[1]．
- 全身倦怠感，黄疸などの急性肝炎症状で発症することが多いが，健診などで肝機能障害が偶然発見され診断されることも多い．
- 改訂版国際診断基準・スコアリングシステム（表1）[1]を参考に厚生労働省「難治性の肝・胆道疾患に関する調査研究」班の診断指針（表2）に従って診断する[2]．
- 改訂版国際診断基準・スコアリングシステムの疑診例以上のスコアは，感度97〜100％，特異度89.8％と報告されている[1]．
- 治療はプレドニゾロンが第一選択薬である．治療開始前に肝生検を行うことが原則である．
- 初期投与の後，維持療法を行う．寛解後に中止できる場合もあるが，再燃例も多い．
- 適切な治療が行われれば予後は良好である．トランスアミナーゼの持続正常化が重要である．

表1 改訂版国際診断基準・スコアリングシステム

項目		点数
女性		+2
ALP：AST (or ALT) 比	<1.5	+2
	1.5〜3.0	0
	>3.0	−2
血清グロブリン or IgG値 正常上限値との比	>2.0	+3
	1.5〜2.0	+2
	1.0〜1.5	+1
	<1.0	0
抗核抗体 抗平滑筋抗体 または LKM-1	>1：80	+3
	1：80	+2
	1：40	+1
	<1：40	0
肝炎ウイルスマーカー	陽性	−3
	陰性	+3
服薬歴	陽性	−4
	陰性	+1
平均飲酒量	<25 g/日	+2
	>60 g/日	−2
肝組織所見	インターフェイス肝炎	+3
	リンパ球形質細胞優位な浸潤	+1
	肝細胞ロゼット形成	+1
	上記の3病変を欠く	−5
	胆管病変	−3
	他の病変	−3
他の自己免疫疾患あり		+2
付加的検査項目	他の特定の自己抗体陽性	+2
	HLA DR3/DR4 陽性	+1
	治療に対する反応：著効	+2
	再燃	+3

総合点数による評価
治療前：確診＞15点　疑診 10〜15点
治療後：確診＞17点　疑診 12〜17点

（文献1より引用）

表2 「難治性の肝・胆道疾患に関する調査研究」班の診断指針

1.	他の原因による肝障害が否定される
2.	抗核抗体陽性あるいは抗平滑筋抗体陽性
3.	IgG高値（＞基準上限値1.1倍）
4.	組織学的にインターフェイス肝炎や形質細胞浸潤がみられる
5.	副腎皮質ステロイドが著効する

典型例　：上記項目で1を満たし，2〜5のうち3項目以上を認める．
非典型例：上記項目で1を満たし，2〜5のうち1〜2項目を認める．

（文献2より引用）

表3 Paris criteria

PBC
① 血清ALPが正常上限の2倍以上あるいはγGTPが正常上限の5倍以上
② AMAが陽性
③ 病理組織学的にflorid bile duct lesionsを有する

AIH
① 血清ALTが正常上限の5倍以上
② 血清免疫グロブリンが正常の2倍以上あるいは抗平滑筋抗体が陽性
③ 病理組織学的に中等度から高度のインターフェイス肝炎

診断：PBC・AIHともに3項目中2項目以上を認めた場合，AIH-PBCオーバーラップ症候群と診断する．

（文献3より引用）

鑑別診断①　原発性胆汁性肝硬変（primary biliary cirrhosis：PBC）（→前巻99参照）
・抗ミトコンドリアM2抗体を測定する．

鑑別診断②　薬剤性肝炎
・新規（半年程度以内）の薬剤使用やサプリメントの服用歴を確認する．

鑑別診断③　ウイルス性肝炎

ピットフォール　AIHの0.5〜6.7％にPBCのオーバーラップがある．Paris criteria（表3）が診断基準として用いられる[3]．治療はウルソデオキシコール酸とプレドニゾロンの併用である．

一発診断：自己免疫性肝炎（AIH）

ワンポイントアドバイス　中年女性で肝機能障害があり，IgG高値，抗核抗体，抗平滑筋抗体陽性ならAIH．

24　2　頭頸部領域での一発診断
健診でビリルビンが高いって言われたんです…と30歳代男性が

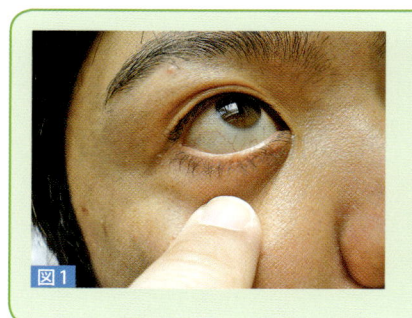

症状 職場の健診で総ビリルビン高値を指摘されて受診した30歳の男性．以前から体調を崩すと皮膚が黄色くなることがあるという．

所見 採血結果：総ビリルビン 2.5 mg/dL，直接ビリルビン 0.7 mg/dL，LDH・AST・ALTの上昇なし，網状赤血球：正常，眼球結膜に軽度黄染を認める（図1）．診断は？

図1

解説 間接ビリルビン優位の高ビリルビン血症で，溶血の所見がないことからジルベール症候群と診断した．

- ジルベール症候群は，ビリルビンのグルクロン酸抱合が障害されて間接ビリルビン優位の高ビリルビン血症をきたすものである．
- 人口の5%でみられ，健診などで偶然みつかることが多い[1]．
- 倦怠感，腹部不快感など非特異的な症状を訴えることがあるが，大部分の患者は無症状である[2]．
- 総ビリルビン値はほとんどが3 mg/dL以下で，他の肝機能検査はすべて正常である[2]．血算，網状赤血球数も正常である．
- ストレス，絶食，手術，寝不足，運動，月経，感染症などでビリルビン値や黄疸が増悪するが（6 mg/dL以下），一過性である[1~3]．低エネルギー食試験やニコチン酸負荷試験で間接ビリルビン値が上昇することが知られているが，本疾患に特異的というわけではなく，実地臨床で必要とされることはない[2,3]．
- 12~18ヶ月間検査をフォローしていき，ビリルビン値以外に異常がみられなければ診断してよい[2]．
- 予後は良好で，特に治療は必要ない．

鑑別診断 間接ビリルビンが上昇する疾患として下記を鑑別する．
① Crigler-Najjar症候群：総ビリルビンが著明に上昇する．新生児期にみられる．
② 溶血性貧血：血算・網状赤血球数・AST・LDHなどが上昇する．
③ シャント型高ビリルビン血症：無効造血に伴うもの．

ピットフォール 体質性黄疸のない健常者でも絶食により総ビリルビン値が約2~3倍上昇することがある（絶食後高ビリルビン血症）[4]．

一発診断 ジルベール症候群

ワンポイントアドバイス 体調などで変動する，溶血所見のない間接ビリルビン優位の黄疸はジルベール症候群．

25　2　頭頸部領域での一発診断
すぐ風邪を引くんです…と70歳代女性が

> **症状**　すぐ風邪を引いて市販薬を飲むことが多いので薬を処方しておいてほしいと訴えて受診した78歳の女性．水様性鼻汁のみで，くしゃみ，鼻閉，咳，目のかゆみなどを認めない．アレルギーの既往はない．
>
> **所見**　鼻粘膜の腫脹・蒼白を認めない．診断は？

解説　くしゃみや鼻閉を伴わず水様性鼻汁のみを訴える高齢者で，鼻粘膜の腫脹・蒼白を認めないことから，老人性鼻炎（old man's drip）と診断した．

- 老人性鼻炎とは，くしゃみや鼻閉を伴わない水性鼻漏のみの高齢者の鼻炎をいう．
- 過敏性非感染性の鼻漏型の鼻炎に分類される[1]．
- 加齢に伴って鼻粘膜が萎縮し，①線毛輸送能の低下による分泌液の停滞，②鼻粘膜温度の低下による水分の再吸収障害，が生じることが原因である[2]．
- 症状は朝方に多い．
- 鼻粘膜の腫脹や蒼白を認めない．
- 鼻粘膜や体を温める温熱療法が有効である[2]．
- 抗コリン薬の点鼻薬が有効なこともある[3]．

鑑別診断①　アレルギー性鼻炎[1,4]
- 加齢とともに発症頻度は減る．
- くしゃみ，鼻汁，鼻閉の3症状に加えて，a：アレルギー検査で特異的な抗原を認める，b：抗原誘発試験で陽性，c：鼻汁中好酸球の上昇，のうち2つ認めたら診断してよい．

鑑別診断②　血管性運動性鼻炎[4,5]
- 鼻粘膜の自律神経異常が原因といわれているが，はっきりわかっていない．
- 加齢とともに頻度は増える．
- 鼻閉と鼻汁を認めるが，くしゃみは少ない．
- 天候・湿度の変化，におい，煙，まぶしい光などで悪化する．

ピットフォール
- 高齢者で服用することが多い利尿薬，降圧薬（レセルピン，αメチルドパ，ヒドララジン，β遮断薬など），向精神薬，抗めまい薬などは鼻粘膜のうっ血と乾燥の原因となる[6]．
- 第1世代の抗ヒスタミン薬やステロイド点鼻薬は鼻粘膜の乾燥を悪化させる可能性があるので注意する[6]．

一発診断：老人性鼻炎

ワンポイントアドバイス：水様性鼻汁のみを訴える高齢者では老人性鼻炎を疑う．

26　喉がかゆいんです…と30歳代男性が

2　頭頸部領域での一発診断

症状　りんごを食べてから喉がかゆく，口唇が腫れてきたため受診した．シラカバ花粉症のある36歳の男性．

所見　口唇の腫脹を認める．喘鳴は聴取しない．血圧120/70 mmHg，呼吸数12回/分．診断は？

解説　花粉症のある患者が，果物摂取後に口腔内のかゆみ・腫脹を訴えていることから，花粉-食物アレルギー症候群（pollen-food allergy syndrome：PFAS）と診断した．

①口腔アレルギー症候群（oral allergy syndrome：OAS）
- 花粉アレルギーの有無に関係なく，特定の食物（野菜や果物）摂取後5分以内に，口唇，口腔粘膜，咽頭にピリピリ感，イガイガ感，かゆみ，紅斑，腫脹などの口腔内症状が生じる．IgE抗体を介した食物アレルギーの特殊型[1]．
- 原因となるアレルゲンが口腔粘膜に触れて体内に吸収され発症する．

②花粉-食物アレルギー症候群
- 花粉アレルギーのある患者が花粉との交差抗原性のある食物（野菜や果物）を摂取した後に発症するもの[1]．
- シラカバ花粉症で多くみられるが[1]，ブタクサ，ヨモギ，スギ，カモガヤなどでも起こりうる（表1）．
- 人口の5％でみられる[1]．
- 大部分（75～95％）が口腔内症状のみであるが，鼻炎症状，結膜炎症状，腹痛・嘔気・嘔吐・下痢などの消化器症状，蕁麻疹や血管浮腫などの皮膚症状，呼吸困難，喘鳴などの呼吸器症状がみられたり，アナフィラキシーショックに至ることもある．
- 口腔内に丘疹や水疱を認めることもある[1]．
- 花粉に対する特異的IgE抗体を調べる．
- 疑われる食物に対する抗原特異的IgE抗体が陽性となることがあるが，偽陰性も多いため，疑われる食物を用いてのプリックテストが有用といわれている[2]．
- 原因となる食物を避ける．
- 原因となる蛋白は熱で容易に抗原性を失い，消化酵素で容易に分解されるため，加熱・加工などをすれば摂取可能となることが多い[1]．
- 抗ヒスタミン薬の予防内服が有効かどうかはわかっていない[3]．

鑑別診断①　食物アレルギー
- 卵，牛乳，小麦，ピーナッツなどの食物を摂取することで経腸管的に感作されて生じる．
- PFASと異なり，感作抗原と誘発抗原が同一である．
- 乳幼児期に発症することが多い．

鑑別診断②　ラテックス-フルーツ症候群（latex-fruit syndrome：LFS）[1]
- ラテックスアレルギーのある患者が，ラテックスとの交差抗原のある食物（バナナ，アボカド，ク

表1 花粉と交差抗原性がある代表的な食物

花粉	果物・野菜	
シラカバ	バラ科（リンゴ・モモ・サクランボ・ナシ） セリ科（セロリ・にんじん） マタタビ科（キウイ） ナス科（トマト・じゃがいも）	など
スギ	マタタビ科（キウイ） ナス科（トマト）	など
ヨモギ	セリ科（セロリ・にんじん）	など
カモガヤ オオアワガエリ	ウリ科（メロン・スイカ） ナス科（トマト・じゃがいも）	など
ブタクサ	ウリ科（メロン・スイカ・きゅうり） バショウ科（バナナ）	など

（文献1, 2より一部改変）

リ，キウイなど）を摂取することでOASをきたす．
- ラテックスアレルギーのある患者の30〜50％でみられる．

ピットフォール

- 牛乳，卵，魚介類はOASの原因にはならないので，これらで口腔内症状がみられたら全身のアレルギー反応の前兆と考える（OASと診断していけない）[1,4]．
- 明らかな花粉症状がなくても花粉アレルギーがあればPFASを発症しうる[1]．
- OASとPFASを鑑別する必要はあるのか？

  シラカバ花粉症のある患者でみられるOAS（＝PFAS）は軽症例が多いが，花粉アレルギーのない患者でみられるバラ科果物によるOASはアナフィラキシーなどの全身症状を伴うことが多いので，予防の厳格さ，2回目以降の発症に対する迅速な対応の準備のために鑑別しておく必要がある[5]．

一発診断　花粉-食物アレルギー症候群（PFAS）

ワンポイントアドバイス　花粉症患者で特定の野菜・果物の摂取後に口腔粘膜症状などが出現したらPFAS．

27　2　頭頸部領域での一発診断
喉まで酸っぱい水が上がるんです…と30歳代男性が

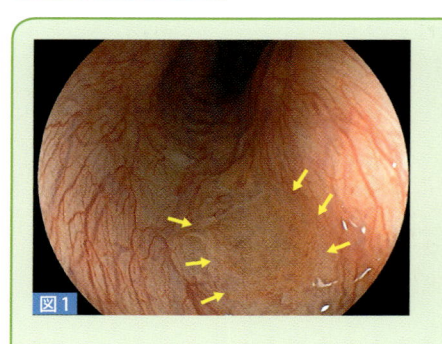

症状 特に既往のない32歳の男性．以前より喉まで酸っぱいものが上がることを自覚していた．最近は特にひどくなってきたので外来を受診した．

所見 胃食道逆流症（gastroesophageal reflux disease：GERD）による症状を疑い上部消化管内視鏡検査を施行した．逆流性食道炎の所見は認めなかった．食道入口部直下に10 mm大の赤色の境界明瞭な類円形の，陥凹部が平坦な病変を認めた（図1 ➡）．診断は？

解説 咽喉頭の違和感の訴えがあり，頸部食道に類円形の平坦な陥凹病変を認めたため，食道異所性胃粘膜と診断した．

- 食道異所性胃粘膜は一般的には無症状であることが多いが，異所性胃粘膜からの酸分泌に伴う症状として咽頭・喉頭の違和感を呈することがある．病変の大きさが症状と関係するとの報告もある[1]．
- 本邦では14.2％に認められ，加齢とともに次第に減少する[2]．
- 内視鏡所見で，食道入口部に類円形の境界明瞭な浅い陥凹病変をみた場合に診断される．
- 胎生期における食道粘膜の円柱上皮から重層扁平上皮への置換が不完全に進行した際に生じる．円柱上皮が島状に取り残される病変となる[3]．
- 上皮の置換は，中部食道から始まり，下部食道，続いて上部食道と進行するため，病変は上部食道にみられることが多い[3]．
- 治療はプロトンポンプ阻害薬（PPI）の投与を行う．

鑑別診断① 咽喉頭酸逆流症（laryngopharyngeal reflux disease：LPRD）（→項目29参照）
- 下咽頭・喉頭の所見として，披裂部粘膜の発赤・腫脹，披裂間粘膜の肥厚がみられることがある．

鑑別診断② 咽喉頭異常感症
- 咽喉頭の違和感を訴えるが器質的疾患がみられないもの．除外診断であり，喉頭内視鏡や上部消化管内視鏡検査で精査が必要である．

鑑別診断③ 早期食道癌
- 早期食道癌のうち浅い陥凹病変では鑑別が難しい場合がある．異所性胃粘膜の場合は陥凹面が平坦であり，類円形を呈するのに対して，陥凹面の凹凸や辺縁が不整であることから鑑別できる．

ピットフォール 食道異所性胃粘膜は食道腺癌の原因になりうる[4]．ただ，食道腺癌の発生はまれであり，内視鏡時に異所性胃粘膜を認めても，経過観察は通常必要ない．

一発診断 食道異所性胃粘膜

ワンポイントアドバイス 内視鏡で上部食道に扁平な類円形の陥凹部が平坦な病変があれば異所性胃粘膜．

28　2　頭頸部領域での一発診断

喉がイガイガして，咳が出るんです…と30歳代女性が

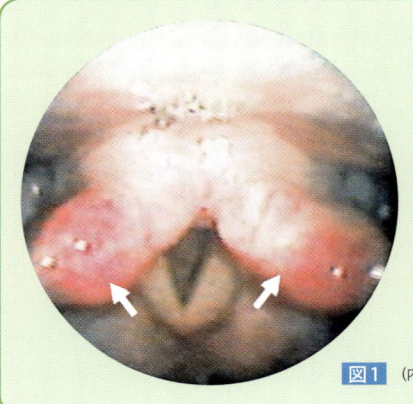

症状 4週間前から咳，喉の違和感があり総合感冒薬を服用していたが改善しないため受診した．スギ花粉症のある38歳の女性．

所見 後鼻漏なし．胸やけなし．胸部X線写真で異常なし．喘鳴は聴取せず．呼吸機能検査は正常．喉頭内視鏡検査：披裂部が蒼白し，浮腫状に腫脹（図1）．診断は？

図1（内藤健晴：耳喉頭頸 87：803-807, 2015より転載）

解説 花粉症の既往がある患者にみられた，喘鳴を伴わない咳嗽と咽喉頭異常感で，喉頭内視鏡検査で披裂部に蒼白した浮腫状腫脹がみられたことから喉頭アレルギーと診断した．

- スギ花粉症患者の38～70％で咽喉頭症状を認める[1]．
- 喉頭アレルギーは，上気道に限局したアレルギーの1つで，急性型（アナフィラキシー型），慢性型に分けられる[2]．
- 慢性型は季節性と通年性に分けられる[3]．
- 慢性型の二大症状は，咽喉頭異常感（痰のからんだような感じ，掻痒感，イガイガ感，チクチクした咽頭痛など）と乾性咳嗽である．
- 咳嗽は82％の症例でみられる[3]．
- 以下のアトピー素因を示唆する所見のうち1つ以上を認める[4]．
  ①喘息以外のアレルギー疾患の既往あるいは合併，②末梢血好酸球増多，③血清総IgE値の上昇，④特異的IgE陽性，⑤アレルゲン皮内テスト即時型反応陽性
- 喉頭内視鏡検査で披裂部に蒼白浮腫状腫脹を認めることがあるが，正常所見のことが多い．
- 胸部X線写真，肺機能検査は正常である．
- 抗ヒスタミン薬が有効で，鎮咳薬，気管支拡張薬は無効である．

鑑別診断 慢性咳嗽と咽喉頭異常感をきたす悪性腫瘍（喉頭癌など），感染症（真菌症など），異物，上気道咳嗽症候群，胃食道逆流症などが挙がるが，詳細な問診で鑑別が可能である．

ピットフォール 約2割は咳嗽を認めない[3]．

一発診断：喉頭アレルギー

ワンポイントアドバイス：アレルギー疾患の既往がある患者が乾性咳嗽・咽喉頭異常感を訴えたら喉頭アレルギー．

29　喉がヒリヒリするんです…と60歳代男性が

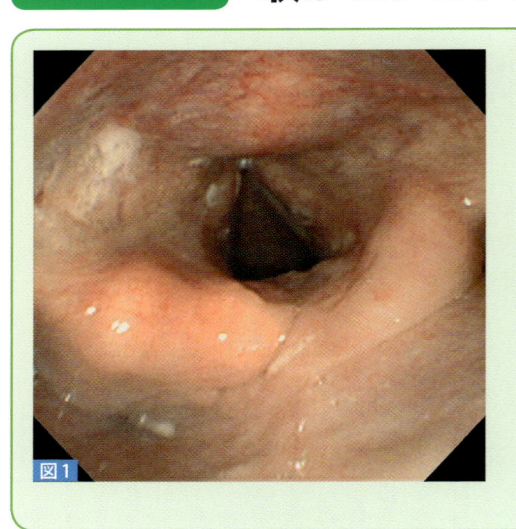

2　頭頸部領域での一発診断

症状　数ヶ月前からの嗄声，喉のヒリヒリ感，胸やけを訴えて受診した62歳の男性．喫煙歴なし．日本酒1合/日．アレルギーの既往はない．

所見　上部消化管内視鏡検査で食道下部に粘膜障害を認めなかったが，喉頭粘膜の発赤・浮腫，披裂間粘膜の肥厚，声門にびらん・小潰瘍を認めた（図1）．診断は？

解説　数ヶ月前からの嗄声，咽喉頭異常感，胸やけの症状から，胃食道逆流症（gastro-esophageal reflux disease：GERD）を合併した咽喉頭酸逆流症（laryngopharyngeal reflux disease：LPRD）を疑い上部消化管内視鏡検査を施行した．GERDの所見は認められなかったものの，喉頭粘膜の発赤・浮腫，披裂間粘膜の肥厚がみられたことからLPRDと確診した．

- LPRDは，胃液の逆流により咽喉頭にさまざまな症状を生じるものをいう．
- 胃酸が咽喉頭を直接刺激したり，下部食道に逆流した胃酸が迷走神経を刺激したりするために生じるといわれているが，病態は明らかになっていない．
- 耳鼻咽喉科を受診する患者の4〜10%でみられる[1]．
- 発声困難・嗄声（71%），長引く咳（51%），咽喉頭異常感（喉に何か詰まっている感じ・引っかかっている感じ，喉が塞がっている感じ，喉の奥が腫れている感じ，喉がイガイガする，咽喉頭の痛み）（47%），咳払い（42%），胸やけ（40%），嚥下困難（35%）などを認める[2]．
- 嗄声を訴える患者の50%以上が本疾患によるといわれている[3]．
- 自覚症状をスコア化したreflux symptom index（RSI）が14点以上を異常とする[4]（表1）．
- 喉頭所見をスコア化したreflux finding score（RFS）が7点以上を異常とする[5]（表2）．
- 若年者で典型的な所見の患者は，食事や行動についてLPRDのリスク要因があることが多く，悪性腫瘍のリスクは低いので，耳鼻科医による検査はしないで治療してもよい[2]．
- 50歳以上，喫煙者・アルコール多飲者のような頭頸部癌のリスクがある人，頸部腫瘤がある人，はっきりした嗄声・嚥下障害・疼痛がある人，は検査のために紹介する[2]．
- 禁煙，節酒，減量，食事指導する[2]．
- プロトンポンプ阻害薬（PPI）で治療する．効果が不十分な場合は消化管運動改善薬を併用する．PPI服用中にも夜間の症状が続く場合はH_2受容体拮抗薬を併用する[2,3]．

鑑別診断　咽喉頭異常感・慢性咳嗽をきたす疾患を鑑別する．

①上気道咳嗽症候群（→前巻項目10・30参照）
・鼻症状がみられる．
・嗄声，嚥下困難，胸やけを認めない．
・後鼻漏以外に咽喉頭に所見を認めない．

②喉頭アレルギー（→項目28参照）
・アトピー素因がある．
・喉頭披裂部に蒼白した浮腫状腫脹を認める．

表1 reflux symptom index (RSI)

各項目0〜5点で合計45点満点
1. 嗄声
2. 咳払い
3. 痰がらみ（咽喉頭粘液分泌）
4. 嚥下困難
5. 食後・就寝後の咳
6. 呼吸困難
7. 長引く咳
8. 喉のつかえ感・張りついた感じ
9. 胸やけ・胸痛・胃液の逆流

（0点：症状なし，5点：非常に強い症状）

表2 reflux finding score (RFS)

所見	点数			
声帯下の腫脹（偽声帯溝）	あれば2点			
喉頭室の閉塞	部分的なら2点		完全なら4点	
喉頭粘膜の発赤	披裂部のみ→2点		全体なら4点	
声帯の浮腫	軽度1点	中等度2点	高度3点	ポリープ様4点
喉頭粘膜全体の浮腫	軽度1点	中等度2点	高度3点	閉塞性4点
披裂間粘膜の肥厚	軽度1点	中等度2点	高度3点	閉塞性4点
肉芽形成	あれば2点			
喉頭腔内の粘液貯留	あれば2点			

26点満点で7点以上を異常とする．

ピットフォール

・LPRD患者のうち，胸やけを訴えるのは40％，上部消化管内視鏡検査で逆流性食道炎の所見を認めるのは25％にすぎない[2]．
・LPRDと診断できる患者でもほとんどの人はLPRDの症状に気づいておらず，35％が胸やけを訴えるのみである[2]．
・披裂部粘膜の発赤・腫脹，披裂間粘膜の肥厚は健常人でもみられることがある．
・症状と喉頭所見が非特異的であるため，LPRDが疑われる場合はPPIを投与して症状が改善するかどうか診断的治療を試みる（PPIテスト）．

一発診断：咽喉頭酸逆流症（LPRD）

ワンポイントアドバイス：嗄声，咽喉頭異常感，長引く咳をみたら，胸やけの有無にかかわらず，LPRDを疑う．

30　2 頭頸部領域での一発診断
喉が痛いんです…と40歳代女性が

症状 10日前から微熱，倦怠感，咽頭痛があり，近医で抗菌薬・解熱鎮痛薬を処方されたが改善しないため受診した42歳の女性.

所見 血圧120/70 mmHg，脈拍数114回/分（整），体温38.2℃．咽頭が軽度発赤している．甲状腺はびまん性に腫脹し，左葉に圧痛を認める．前頸部の皮膚の発赤なし．白血球6,100/μL，赤沈80 mm/時，CRP 3.1 mg/dL．追加の問診：動悸，手のふるえの自覚あり．甲状腺超音波検査を追加した（図1）．診断は？

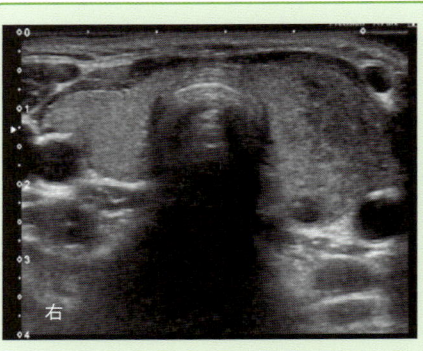

図1 初診時の超音波像．疼痛部に一致して甲状腺左葉に境界不明瞭な低エコー域がみられる．

解説 甲状腺中毒症状を疑わせる症状があり，炎症反応陽性，有痛性の甲状腺腫があることから亜急性甲状腺炎を疑った．追加検査にてfT_4高値，TSH低値，甲状腺エコーで疼痛部に一致して境界不明瞭な低エコー領域がみられたため確診した．

- 亜急性甲状腺炎は，発熱，前頸部痛を主訴とし，甲状腺組織の破壊による一過性の甲状腺中毒症をきたす非化膿性炎症疾患をいう．
- 約5人/10万人/年の頻度である[1]．
- 40〜50歳代の中年女性に多い（男性の4倍）[2]．
- 30歳未満はまれである[3]．
- HLA-B35との関連がいわれている[1]．
- 夏〜初秋に多い[3]．
- 1/4の患者で，30日以内に上気道感染の既往が認められるため，アデノ，コクサッキー，EB，サイトメガロなどのウイルス感染の関与が示唆されているが，はっきりとはわかっていない[1〜3]．
- 筋肉痛，倦怠感，発熱，咽頭痛などの前駆症状に続いて，前頸部痛が出現してくる[2]．
- 前頸部痛は片側もしくは両側性で，しばしば移動する（creeping）[1,2]．
- 痛みは下顎，耳へ放散することがある[1,2]．
- 約半数の症例で，動悸，発汗，手指振戦，体重減少など甲状腺中毒症状がみられる[3]．
- 嚥下困難を訴えることもある[1]．
- 甲状腺はびまん性に腫大し，自発痛，圧痛を認める[1,2]．
- 眼球突出，前脛骨粘液水腫はみられない[2]．
- 甲状腺にthrillやbruitはみられない[2]．
- 赤沈が著明に亢進する（1時間値50 mm以上）[2]．
- CRPも陽性になるが，赤沈ほど顕著ではない．
- 急性期にはfT_4高値，TSH低値となり，回復期には一過性に甲状腺機能が低下し（数週間〜6ヶ月），その後正常化する（6〜12ヶ月）[2]．

- 肝酵素の上昇を認めることがある (ALPは2分画)[4].
- 抗サイログロブリン抗体 (TgAb)，抗ペルオキシダーゼ抗体 (TPOAb) は通常陰性である[2].
- 甲状腺超音波検査では，疼痛部位に一致した境界不明瞭な低エコー領域を認める.
- 消炎鎮痛薬を投与する．4日経過しても改善しない場合や，症状が強い場合はステロイド薬を使用する[1].

鑑別診断 疼痛を伴う甲状腺疾患として下記を鑑別する[1,2].

①囊胞性腫瘤の増大・出血
・超音波検査で確認.
・発熱を認めない.
・甲状腺機能は正常.

②急性化膿性甲状腺炎
・化膿性炎症疾患で，感染経路として遺残した下咽頭梨状窩瘻が多い.
・発熱，前頸部痛，頸部の伸展制限，嚥下困難，発声困難，皮膚の発赤・熱感がみられる.
・大部分が左側でみられる.
・甲状腺超音波検査で，エコー輝度の混在した不均一で辺縁不整の腫瘤像を認める.
・一般的には甲状腺機能は正常だが，炎症が強いと甲状腺中毒症状をきたすこともある.

ピットフォール
・10〜15%の患者は，甲状腺機能低下症が続き，レボチロキシンによる治療が必要になる[1,2].
・ステロイドの使用によって永続的な甲状腺機能低下症の発症を減らせるわけではない[1].
・2%の患者で再発する[2].
・高齢者でも発症し，不明熱の原因となることがある[5].

一発診断：亜急性甲状腺炎

ワンポイントアドバイス 中年女性で発熱，前頸部痛，甲状腺中毒症状を認め，圧痛を伴う硬い甲状腺腫，炎症反応陽性，エコーで疼痛部に一致した境界不明瞭な低エコー領域がみられたら亜急性甲状腺炎.

31　2　頭頸部領域での一発診断
喉が痛いんです…と70歳代男性が

症状 前日からの発熱，つばを飲み込むのも困難なほどの喉の痛み，息苦しさを訴え受診した79歳の男性．少しこもったようなかすれ声であった．視診で咽頭には特に所見を認めなかったが，触診で前頸部・甲状腺部に圧痛を認めた．血液検査では，白血球9,700/μL（Band 27%），CRP 18.4 mg/dLであった．

所見 喉頭内視鏡で喉頭蓋および声帯に著明な腫脹・発赤を認めた（図1）．診断は？

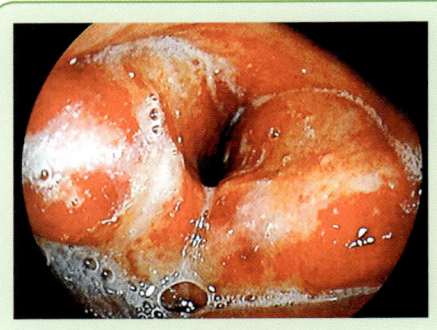

図1　内視鏡による喉頭の所見

解説 激しい咽頭痛，前頸部圧痛などを認めたため，急性喉頭蓋炎を疑い喉頭内視鏡を実施した．喉頭蓋および声帯に腫脹・発赤を認め，急性喉頭蓋炎（声門上炎）と診断した．

- 急性喉頭蓋炎は，時として急激に進行し，突然気道閉塞を引き起こす．頻度は低いが，念頭に置くべきkiller dieaseの1つである．
- 通常はインフルエンザ菌b型（Hib）が原因で，かつては主に小児がかかる疾患であった．ワクチン接種が広く行われるようになり，現在では成人例のほうが多い[1~3]．
- hot potato voiceや嗄声は有名だが，頻度は意外と低い．発熱を認めない症例も多いことに注意する[1,2,4~6]（表1）．
- 頸部側面X線検査では，腫脹した喉頭蓋がthumb signとして描出される（図2）．内視鏡で，発赤を伴う腫脹した喉頭蓋を確認診断する．
- すべての症例で気道確保が必要になるわけではない（15~20％程度）が，内視鏡施行時だけでなく，治療開始後であっても気道閉塞は急激に起こるため，常に気管挿管，気管切開の準備をしておく[4]．
- 加湿，酸素投与に加え，抗菌薬にステロイドを併用して治療する．喉頭浮腫の緩和にアドレナリン吸入も有効である．

表1　急性喉頭蓋炎初診時の症状

症状	頻度（%）
咽頭痛	88~95%
発熱	26~30%
嚥下困難	28~41%
呼吸困難	19~37%
声の変化	10~33%

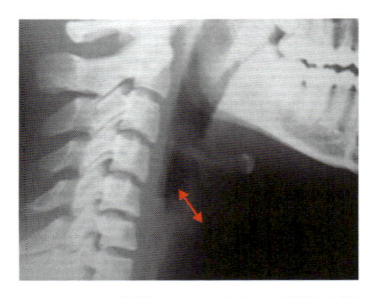

thumb sign陽性．8 mm以上の腫脹を陽性とする．

図2　急性喉頭蓋炎の"thumb sign"

ピットフォール
- 急性喉頭蓋炎の約7割は，最初に内科を受診する．
- 発熱や声の変化がなくても，喉頭蓋炎は除外できない．

一発診断　急性喉頭蓋炎（声門上炎）

ワンポイントアドバイス　激しい咽頭痛に呼吸困難を伴うものの咽頭所見に乏しい場合，発熱がなくても，喉頭蓋炎を疑う．

32 歯茎が腫れてきたんです…と70歳代女性が

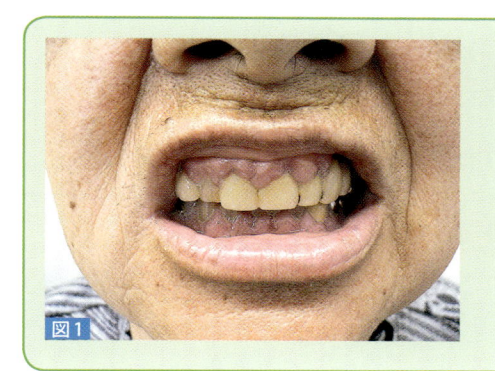

2　頭頸部領域での一発診断

症状 最近歯茎が腫れてきたため歯槽膿漏かと思い歯科を受診したところ，内科で相談するように言われ受診した．高血圧，脳梗塞後遺症で通院中の74歳の女性．

所見 歯間部の歯肉が腫脹している（図1）．診断は？

図1

解説 上・下顎前歯の歯間乳頭部を中心に歯肉が腫脹しており，追加の問診により，2ヶ月前から高血圧治療のためニフェジピンが開始となったことがわかり，薬剤性歯肉増殖症と診断した．

- 薬剤の長期服用により歯肉が増殖することがある．抗痙攣薬（フェニトイン，バルプロ酸，フェノバルビタールなど），カルシウム拮抗薬（ニフェジピン，ジルチアゼム，ベラパミル，アムロジピンなど），免疫抑制薬（シクロスポリン）などが代表的な薬剤である[1,2]．
- 歯肉線維芽細胞の増殖能亢進などが発症の原因といわれているが，はっきりわかっていない．
- 内服開始後1〜3ヶ月で発症し，男性に多い（女性の3倍）[2]．
- 口腔衛生状態が悪い人に多い[2]．
- 口唇側の歯間乳頭部（特に前歯部）から始まることが多く，上顎でより強く認められる．
- 肥大の程度が強くなると，噛みにくい，発音しにくい，美容上良くないといった問題が生じるが[2]，疼痛，出血など，その他の症状はほとんどない．
- 症状の程度は用量依存性ではなく，少量であっても強い肥大をきたすことがある[2]．
- 口腔衛生（歯磨き，歯垢除去，歯石除去など）で3ヶ月以内に改善することが多い[2]．
- 薬剤の変更・中止によって1〜8週間以内に回復する[2]．
- 症状の経過が長い場合は，薬剤の変更・中止をしても回復しないこともある[2]．

鑑別診断　白血病性歯肉炎[3]
- 白血病細胞の歯肉への浸潤による．
- 急性骨髄単球性白血病，急性単球性白血病でみられることが多い．
- 歯肉腫脹に加え，出血，潰瘍，点状出血を認める．
- カンジダ感染症，単純ヘルペス感染症を合併していることがある．

一発診断　薬剤性歯肉増殖症

ワンポイントアドバイス 抗痙攣薬やカルシウム拮抗薬などの内服開始後に歯間部から始まる歯肉の肥大がみられたら薬剤性歯肉増殖症．

33　2　頭頸部領域での一発診断
舌がヒリヒリするんです…と70歳代女性が

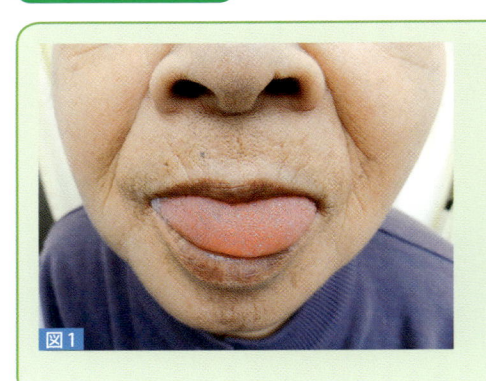

症状　数ヶ月前から舌がヒリヒリすると訴えて受診した，特に既往のない76歳の女性．

所見　視診で口腔内にアフタ，白苔，紅斑，びらん，黒毛舌などを認めない（図1）．追加の問診：食事中や会話中にはヒリヒリした感じは自覚しない．採血で亜鉛，ビタミンB_{12}，葉酸，銅はいずれも正常範囲内．診断は？

図1

解説　食事中や会話中には感じない舌のみの症状で，視診で異常がなく，採血で亜鉛欠乏などを認めないことから，舌痛症と診断した．

- 舌痛症は，舌に明らかな器質的変化を認めないにもかかわらず，舌尖部や舌縁部に持続性の痛みやヒリヒリ，ピリピリ，ザラザラといった異常感を訴えるものである[1]．
- 有病率は0.7〜15％で，中高年の女性に多い（男性の7倍）[2]．
- 歯科処置後，ストレス，心理社会的因子などが誘因となるが，はっきりしないことも多い[3]．
- 痛みは持続性で，1日の中でも夜になるにつれて強くなっていくが[2]，食事中，会話中など何かに集中している時には痛みを感じない．
- 患者は癌ではないかと恐怖心を抱き，正常の舌組織を異常であると訴えたり，口腔乾燥や味覚異常を訴えたりすることもある[1]．
- 口唇，口蓋粘膜，頰粘膜，歯肉にも同様の症状をきたし，口腔内全体に及ぶ場合を一次性口腔灼熱感症候群という[3]．
- 内分泌疾患（甲状腺機能低下症，糖尿病），カンジダ感染症，口腔乾燥症，薬剤の副作用，微量元素（亜鉛，ビタミンB_{12}，葉酸，銅）の欠乏などが原因で舌痛症をきたすことがある（二次性口腔灼熱感症候群）[4,5]．
- 経過は良好で，数年で自然軽快する．クロナゼパム内服，認知行動療法が効果がある[2]．二次性の場合は基礎疾患の治療を行う．

鑑別診断①　口腔乾燥症[2]
・舌は乾燥，腫脹し，赤みを帯びている．
・話しづらい，食べ物を飲み込みづらいと訴えたり，味覚異常を訴えたりする．

鑑別診断②　黒毛舌[6,7]（図2）
・舌背の糸状乳頭が角質増生により延長・肥厚することで，毛が生えたように見えるもの．
・喫煙者，口腔内不衛生，酸化作用のある含嗽薬（ポビドンヨードなど），カンジダ感染症，抗菌薬使用による菌交代現象などでみられる．
・たばこ，飲食物の影響で，着色はさまざまである（黒色・茶色・黄色）．
・多くは無症状であるが，口臭，味覚異常の原因となる．

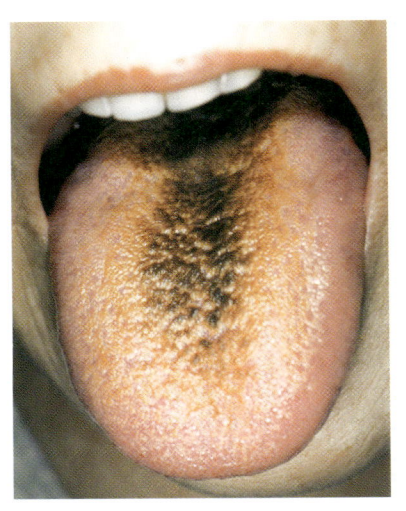

黒色の細い毛が生えたような舌背の病変．

図2 黒毛舌
(勝岡憲生：皮膚科学，文光堂，747，2006より転載)

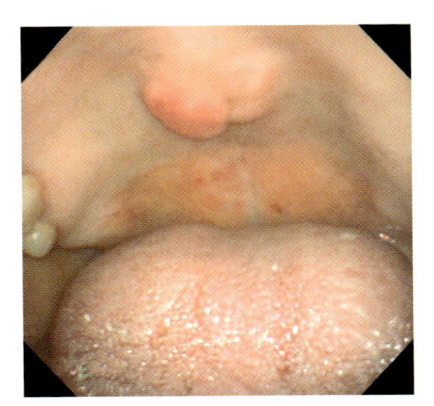

図3 口蓋隆起

③ **口腔扁平苔癬**[2, 6, 7]
- 角化異常を伴う慢性炎症性疾患．
- 成人の1～2％でみられる．
- 40歳以上の女性に多い．
- 頬粘膜，歯肉，舌，口蓋，口唇に網状の白色線条がみられる．
- 萎縮，紅斑，びらん，潰瘍，水疱を認めることもある．

④ **口蓋隆起**[8] (図3)
- 硬口蓋正中に生じる骨質の過剰発育．
- 人口の約20％でみられ，女性に多い（男性の2倍）．
- 中年になるまで気づかないことが多い．
- 無症状であるが，潰瘍形成，義歯不適合の原因，咀嚼の妨げなどをきたし，癌ではないかと心配して受診することがある．

ピットフォール うつ病，神経症などの精神科疾患に罹患しているものは3割にも満たない[3]．

一発診断 舌痛症

ワンポイントアドバイス 中高年の女性で，食事中や会話中に改善し，視診で異常のない舌尖，舌縁の痛みをみたら舌痛症．

34　2　頭頸部領域での一発診断
2週間前から首が痛いんです…と40歳代男性が

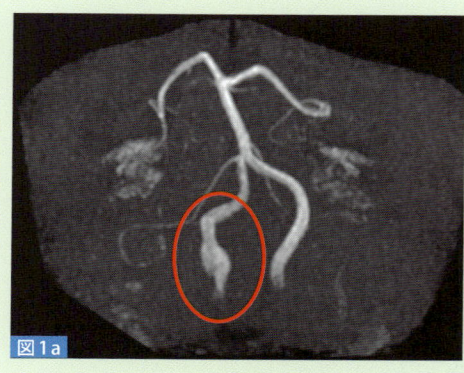

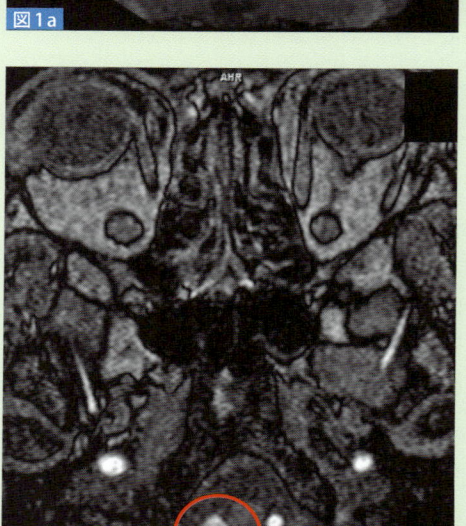

症状 2週間前から右耳介の後ろに痛みがあり，近医で五十肩と言われ消炎鎮痛薬を処方されたが改善なく，痛みが増悪したため救急外来を受診した．片頭痛の既往がある46歳の男性．右頭部を下にして横になった時や首をひねった際にズキンズキンと拍動性の痛みを認める．

所見 意識清明，血圧210/138 mmHg，体温37.0℃，神経学的所見なし．項筋の筋緊張なし．乳様突起に発赤・腫脹，圧痛なし．後頸部・後頭部に発疹なし．頭部MRIを撮影した（図1）．診断は？

図1a

図1b

解説 高血圧症の既往がない中年男性で，2週間前からの頸部痛が増悪傾向にあり，血圧上昇と拍動性の頭痛もみられることから椎骨動脈解離を疑った．頭部MRIを施行したところ，右椎骨動脈の拡張と血管内に剥離内膜を認めたため確診した（本症例では椎骨動脈解離性動脈瘤であった）．

- 椎骨動脈解離は，椎骨動脈の内膜の破綻により，内膜と中膜との間に偽腔が形成されるものをいう．
- 解離した血管が外側に膨らんだ場合を解離性動脈瘤といい，同部位が閉塞すれば脳梗塞（延髄外側，視床など），破裂すればくも膜下出血を発症する．
- 首の過伸展・回旋，首のマッサージ，カイロプラクティック，スポーツ（テニス，バレー，水泳など），くしゃみ，咳，嘔吐，美容院などでのシャンプーなどが誘因となる[1,2]．
- 50歳代に多い[2]．

- 高血圧，喫煙歴など脳卒中の危険因子との関係ははっきりわかっていない[1]．
- 23％の患者が，発症以前に片頭痛の既往がある[3]．
- 若年〜中年者にみられる脳梗塞の原因のうち10〜25％を占める[2]．
- 解離部位と同側の頸部痛（50％），頭痛（67％，ほとんどが後頭部）で発症する場合と，解離による二次的血管障害（脳梗塞，くも膜下出血）による症状で発症する場合がある．
- 頸部痛が出現して約2週間後，頭痛が出現して約15時間後に二次的血管障害を発症する[2]．
- 頭痛は緩徐に発症し，拍動性（44％）もしくは持続性（56％）のことが多い[3]．急激に発症し，引き裂かれるような痛みのこともある（20％）[1,2]．
- 両側性の疼痛を訴えることもある[2]．
- まれに片側全体や前頭部の疼痛で発症することもある[2]．
- 動脈瘤を形成した場合は，動脈瘤による第5・第6頸髄神経根の圧迫により片側の上肢のしびれ・脱力をきたすことがある[2]．
- 脳血管造影，MRIにて壁内血腫，intimal flap（解離腔を分ける隔壁を示す），double lumen（偽腔と真腔の存在を示す），pearl and string sign（動脈瘤様の拡張とその近位部または遠位部の動脈に狭窄を伴う）などを認める．
- 非出血性で疼痛のみの場合は予後良好で，血圧のコントロールなどの保存的治療を行えば，偽腔は自然に吸収されていく[4]．
- 拡張性病変を伴う場合は，外科的治療を考慮して画像所見をフォローする．
- 二次的血管障害を発症した場合は，それぞれの治療に準じる．

鑑別診断 後頭部・後頸部痛をきたす疾患が鑑別にあがる．

①後頭神経痛（→項目37参照）
・後頭神経の支配領域に突発する，異常感覚を伴った，持続時間の短い鋭い痛みをきたす．

②頸椎症性神経根症（特に第5頸髄または第6頸髄）
・頸部を伸展かつ患側へ側屈させると患側上肢へ放散痛・しびれを認める（Spurling試験）．
・頸椎X線写真，MRIで椎間孔の狭窄を認める．

③ crowned dens syndrome（CDS，→前巻項目98参照）
・発熱，後頸部痛，頸部の運動制限，炎症反応の上昇，環椎横靱帯に石灰化をきたすもの．

④石灰沈着性頸長筋腱炎（→項目35参照）
・発熱，後頸部痛，頸部の運動制限，嚥下困難，炎症反応の上昇，環軸椎前面に石灰化をきたすもの．

ピットフォール
・筋骨格系由来の後頸部痛と初期診断されていることが多い[2]．
・症状が疼痛のみで神経症状がみられない場合は，CTAもしくはMRAを施行しなければ診断することは困難．

一発診断 椎骨動脈解離（椎骨動脈解離性動脈瘤）

ワンポイントアドバイス 基礎疾患がなくても，50歳代の新規発症の後頭部・後頸部痛をみたら椎骨動脈解離を疑う．

35　2　頭頸部領域での一発診断
首が痛くて物が飲み込めません…と60歳代女性が

症状　数日前からの頸部痛，嚥下痛，嚥下困難を訴えて受診した60歳の女性．痛みのために首を回すことができない．

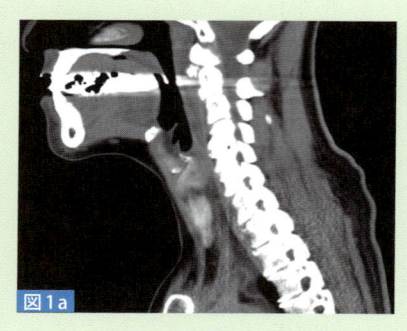

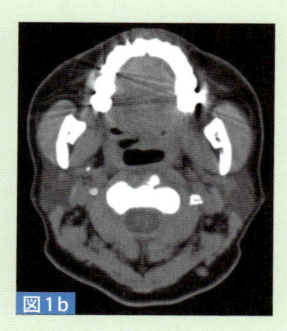

図1a　　図1b

所見　体温37.4℃．白血球12,000/μL（好中球80%）．CRP 4.6 mg/dL．killer sore throat（急性喉頭蓋炎，扁桃周囲膿瘍，咽後膿瘍，Ludwig angina，Lemierre's syndrome）を疑って診察し異常がなかったが，症状，診察のみで鑑別が困難な場合もあるため頸部CTを撮影した．頸椎CTで第2頸椎前面に石灰化，第2～第5頸椎前面に低吸収領域を認める（図1）．診断は？

解説　嚥下痛，嚥下困難，頸部の運動制限を伴った急性発症の頸部痛で，流涎や呼吸困難を認めず，頸椎CTで第2頸椎前面に石灰化がみられることから，石灰沈着性頸長筋腱炎（calcific tendinitis of longus coli）と診断した．

- 石灰沈着性頸長筋腱炎は，頸長筋腱へのカルシウム塩（ハイドロキシアパタイト）の沈着によって生じる結晶誘発性の急性炎症である（図2）．
- 発症前に上気道感染や頭頸部の軽微な外傷の既往がみられることがある[1,2]．
- 30～60歳代に多い[1]．
- 後頸部痛，頸部運動制限（特に回旋），嚥下困難を三徴とし，発熱も認める[1]．
- 後咽頭腔への炎症の波及により嚥下痛，咽頭痛も認める．
- X線写真，頸椎CTで第1・第2頸椎前面の頸長筋腱付着部に石灰化，第1～第4（時に第6）頸椎前面の軟部組織（後咽頭腔）に腫脹，浮腫性変化による低吸収域を認める（造影効果はない）[1]．
- 採血で白血球上昇，炎症反応の上昇を認める．
- 予後は良好で，頸部固定による局所の安静，消炎鎮痛薬の内服で1～2週間で改善する[1]．症状が強い場合はステロイドを用いる[2]．

鑑別診断①　crowned dens syndrome (CDS)（→前巻項目98参照）
- 軸椎歯突起周囲の靱帯（環椎横靱帯）にピロリン酸カルシウムが沈着して石灰化を生じ，急性の頸部痛をきたすものをいう（図3）．
- 高齢の女性に多く，発熱，後頸部痛，頸部の運動制限が三徴．嚥下痛，嚥下困難はない．
- 頸部CTで環椎横靱帯の石灰化を認める．

図2 頸長筋の解剖

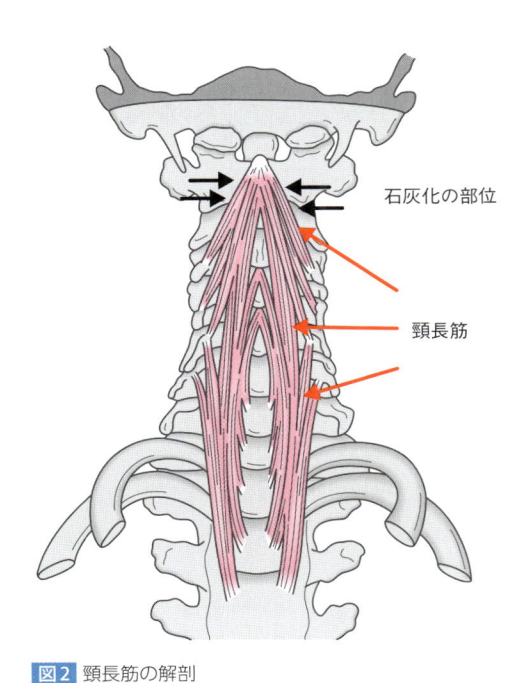

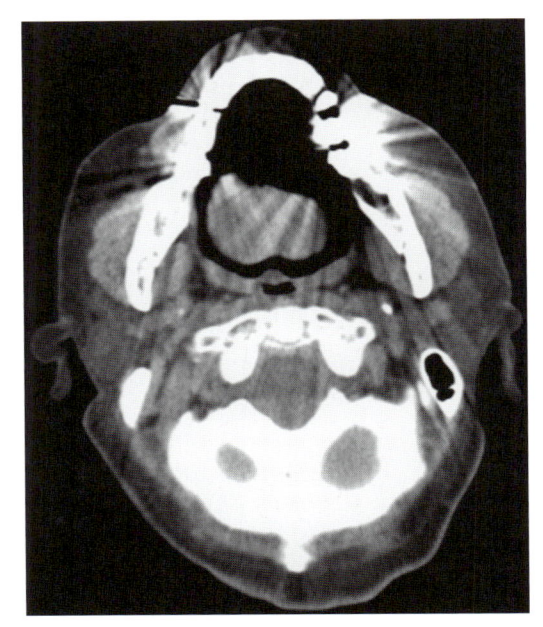

図3 crowned dens syndrome (CDS)

鑑別診断②　咽後膿瘍（→前巻項目87参照）
- 発熱，咽頭痛，嚥下痛，頸部痛，頸部の運動制限は共通し，流涎，発声困難（含み声）がみられる点で異なる．
- 頸部造影CTで咽後間隙に辺縁に造影効果のある低吸収域を認める．
- 2〜4歳の幼児に多いが，成人でもみられる．

鑑別診断③　化膿性脊椎炎
- 胸・腰椎に好発し，頸椎では少ない（全脊椎の10〜20％）．
- MRI T2強調像で椎間板と椎間板を挟んだ上下の椎体で高信号を確認して診断する．椎間板の狭小化を認める．
- 頸椎に発症した場合，四肢の麻痺を合併することが多い[3]．

ピットフォール　咽頭後壁まで発赤・腫脹がみられることがあり[1]，この場合は咽後膿瘍との鑑別が困難なので積極的にCTを施行する．

一発診断　石灰沈着性頸長筋腱炎

ワンポイントアドバイス　発熱，頸部痛，頸部の回旋制限，嚥下困難があり，環軸椎前面に石灰化があれば石灰沈着性頸長筋腱炎．

36　2　頭頸部領域での一発診断
左耳が痛い…と7歳の男児が

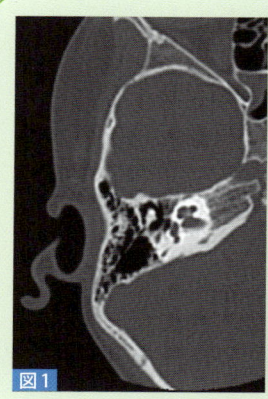

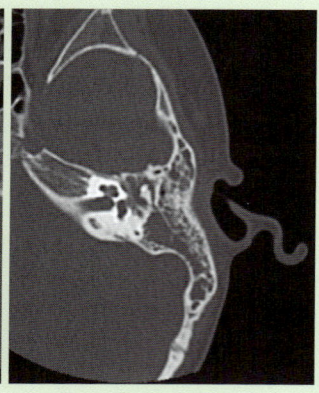

症状 2日前より左耳痛が出現．改善なく左耳周囲にも痛みを認めるようになり受診した7歳の男児．

所見 体温38.2℃．左耳介は軽度聳立（しょうりつ：立っていること）があり，牽引痛を認める．左耳介前部に腫脹と著明な圧痛あり．左乳様突起部には著明な圧痛があるが，腫脹や発赤は認めない．左鼓膜に膨隆と混濁あり，鼓膜切開で排膿を認めた．白血球 16,700/μL，CRP 7.1 mg/dL．CT検査を施行した（図1）．診断は？

解説 左急性中耳炎の存在と，乳様突起に一致した圧痛，CTで乳突蜂巣の液貯留・含気低下を認め，急性乳様突起炎と診断した．後日，鼓膜切開で得られた膿の培養より肺炎球菌が検出された．

- 中耳と乳突蜂巣は連続性しているため，中耳炎に本症が合併する[1]．
- 急性中耳炎発症後，数日〜数週間で発熱，耳痛，耳介後部の腫脹・圧痛を認め，鼓膜には通常，異常所見を認める[1]．
- 起炎菌は，肺炎球菌が最も多く，A群β溶連菌，黄色ブドウ球菌の頻度も高い[1〜3]．
- 急性中耳炎の主な起炎菌であるインフルエンザ桿菌と *Branhamella catarrhalis* は，意外にも急性乳様突起炎の原因菌としては頻度が低い[1,2]．
- 急性の発熱，中耳炎，耳介後部の疼痛や波動などの臨床所見により診断可能であるが，側頭骨CTでの乳突蜂巣の含気低下や骨性梁柱の破壊などの所見の確認が推奨される[1]．
- 鼓膜切開と経静脈的抗菌薬投与により治療する．臨床症状が改善すれば経口抗菌薬に変更可能だが，抗菌薬は最低でも合計3週間は投与する[1]．
- 顔面神経麻痺，脳膿瘍などの頭蓋内感染の合併症が出現した場合や，初期治療で改善しない場合は乳様突起削開術を行う[1]．

鑑別診断 耳介後部，外耳道，鼓膜の観察により以下の疾患を鑑別する[1,4]．
- 乳様突起炎では，耳介後部の溝は腫脹により消失しうる．外耳道に異常はなく，鼓膜に異常を認める．
- **耳介後部リンパ節腫脹**：頭皮の感染により起こる．耳介変位はなく，耳介後部の溝は消失しない．
- **耳介後部の蜂窩織炎を伴う重症外耳炎**：鼓膜に異常はなく，耳介後部の発赤・膨張・圧痛を認める．耳介後部の溝は消失しない．
- **耳介後部伸展を伴う耳介の骨膜炎**：外耳・鼓膜に異常はなく，耳介後部の発赤・圧痛を認める．耳介後部の溝は消失しない．
- **川崎病**：耳介後部リンパ節腫脹と耳痛がある場合に似る．結膜充血，口唇発赤・いちご舌，発疹，

四肢末端の腫脹・発赤の所見を確認する．
- **ムンプス**：耳介が変位することがあるが，腫脹は耳下腺にとどまる．
- 他に，組織球増殖症，白血病，バーキットリンパ腫，動脈瘤性骨嚢胞，乳様突起の腫瘍など．

ピットフォール
- 抗菌薬の登場により発症頻度は減り鑑別診断に挙がりにくくなった．抗菌薬に反応しない中耳炎の症例で考える必要がある[1]．
- 抗菌薬を投与されているにもかかわらず，慢性的に耳漏がある場合は，結核性乳様突起炎を疑う[1]．
- 原因病巣のはっきりしない菌血症や髄膜炎などの頭蓋内化膿性病変では本症の存在を疑う[1]．

一発診断：急性乳様突起炎

ワンポイントアドバイス：急性中耳炎に耳介後部の腫脹・圧痛，耳介の聳立を認めたら急性乳様突起炎．

一発診断エクストラ

②抱っこをするとなんで余計に不機嫌になるの？……2ヶ月の女児

- 朝から不機嫌で，抱っこをするとますます不機嫌となり，昼から発熱も認めたため受診した2ヶ月の女児．精査の結果，**細菌性髄膜炎**と診断した．
- 抱っこをすると逆に不機嫌になることを paradoxical irritability といい，特に乳児の細菌性髄膜炎を示唆する所見として[1,2]，小児科医は経験的に重要視している．
- 乳幼児の細菌性髄膜炎のその他の身体所見の出現率は下記のとおりであり，身体所見のみでの除外診断は難しく，疑わしい場合は髄液検査を行う必要がある[1]．
  ・項部硬直：生後6ヶ月以下の場合27％．
  ・大泉門の膨隆：生後12ヶ月以下の場合50％以下．
  ・発熱や低体温：乳児の場合60％．

37　2　頭頸部領域での一発診断
耳の後ろが痛いんです…と70歳代男性が

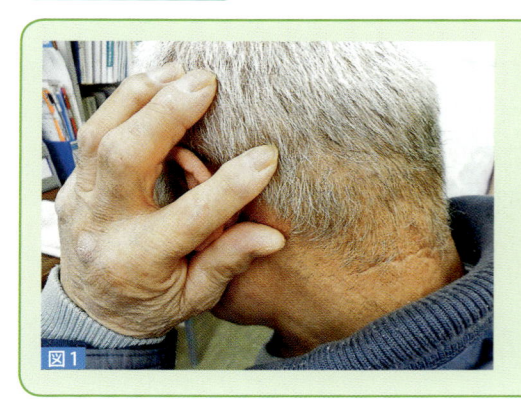

症状 左耳の後ろが痛いと訴えて受診した76歳の男性（図1）．

所見 追加の問診：左胸鎖乳突筋後縁から耳介後上方にかけて圧痛，知覚過敏を認め，同部位を叩打するとしびれ，痛みが出現した．発疹はない．診断は？

図1

解説 小後頭神経領域に，異常感覚を伴った発作性の鋭い痛みを認め，Tinel徴候が陽性であることから後頭神経痛と診断した．

- 後頭神経痛とは，大後頭神経，小後頭神経，または第3後頭神経の支配領域に数秒～数分間持続する発作性の刺すような鋭い痛みをきたすものをいう[1]（図2）．
- 罹患神経の大部分が大後頭神経で（90％），複数の神経が罹患することもある[2]．
- 変形性頸椎症，頸部椎間板ヘルニア，外傷などが原因で神経が椎間孔で圧迫されたり，後頭部の筋肉の緊張で神経が圧迫されたりして生じる[3]．
- 通常片側性だが，両側性のこともある[1]．
- 首の運動（屈曲・回旋），寒冷刺激，髪に触れることなどで痛みが誘発・増強される[4]．
- 発作間欠期にも鈍痛が持続していることがある[4]．
- 罹患神経上に圧痛があり，罹患神経の支配領域に知覚過敏，知覚低下がみられる[2,3]．
- 視力障害・眼痛（67％），めまい（50％），嘔気（50％），鼻閉（17％）を認めることがある[2]．
- 頸部の回旋が制限されたり，筋緊張がみられたりすることがある[4]．
- Tinel徴候（罹患神経の走行に沿って叩打するとしびれ，痛みが出現）を認めることがある[2,4]．
- 診断と治療を兼ねて後頭神経ブロックをまず施行する[4]．本疾患であれば症状は速やかに改善し，効果が数週～数ヶ月間持続する[4]．
- 消炎鎮痛薬，筋弛緩薬，三環系抗うつ薬，抗痙攣薬（カルバマゼピン，ガバペンチン，プレガバリン）も有効である[2,4,5]．

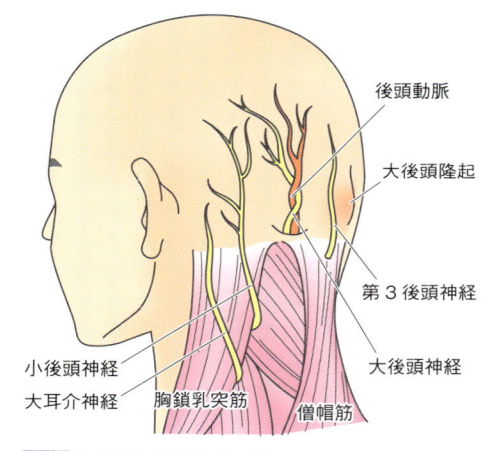

図2　頭頸部の神経支配領域
後頭動脈／大後頭隆起／第3後頭神経／大後頭神経／小後頭神経／大耳介神経／胸鎖乳突筋／僧帽筋

鑑別診断① 緊張型頭痛
・異常感覚はみられない．

鑑別診断② 帯状疱疹
・水疱を伴う紅斑・丘疹を確認する．
・病初期で皮疹がみられないときは，C2・C3領域に一致した痛みであることを確認する．

ピットフォール
・三叉神経第1枝領域に疼痛を伴ったり，眼深部痛，羞明などの眼症状を訴えたりすることがある（大後頭三叉神経症候群）．
・神経ブロックで痛みが軽快してしまう片頭痛・群発頭痛がある[2]．

一発診断 後頭神経痛

ワンポイントアドバイス 後頭神経の支配領域に突発する，異常感覚を伴った，持続時間の短い鋭い痛みは後頭神経痛．

38　2　頭頸部領域での一発診断
何かイボのようなものがあるんです…と60歳代女性が

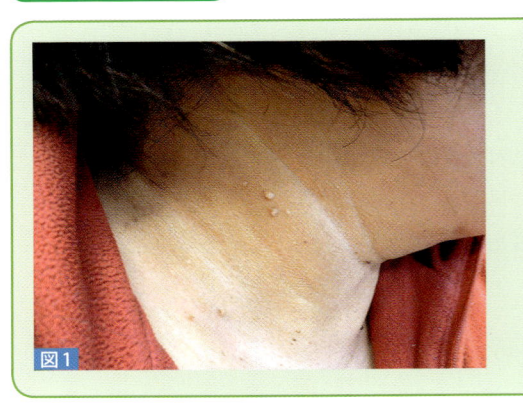

症状 首周りにイボのようなものがあるのに気づいて心配になった，脂質異常症と糖尿病で通院中の64歳の女性．

所見 頸部に2 mm大の有茎の軟らかい小結節を認める（図1）．診断は？

図1

解説 間擦部位にみられた有茎性で軟らかい小結節から軟性線維腫（アクロコルドン）と診断した．

- 軟性線維腫は，正常皮膚色〜褐色をした広基性または有茎性で弾性軟の良性腫瘍の1つである[1]．
- 大きさは直径1〜10 mmで，頸部，腋窩，鼠径部，乳房下部など皮膚や衣服が擦れるところに生じやすい[1,2]．
- 成人の約25％でみられ，加齢とともに増加する[1,2]．
- 妊娠第2期にみられることがある[2]．
- クローン病では肛門周囲にみられることがある[2]．
- 肥満が促進因子で[1]，脂質異常症，糖尿病を合併していることが多いため，生活習慣を指導する手がかりとなる[3]．
- 以前いわれていた耐糖能異常や大腸ポリープとの関係は否定的である[2〜4]．
- 基本的に放置してよい．ただし，美容面で患者が気になるようであれば，剪刀による外科的切除，液体窒素による冷凍凝固法，電気焼灼法などを行ってもよいが再発しやすい[1]．

鑑別診断① 糸状疣贅：尋常性疣贅が鬚毛部に生じたもの．
鑑別診断② 神経線維腫：全身の至るところに出現し，軟性線維腫よりも大きくて硬い[2]．
ピットフォール 小児期にみられた場合は，母斑性基底細胞癌症候群（基底細胞母斑症候群）の初発症状の可能性があるので生検する[1]．

一発診断 : 軟性線維腫（アクロコルドン）

ワンポイントアドバイス : 頸部などの間擦部位にみられる軟らかい小結節は軟性線維腫．生活指導をするきっかけにしよう．

39　3　胸部領域での一発診断
胸が痛くて苦しいんです…と喘息の既往のある30歳代男性が

症状　今朝からの胸痛・呼吸困難を訴えて受診した，気管支喘息の既往がある38歳の男性．以前にも同じようなことがあり心臓の精査をしたが異常はなかったという．

所見　前胸部の絞扼感が数時間以上続いている．放散痛なし．喘鳴を聴取しない．呼吸音に左右差なし．胸部X線写真，心電図で異常なし．心筋逸脱酵素の上昇を認めない．診断は？

解説　胸痛発作時に循環器系の異常を認めず喘鳴は聴取しないが，短時間作用型β_2刺激薬の吸入で症状が消失したため，胸痛喘息と診断した．

- 胸痛喘息は，胸痛を主訴とする発作を生じ，喘鳴は聴取しないが，気管支拡張薬で症状が改善するもので，気管支喘息の亜型と考えられている[1,2]．
- 気道収縮により胸痛をきたしていると考えられているが，病態ははっきりとはわかっていない．
- 胸痛には以下のような特徴がある[1〜4]．
  ①場所：胸骨後部もしくは胸全体．
  ②性状：重い感じ（圧迫感，絞扼感）．
  ③持続時間：数秒で終わるものから数ヶ月続くものまでさまざま．
  ④随伴症状：呼吸困難，咳嗽，頭痛，背中の絞扼感，肩への放散痛を訴えることもある．
  ⑤程度：さまざまであるが，身動きがとれないほど激痛のこともある．
  ⑥誘発因子：感冒，喫煙，深吸気など．
- 発作時に短時間作用型β_2刺激薬の吸入を行い，症状が改善した場合に診断できる．
- 喀痰中の好酸球増加や気道過敏性が亢進していることが多い[3,4]．
- 治療は，気管支喘息に準じて行う．

鑑別診断　狭心症などの心疾患，肺炎，胸膜炎などの呼吸器疾患，逆流性食道炎などの消化器疾患，筋骨格系由来などの胸痛を除外する．

ピットフォール　典型的な気管支喘息発作をきたした患者でも，激しい咳嗽による胸壁の損傷などで胸痛を訴えることがある（76％）[5]．

一発診断：胸痛喘息

ワンポイントアドバイス：気管支拡張薬で改善する，喘鳴を聴取しない胸痛をみたら胸痛喘息を疑う．

40 食事のたびにゼーゼーしているんです…と寝たきり患者が

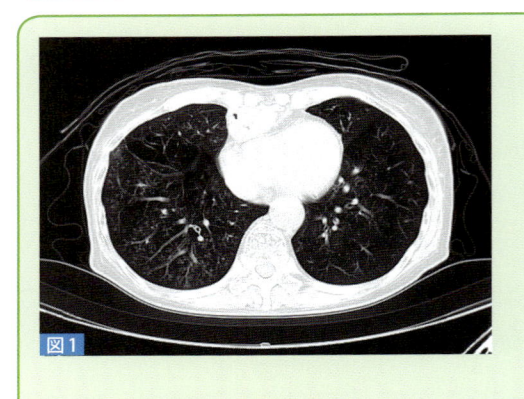

3 胸部領域での一発診断

症状 食事のたびに喘鳴・湿性咳嗽がみられると施設職員が訴えて受診した，脳梗塞後遺症で老人ホーム入所中の80歳の女性．気管支喘息，慢性副鼻腔炎の既往はない．

所見 血圧124/70 mmHg，脈拍数86回/分（整），呼吸数14回/分，体温37.0℃，SpO₂ 97%．両側背部にcoarse cracklesを聴取したが，wheezeは聴取しなかった．胸部X線写真では右肺野優位にびまん性の小結節影を認める．胸部CTで右肺背側優位にびまん性に分布する小葉中心性の粒状影と気管支拡張，気管支壁の肥厚を認める（図1）．なお，本患者は食道癌術後である．診断は？

解説 寝たきりの高齢者にみられる食後の喘鳴で，胸部CTでびまん性の小葉中心性粒状影がみられたことから，びまん性嚥下性細気管支炎（diffuse aspiration bronchiolitis：DAB）と診断した．

- 嚥下機能障害によって発症する嚥下性肺疾患は，以下の4つに分けることが提唱されている[1]．
  ① 嚥下性肺炎（誤嚥性肺炎）
  ② 人工呼吸器関連肺炎（ventilator associated pneumonia：VAP）
  ③ 嚥下性肺臓炎（メンデルソン症候群）：逆流した胃液を気道に吸引して起こす急性肺障害
  ④ びまん性嚥下性細気管支炎（DAB）
- DABは，少量の不顕性誤嚥を繰り返すことで細気管支領域に慢性炎症をきたすものをいう[2]．
- 脳血管障害，認知症，心血管疾患などが併存している寝たきりの高齢者に多い[2]．
- 発症は潜行性で，明らかな嘔吐，誤嚥を認めるのは半数以下である[2]．
- 痰（約83%），咳嗽（約61%），呼吸困難（約44%）を認め，食事で悪化することが多い[2]．
- 発熱を認めるのは半数以下である[2]．
- 聴診でwheeze，crackleを聴取するのは半数程度である[2]．
- 炎症反応の上昇は比較的軽度である[2]．
- 胸部X線写真では，典型的にはびまん性の小結節影を認め，浸潤影はまれ[2]．特異的な所見はなく異常を認めないことも多い[3]．
- 胸部CTでは下肺野末梢領域にびまん性の小葉中心性粒状影（tree in bud：分岐した木の枝の先端に芽が膨らんでいるように見える）を認める[4]．気管支拡張，気管支壁の肥厚を認めることもある[4]．
- 嚥下訓練，口腔ケア，摂食時の姿勢や食事形態の指導を行う．
- 嚥下機能の改善効果が知られているアマンタジン，ACE阻害薬（イミダプリル），シロスタゾールを投与し誤嚥を予防することを考えてもよい．
- 気管支拡張薬，ステロイドは無効である[5]．

- 二次感染が疑われる場合は抗菌薬を投与する．

鑑別診断 びまん性汎細気管支炎（diffuse panbronchiolitis：DPB）[6]

・細気管支領域を中心とした上下気道の慢性気道感染症．
・非喫煙者に多い．
・咳，膿性痰，労作時の息切れ，体重減少がみられる．
・喘鳴を聴取することがある．
・胸部CTでは，びまん性の小葉中心性粒状影，気管支拡張像，気管支壁の肥厚がみられる．
・HLA-B54の保有率が高い（63％）．
・DABとの相違点は以下のとおり．
　①誤嚥の関与なし
　②慢性副鼻腔炎を伴う（75％）
　③胸部X線写真で肺過膨張を認めることがある
　④マクロライド少量長期投与が有効

ピットフォール

・若年者でも嚥下障害を有する疾患があれば起こりうる[1]．
・食事のたびに喘息発作を起こしているのではないかと誤って認識されている．

一発診断 びまん性嚥下性細気管支炎（DAB）

ワンポイントアドバイス 食事のたびに喘鳴様症状を生じる寝たきり高齢者で，胸部CTでびまん性の小葉中心性粒状影がみられたらびまん性嚥下性細気管支炎．

41 胸が苦しくて気が遠くなりそうです…と透析患者が

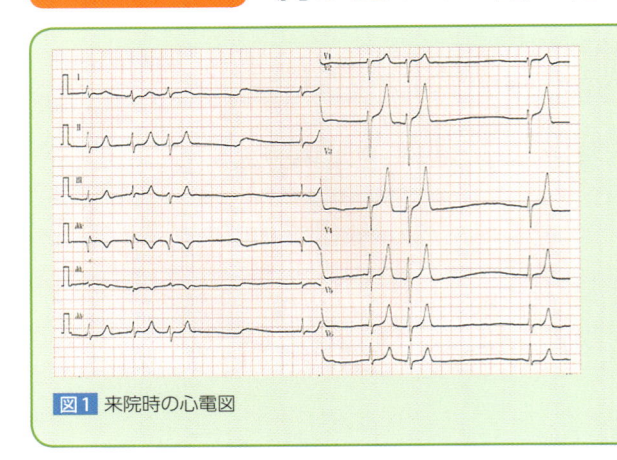

3 胸部領域での一発診断

症状 糖尿病性腎症による末期腎不全のため，週3回の血液維持透析を受けている59歳の男性．起床時より胸部絞扼感と眼前暗黒感を自覚し，妻に連れられて透析室へ駆け込んできた．

所見 すぐに心電図を撮った（図1）．診断は？

図1 来院時の心電図

解説 高度の徐脈，P波の消失，T波の増高・先鋭化，一部にQRS波のサインカーブ様変化を認めたため，高カリウム血症による徐脈性不整脈と診断した．後に詳細な病歴を聴取したところ，前夜にスイカやトマトをたらふく食べたことがわかった．本症例は，緊急透析後に正常心電図に復帰した（図2）．

- 高カリウム血症は，血清カリウム濃度5.0 mEq/L以上と定義される[1]．本例の血清カリウム値は7.8 mEq/Lであった．
- 危機的な高カリウム血症は，単一の原因ではなく，複合的な要因で起こることが多い[2]（表1）．
- 意識障害，呼吸困難，悪心・嘔吐，時に弛緩性麻痺を認めるが，心毒性が出現するまで無症状の場合も多い．
- 治療介入の緊急性は，カリウム値自体よりも，原因，症状の有無，心電図異常の有無で判断する．
- 特に，心電図は過去のものと比較して，T波の増高を見逃さない[3]．
- ST-T部分がダウンスロープ状になり，T波自体は左右対称性に先鋭化する．心筋梗塞でも，ST-T自体の上昇とともに幅広のT波を認めることが多いが，鑑別は困難なこともある[4]（図3）．
- 高カリウム血症の治療は表2のとおりである．グルコン酸カルシウムは，他の治療が効果を現すまで，心毒性に対して一時的に使用する．

表1 高カリウム血症の原因

偽性高カリウム血症	白血球増多，血小板増多，血液検体不良（溶血）
細胞内から血液中へのカリウムの移動	アシドーシス（代謝性，呼吸性），インスリン欠乏（高血糖，絶食），ジゴキシン中毒，重症熱傷，横紋筋融解症，腫瘍崩壊症候群，消化管出血
カリウム負荷	カリウム製剤の投与，輸血
カリウム排泄障害	腎不全（急性，慢性），低アルドステロン症（Addison病，下垂体機能不全など），薬剤性（ACE阻害薬，NSAIDs，ヘパリン，鉱質コルチコイド受容体拮抗薬，β遮断薬，シクロスポリン，リチウム，トリメトプリム）

（文献2より引用）

表2 高カリウム血症の治療法

① 軽度の高カリウム血症・症状や心電図変化がない場合

1. カリウム摂取の抑制・食事内容の見直し
   カリウムの多い食品：昆布・煮干しなどの乾物，豆類・芋類，抹茶粉など
2. 血液中のカリウムを上昇させる薬物の見直し・中止の検討
   KCl，ACE阻害薬・ARB，カリウム保持性利尿薬，β遮断薬，NSAIDsなど
3. ループ利尿薬（腎臓からのカリウム排泄を高める）
4. 陽イオン交換樹脂（便秘に要注意……ソルビトールなどと併せて投与するとよい）

② 重篤な高カリウム血症・症状および心電図変化を伴う場合

1. グルコン酸カルシウムを緩徐に静注
   効果は数分以内に発現し，20〜30分持続．他治療につなぐまでの一時的な手段
2. レギュラーインスリンと50％ブドウ糖液の静注
   低血糖予防として10％ブドウ糖液を持続静注する．効果は数時間持続
3. サルブタモール（β刺激薬）吸入
   β刺激薬投与は，カリウム値を0.5〜1.5 mEq/L低下させ，効果は数時間持続
4. 血液透析

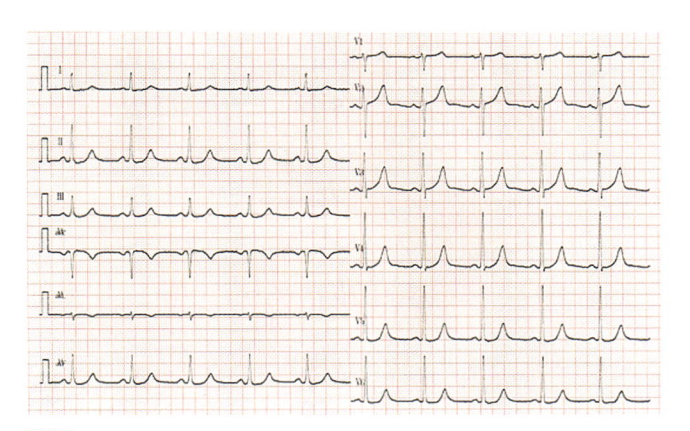

図2 透析終了後の心電図

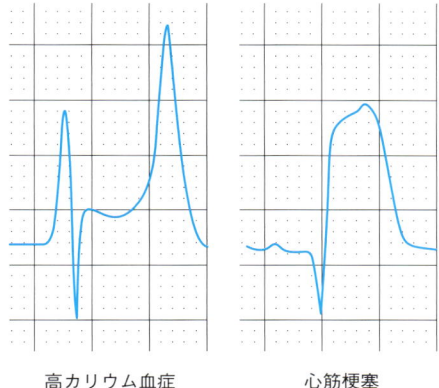

図3 高カリウム血症と心筋梗塞のST-T変化の違い

高カリウム血症　　心筋梗塞

ピットフォール

- 高カリウム血症では，症状と心電図変化で治療緊急性を判断する．
- 高カリウム血症が持続する場合，食事内容や内服薬の見直しを行う．意外と徹底されていない！

一発診断：高カリウム血症による徐脈性不整脈

ワンポイントアドバイス：慢性腎不全患者が急に徐脈を呈した場合，高カリウム血症を疑って心電図を撮る．

42　3 胸部領域での一発診断
健診で心雑音を指摘されたんです…と20歳代男性が

症状 健診で心雑音を指摘されたため受診した，特に既往のない24歳の男性．動悸，息切れなどの症状を認めない．第2肋間胸骨左縁に収縮期駆出性雑音を聴取したが，呼吸音は正常であった．特徴的な背中の形状に気づいた（図1）．

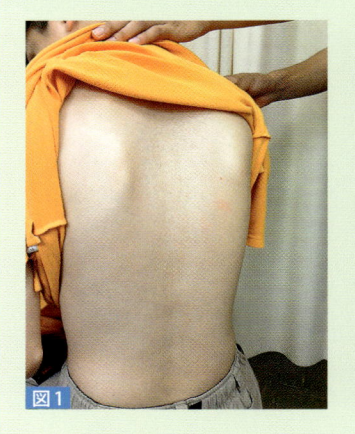

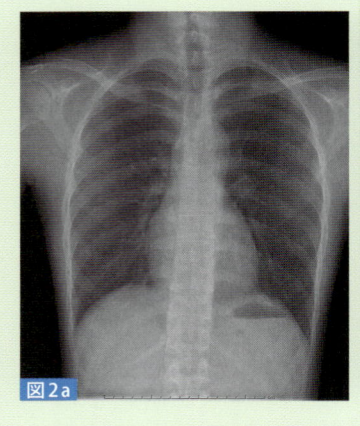

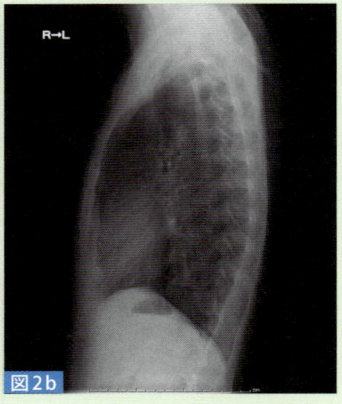

図1　　図2a　　図2b

所見 肩甲骨間が陥凹して見える．胸部X線写真側面像で胸椎が直線化し，胸郭の前後径が短縮している（図2）．心電図，心エコーでは異常はなかった．診断は？

解説 特に既往のない無症状の若年者で，心基部に収縮期駆出性雑音を聴取するも，心電図，心エコーで異常なく，X線写真側面像で第4胸椎前面上部と第12胸椎の前面下部を結んだ線までの第8胸椎前面中央部からの距離が1.0 cmであったことから，straight back syndrome（SBS）と診断した（図3）．

- SBSは，胸椎の生理的後彎が消失して胸椎が直線状に並ぶ胸郭異常の1つ．
- 器質的異常がないにもかかわらず，心雑音，胸部X線などで異常所見を伴うため偽性心疾患（pseudo-heart disease）と呼ばれる．
- 脊柱が直線化して肩甲骨間が陥凹して見える．
- 動悸（38％），胸痛（29％），息切れ（19％）が三大症状とされるが[1]，約50％の症例は無症状[2]．
- 傍胸骨拍動を認めることがある[3]．
- 10％で漏斗胸を合併する[4]．
- 胸部X線正面像で，心臓，大血管の圧迫による左第2弓の突出，心陰影の扁平化を認めることがあるが，約50％の症例は正面像が正常[2]．
- 側面像で，胸郭の前後径が短縮し，胸骨後腔が狭くなる．
- 心基部（第2肋間胸骨左縁）に呼気時に増強する収縮期駆出性雑音が特徴で[1,2]，約25％の症例で呼気時にも消失しないⅡ音の分裂を認める[2]．

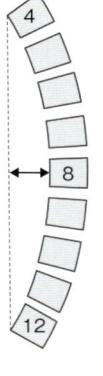

胸部X線写真側面像で，第4胸椎前面上部と第12胸椎前面下部を結んだ線までの第8胸椎前面中央部からの距離が1.2 cm未満の場合にstraight backとする（正常人では2 cm）．

図3　SBSの胸部X線写真での定義
（文献1より引用）

- 心電図は大部分が正常．右軸偏位，不完全右脚ブロックを認めることもある[2,3]．
- 心エコーは36％が正常で，64％に僧帽弁逸脱症がみられる[3]．
- 予後は良好．治療の必要はない．

ピットフォール SBSに僧帽弁逸脱症を合併していても，予後は良い．

一発診断：straight back syndrome（SBS）

ワンポイントアドバイス：背筋が伸びて肩甲骨間が陥凹して見える若年者で心基部に収縮期駆出性雑音を聴取したらSBS．

一発診断エクストラ

③ゴルフのスイングをするたびに頭が痛くなる70歳の男性．数分でおさまるという．頭部MRIで異常なし……診断は？

- 息んだ時に突発的に出現する頭痛で，数分でおさまることから**一次性咳嗽性頭痛**と診断した．
- 一次性咳嗽性頭痛は，頭蓋内に器質的疾患がなく，咳のほか，息み，バルサルバ手技など胸腔内圧の上昇により誘発される頭痛をいう[1]．
- 有病率は1％で[1]，40歳以上の男性に多い[2]．
- 約50％は二次性で，大部分がアーノルド・キアリ奇形Ⅰ型である[1]．
- 頭痛は突発性，両側性で，1秒～2時間持続する[1,3]．
- インドメタシンが有効である[1]．

43　3　胸部領域での一発診断
動悸とめまいがするんです…と70歳代男性が

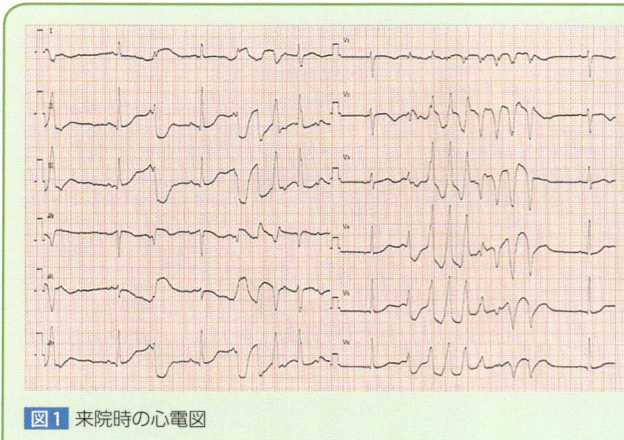

症状 発作性心房細動，高血圧症などで通院中の74歳の男性．2日前より動悸とめまいを自覚していた．自宅安静で経過をみていたが，症状が増悪したため，当院救急外来を受診した．

所見 すぐに心電図を撮った（図1）．診断は？

図1　来院時の心電図

解説 心電図で多形性の非持続性心室頻拍（non-sustained ventricular tachycardia：NSVT）を認めた．胸部誘導で基線を軸としたQRS波の極性変化，いわゆる"先端の捻れ"も確認できたため，Torsades de Pointesと診断した．

- Torsades de Pointesは，QRS波の振幅と周期長が1拍ごとに変化し，基線の周囲を捻れながら振動するように見える多形心室頻拍である[1, 2]．
- 通常は3～8秒ほどで自然に停止するが，停止しないと心室細動（VF）に至ることもある．
- 背景にはQT延長症候群があり，後天性のQT延長はプライマリケアの現場でもまれならず遭遇する[2]（表1）．
- 本症例では，硫酸マグネシウムを静注後，リドカインを持続静注したところ[3]，NSVTは消失した．
- NSVT消失後の心電図でQT延長が確認された（図2）．

表1　QT延長症候群の鑑別疾患

先天性	Romano-Ward症候群（難聴[＋]・常染色体優性遺伝） Jervell Lange-Nielsen症候群（難聴[－]・常染色体劣性遺伝） Anderson症候群，Timothy症候群	
後天性	背景疾患	心筋梗塞・うっ血性心不全，頭蓋内出血，低体温，急性膵炎など
	代謝性	低カリウム血症，低マグネシウム血症，甲状腺機能低下症など
	徐脈性不整脈	洞不全症候群，房室ブロック（Ⅱ度以上）など
	抗不整脈薬	プロカインアミド，ジソピラミド，ベプリジル，ソタロール，アミオダロンなど
	抗菌薬	エリスロマイシン，クラリスロマイシンなど
	抗ヒスタミン薬	アステミゾール，テルフェナジンなど
	向精神薬	クロルプロマジン，ハロペリドール，イミプラミン，アミトリプチンなど
	脂質改善薬	プロブコールなど
	抗がん剤	ドキソルビシン，亜ヒ酸，ソラフェニブ，スニチニブなど

（日本不整脈学会 HP：http://jhrs.or.jp/lecture_2-b.htmlより一部抜粋）

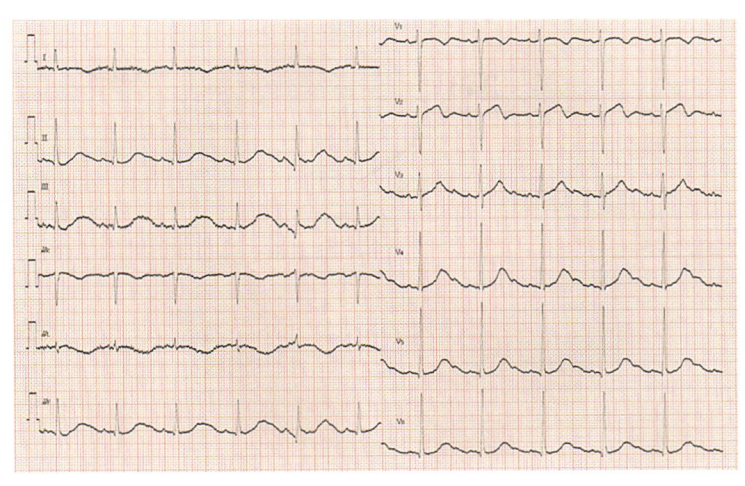

QTc0.64と著明な延長を認めた.
図2 硫酸マグネシウム静注・リドカイン持続静注後の心電図

- 2週間前の定期外来で新規導入されたベプリジルの副作用と考えた．ベプリジルを休薬したところ，QT延長は改善した（が，心房細動は再燃した）．
- 5日前より感冒症状のため市販の総合感冒薬を内服していたことが判明した．これもQT延長の誘因の可能性と考えられた[4]．

ピットフォール
- 総合感冒薬（抗ヒスタミン薬）や制吐薬でも，不整脈が惹起される場合がある．
- 後天性QT延長症候群では，QT時間短縮を目的にβ刺激薬を用いる．一方，先天性QT延長症候群では，β遮断薬を中心に治療する．

一発診断：Torsades de Pointes

ワンポイントアドバイス：心電図で多形心室頻拍，QRS波の極性変化をみたら，Torsades de Pointes.

44　3　胸部領域での一発診断
健診で胸部異常陰影を指摘されたんです…と70歳代女性が

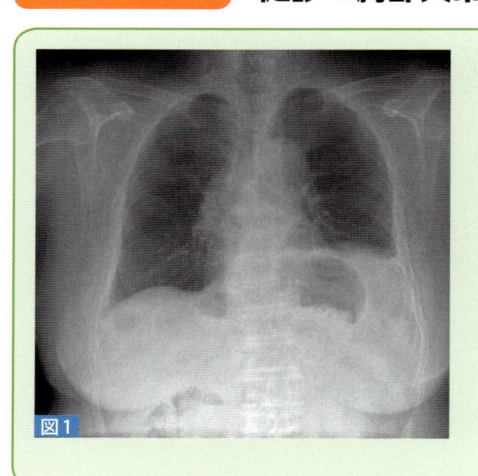

症状 健診で胸部異常陰影を指摘されて受診した，特に基礎疾患のない72歳の女性．喫煙なし．軽度の労作時呼吸困難の自覚あり．発熱，咳，痰，嗄声，頸部痛，四肢のしびれなどの症状はない．

所見 左呼吸音は減弱している．下腿浮腫は認めない．胸部X線写真で左側の横隔膜が挙上している（図1）．胸部エコーにて胸水はみられない．血液検査にて異常を認めない．診断は？

図1

解説 片側性横隔神経麻痺を疑い，X線透視下で横隔膜の動きを確認したところ，努力吸気時に上方へ動いたため確診した．

- 横隔神経麻痺は，特発性が最も多い．感染後（肺炎，帯状疱疹，小児麻痺など），頸椎症（第3～第5頸椎），頸部外傷，頸部腫瘍による圧迫などが原因のこともある[1]．
- 片側性の場合，通常は無症状であるため胸部X線写真で偶然見つかることが多い[1]．
- 労作時の呼吸困難，運動能の低下，起座呼吸をきたすことがあり，仰臥位で症状が増悪する[1,2]．
- 肺の基礎疾患がある場合は，安静時にも呼吸困難を訴えることがある[1]．
- 睡眠中に低換気となることがあるため睡眠時呼吸障害につながる場合がある[1]．
- 両側性の横隔神経麻痺では，吸気時に胸郭はふくらみ，腹部はへこむ（腹部パラドックス：図2）．
- 胸部X線写真の感度は90％，特異度は44％である．本疾患でなくてもX線異常（横隔膜の挙上）がみられるので，鑑別診断に挙げるような疾患を検討する必要がある．

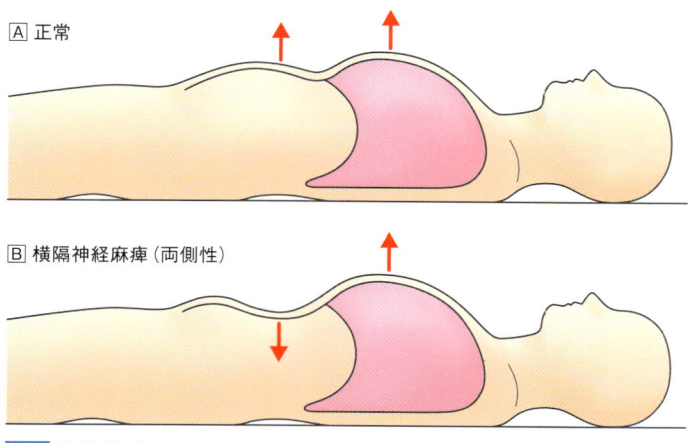

A 正常

B 横隔神経麻痺（両側性）

図2 腹部パラドックス

図3 肺下胸水貯留

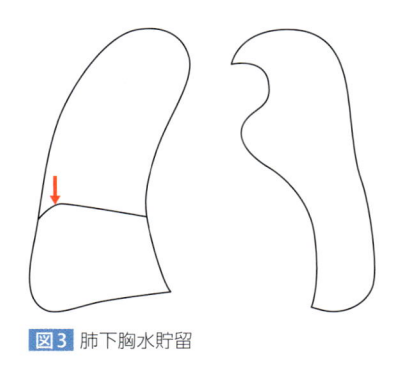

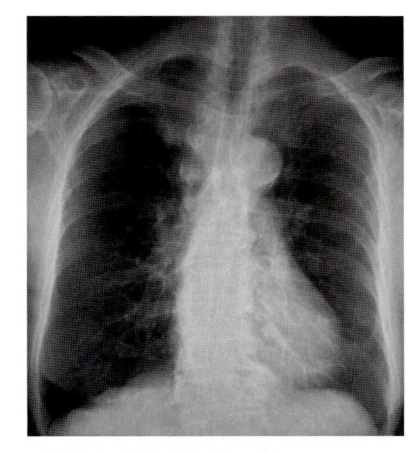

右内側の横隔膜が局所的に膨隆している．
図4 横隔膜弛緩症

- ちなみに，正常では左横隔膜は右に比して1椎体ほど低い[2]．
- 下葉の圧排性無気肺を認めることがある[2]．
- X線透視下でのにおい嗅ぎ試験（sniff test：鼻腔から努力吸気させると横隔膜が上方に移動する）が90％以上で陽性となる[1]．
- 呼吸機能検査では努力性肺活量が予測値の70〜80％（臥位ではさらに15〜25％減少）となる[1]．
- 仰臥位でPaO_2が低下することもある．基礎疾患がなければPaO_2が上昇することはない[1]．
- 無症状では治療は不要．呼吸困難の程度に応じて手術を検討する[3]．

鑑別診断①　肺下胸水貯留（図3）[4]
・肋骨横隔膜角が鈍角にならずに胸水が貯留する．
・横隔膜は比較的平らで，外側の盛り上がりが大きい場合に疑う．
・側臥位での撮影が有用．

鑑別診断②　横隔膜ヘルニア
・腹腔内臓器が胸腔内へ脱出した状態．
・成人での発症はまれである．
・患側胸腔内に腸管ガス像，縦隔の健側偏位がみられる．

鑑別診断③　横隔膜弛緩症（図4）[4,5]
・横隔膜が筋萎縮をきたして菲薄となり，横隔膜が局所的に膨隆するもの．
・右横隔膜の前内側に好発する．
・非麻痺性のため横隔膜は正常に上下変動する．

ピットフォール　におい嗅ぎ試験は健常者でも6％で陽性となる[2]．

一発診断：（片側性）横隔神経麻痺

ワンポイントアドバイス：胸部X線写真で横隔膜が挙上し，におい嗅ぎ試験が陽性ならば横隔神経麻痺．

85

45　3　胸部領域での一発診断
胸が痛いんです…と40歳代男性が

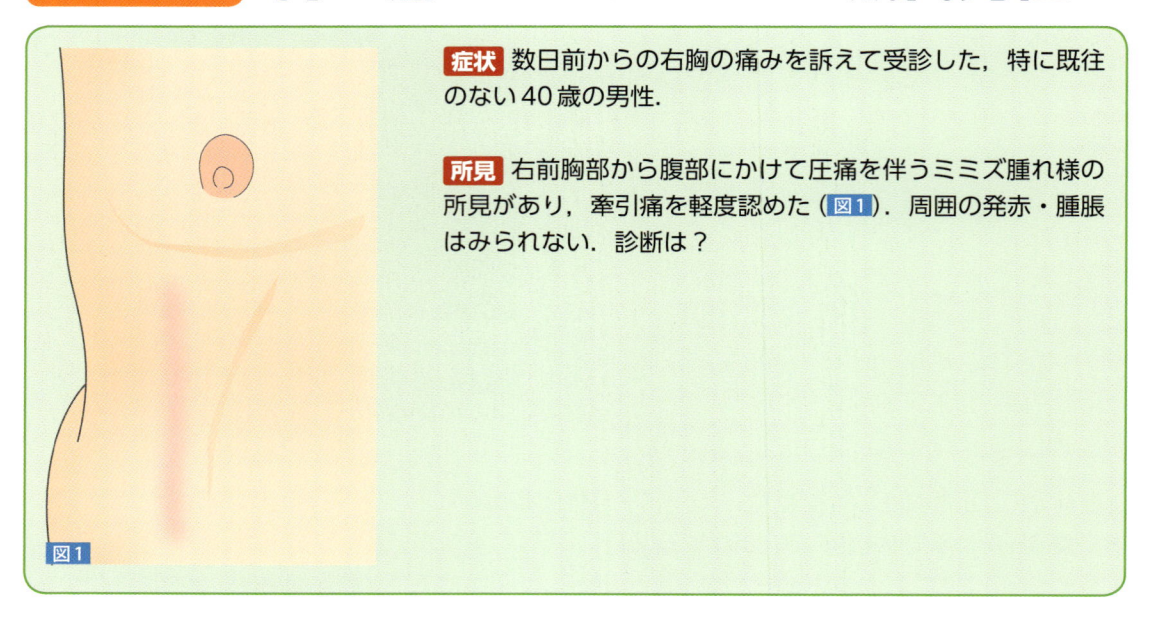

症状 数日前からの右胸の痛みを訴えて受診した．特に既往のない40歳の男性．

所見 右前胸部から腹部にかけて圧痛を伴うミミズ腫れ様の所見があり，牽引痛を軽度認めた（図1）．周囲の発赤・腫脹はみられない．診断は？

図1

解説 圧痛を伴う線状の索状物で，皮膚の伸展で痛みが増強し，皮膚の炎症所見がみられないことからモンドール病と診断した．

- モンドール病は，乳房および前胸壁〜上腹部の皮下に索状の硬結をきたす表在性の血栓性静脈炎である[1,2]（図2）．
- 原因として特発性（32.5％）が最も多く，次いで重荷重，医原性（生検，手術），外傷，ホルモン補充療法，感染症，筋損傷，血栓形成傾向，きつい衣服による静脈の圧迫などがある[3]．
- 6.3％の症例で乳癌が発見されるが，乳癌との関係ははっきりしていない[1〜3]．
- 30〜60歳の女性に多い（男性の3倍）[4]．
- 索状の硬結に一致して圧痛，つっぱり感，皮膚の陥凹がみられるが，無症状のこともある．上肢挙上，体のひねりなど皮膚の伸展で静脈も伸展されて痛みが増強する[1]．
- 発赤など皮膚の炎症を疑う所見は通常みられない．
- 超音波検査では，典型的には索状物は無〜低エコーの管腔構造として描出されるが，管腔がはっきりしないこともある．血栓で閉塞しているため有意な血流所見を認めない．
- 経過観察のみで2〜8週間で自然治癒するが[3]，痛みが強い場合は消炎鎮痛薬で対症療法を行う．

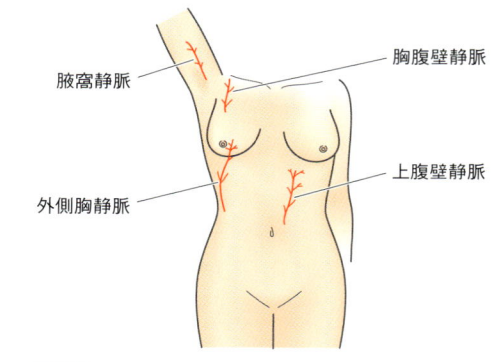

図2 モンドール病の好発部位
腋窩静脈／胸腹壁静脈／外側胸静脈／上腹壁静脈

鑑別診断①　乳腺症
- 片側あるいは両側乳房に有痛性の境界不明瞭な硬結を触れる．
- 月経前に痛みが増強し，月経後に軽減する．

鑑別診断② 蜂窩織炎

・境界不明瞭な硬結を触れ，発熱，熱感，疼痛，腫脹を伴う．

ピットフォール

・時に陰茎，鼠径部，肘窩，後頸部，下肢に認めることもある[1,2]．
・索状物に沿って発赤を認めることがある[2]．

一発診断：モンドール病

ワンポイントアドバイス：乳房から上腹部に圧痛を伴う線状の索状物がみられたらモンドール病．

一発診断エクストラ

④加齢黄斑変性症により失明した77歳の女性．人の顔のような幻視が見えるようになった．幻覚だとわかってはいるが，精神病になってしまったのではと心配している．頭部MRIで異常なし……診断は？

- 全盲患者に具体的な幻視を認め，本人もそれが幻覚だと自覚していたため，シャルル・ボネ症候群（Charles Bonnet syndrome：CBS）と診断した．
- CBSは，重度視覚障害者が図形や動物，人の顔などの鮮明な幻視を自覚する状態である．
- 高齢女性に多い．全盲患者の20％程度に生じるとされるが[1,2]，患者が幻覚を申告しないことも多く，潜在的な有病率はもっと高いと考えられる．
- 将来的な認知症のリスク（特にレヴィー小体型）があるとする報告もあるが[3]，関係ないとする報告もある[4]．
- 治療として，SSRIやドネペジルが有効だったとする症例報告はあるが，最も大事なことは，幻覚が問題ないものであり，失明した多くの人が経験する普遍的なものであると説明することである[4,5]．

46　3　胸部領域での一発診断
部活中に胸が痛くなったんです…と既往のない10歳代男性が

症状　バスケットボールの部活中に胸痛・呼吸苦が出現したため救急外来を受診した15歳の男性．嚥下による胸痛の悪化はない．胸部X線写真では異常がみられなかったため（図1），胸部CTを追加した．

所見　SpO_2 98％，呼吸数12回/分．身体所見で呼吸音を含め異常なし．胸部CTで気管周囲に透亮像を認める（図2）．診断は？

図1

図2

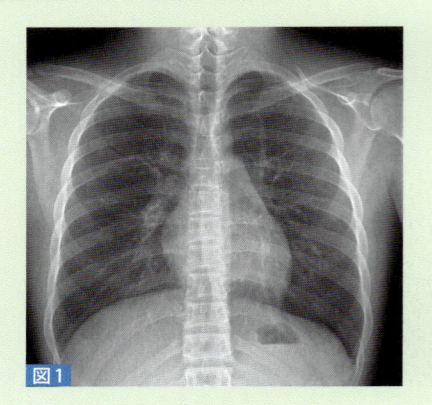

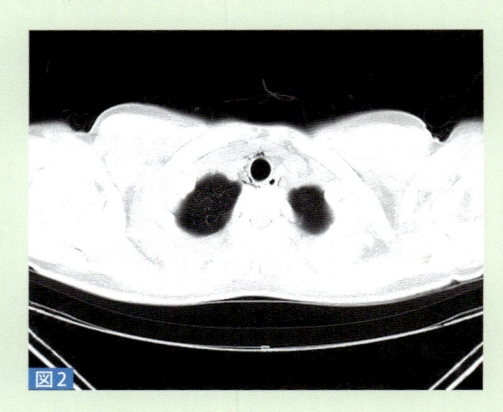

解説　運動中に出現した胸痛・呼吸苦で，胸部CTで気管周囲に透亮像を認めたことから**特発性縱隔気腫**と診断した．

- 縱隔気腫は，縱隔内に空気が貯留するものである[1]．
- 特発性のほか，症候性（気管支喘息発作，間質性肺炎など），続発性（手術，気管内挿管など），外傷性（食道・気道の損傷など）に分類される[2]．
- 特発性は，基礎疾患のないやせた若年男性に多くみられ，咳嗽，嘔吐，過度の発声，運動などが誘因となって急激な気道内圧の上昇が生じ，肺胞壁が破綻して漏れた空気が肺血管鞘に沿って肺門から縱隔内に達して発症する[1,3,4]．
- 胸痛（61％），呼吸苦（41％），咳嗽（20％），頸部痛（16.5％），嚥下障害（14％），頸部浮腫（8.8％），発声困難（4.8％），嚥下痛（3.8％），発熱（3.8％）などを訴える[1]．
- 身体所見で，胸部の握雪感（40.3％），頸部の握雪感（14.5％）を認めることがある．
- Hamman徴候（心拍動に一致して縱隔内の空気が圧縮されて，胸骨左縁～心尖部にプチプチという捻髪音を聴取する）は約14％でしかみられない[1]．
- 胸部X線写真では，頸部～上縱隔にかけて縱に走る線状透亮像，大動脈・心辺縁に沿った線状透亮像を認める．
- continuous diaphragm sign（気腫の存在により，左右の横隔膜が連続して見える）が有名である（図3）[2]．

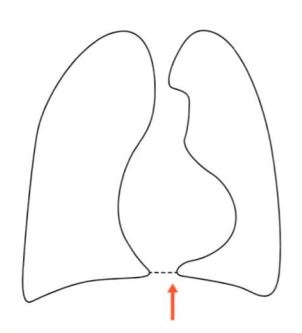

図3　continuous diaphragm sign

- 気胸を合併することもある[3].
- 縦隔炎・食道破裂などの合併症がなければ自然に治癒するので，安静にし，消炎鎮痛薬にて対症療法を行う[3].
- 再発はまれである[1].

鑑別診断 食道破裂[3,5]

・激しい嘔気・嘔吐に引き続いて胸痛，腹痛，嚥下困難，嚥下痛がみられる．
・40歳以上，腹部の圧痛，白血球上昇が危険因子である．
・皮下気腫を認めることがある．
・胸部X線写真で縦隔気腫，腹腔内遊離ガス，胸水，無気肺を，胸部CTで食道壁の浮腫・肥厚，食道周囲の気腫像を認める．
・食道造影で造影剤の漏出を確認する．

ピットフォール

・咽頭痛を主訴に受診することもある[1].
・胸部X線写真だけでは約20〜30％が見逃されているので，疑わしい場合は胸部CTを撮影する[1,3].

一発診断：（特発性）縦隔気腫

ワンポイントアドバイス： 胸部X線写真で異常がなくても，胸痛・呼吸苦を訴える若年成人をみたら縦隔気腫を疑って胸部CTを撮影する．

47　3　胸部領域での一発診断
胸が苦しいんです…と70歳代男性が

症状 起床時に数分ほど続く左前胸部痛があったため受診した76歳の男性．以前にも同様のことがあり，冠動脈造影を施行したが異常はなかった．普段から頸部痛，左肩痛があるという．

所見 胸痛の前に左肩痛の増強を認めた．頸椎X線写真でC5/6に頸椎症性変化あり．診断は？

解説 安静時にみられる持続時間の長くない（5分程度まで）胸痛で，左肩痛を伴い，頸椎X線写真で頸椎病変を認めたことから頸椎症性狭心症（cervical angina）と診断した．

- 頸椎症性狭心症とは，頸椎近傍の病変によって生じる，狭心症に似た前胸部痛である[1]．
- 発生機序として，①神経根が圧迫されて生じる根性痛，②前根の圧迫による，その支配領域の筋由来の痛み，③椎間関節や靱帯からの放散痛，④交感神経系の関与，などがいわれているが，はっきりわかっていない[2]．特に第7頸椎の神経根の圧迫に伴う，内側・外側胸筋神経由来のものが多いが[1,3]，他の神経根でもありうる．
- 胸痛の特徴として以下が挙げられる[1,3,4]．
  ①部位：鎖骨下方あるいは大胸筋部に多い．左側に多いが，両側のこともある．
  ②前駆症状：頸部痛，肩痛の増強を認める．
  ③好発時間：早朝，夜間に多く，日中には少ない．
  ④持続時間：5分未満が多い（73％）．
  ⑤頻度：1日数回〜数週間に1回のものまでさまざま．
  ⑥姿勢：仰臥位で起こることが多い．労作時ではなく安静時に好発する．
  ⑦随伴症状：傍胸骨痛，倦怠感，複視，嘔気，発汗，呼吸苦を訴えることがある．頸椎の神経根症状として，頸部痛，肩痛，肩甲間部痛，上肢の疼痛・しびれを伴う．
  ⑧誘発因子：頸部を動かすと悪化する．
- CT，MRI，椎間板造影などで椎間孔の狭小化，骨棘形成など頸椎症性変化の有無を確認する．
- 消炎鎮痛薬，筋弛緩薬などの内服，頸椎の牽引などの保存的治療で75％の患者が改善する[1,3]．神経ブロックも効果的である．3ヶ月で改善しない場合は手術を考慮する．

鑑別診断 異型狭心症
- 胸痛の持続時間は5〜15分[5]．前駆症状としての頸部痛，肩痛がみられない（放散痛はありうる）．
- 鑑別が難しい場合は冠動脈造影検査が実施される．

ピットフォール
- 頸椎の神経根症状を伴わない場合がある[4]．
- 心身症と診断されて見逃されていることがある[1]．
- 冠動脈疾患が併存している可能性もある[1]．

一発診断 頸椎症性狭心症

ワンポイントアドバイス 頸部痛，肩痛が先行あるいは頸部を動かすと悪化する，持続時間の短い前胸部痛は頸椎症性狭心症．

48 4　腹部・腰部領域での一発診断
みぞおちと背中が痛いんです…と80歳代女性が

症状　7日前に畑仕事をしてからみぞおちと背中が痛いと訴えて受診した80歳の女性．痛みは体動，食事で悪化し，軽度の嘔気も伴っている．数日前に他院で上部消化管内視鏡検査を施行したが大きな異常はみられなかったという．

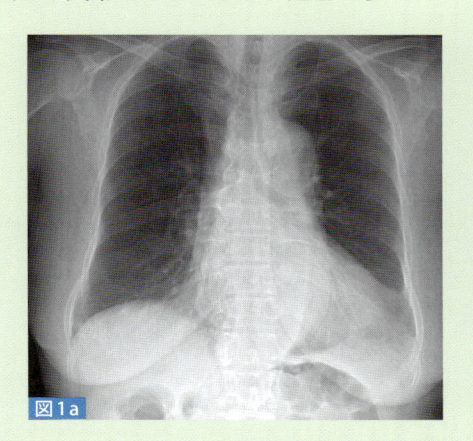

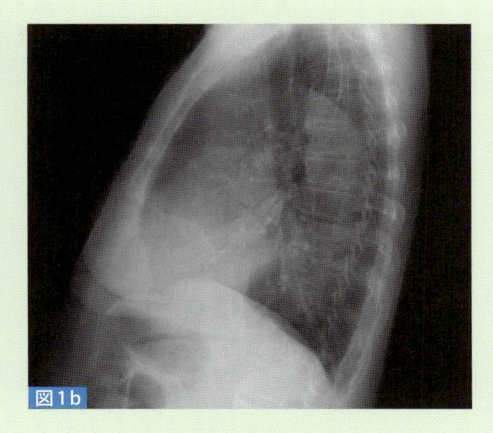

図1a　　図1b

所見　バイタルサインに異常なし．剣状突起部に一致して圧痛を認める以外は，身体所見で異常なし．胸部X線写真で軽度心拡大を認める以外は，異常なし（図1）．診断は？

解説　体動・食事で悪化する心窩部痛・背部痛で，剣状突起部に一致した圧痛を認め，症状の再現性があることから剣状突起痛（過敏性剣状突起症候群）と診断した．

- 剣状突起痛は，剣状突起部に疼痛，圧痛を認め，筋骨格系由来の胸痛をきたす原因の1つである．
- 有病率は約2％だが，実際にはもっと多いと思われる[1,2]．
- 特発性のほか，重労働，咳嗽，運動，外傷，剣状突起の突出・異所性骨化などが誘因となる[1〜5]．
- 痛みの発生機序ははっきりわかっていない[2]．
- 胸痛，心窩部痛，嘔気・嘔吐，下痢，頭痛を訴えることがある[1,4,5]．
- 痛みが頸部，肩，上腕，背部に放散する[1,2,5,6]．
- ボリュームのある食事をしたり，咳をしたり，体を曲げたり，捻ったりすることで悪化する[3,5,6]．
- 仰臥位で軽快する[6]．
- 重篤な疾患ではないことの保証を与え，消炎鎮痛薬，冷却もしくは温め，肋骨ベルト，局所麻酔で対症療法を行う[1,4,5]．症状が続けば，剣状突起切除術を行う．

鑑別診断　心臓，肺，消化器，その他の筋骨格系由来の胸痛をきたす疾患が挙げられるが，詳細な問診で鑑別できる．

ピットフォール　原因がはっきりしない胸痛・心窩部痛をみたら，剣状突起部の圧痛を確かめること．

一発診断：剣状突起痛（過敏性剣状突起症候群）

ワンポイントアドバイス： 体動で悪化する剣状突起部の痛みが，触診で再現されたら剣状突起痛．

49　4　腹部・腰部領域での一発診断
数年前からお腹が痛いんです…と30歳代男性が

症状　数年前から左上腹部痛があると訴えて受診した38歳の男性．突き刺すような鋭い痛みで，体動で悪化するという．

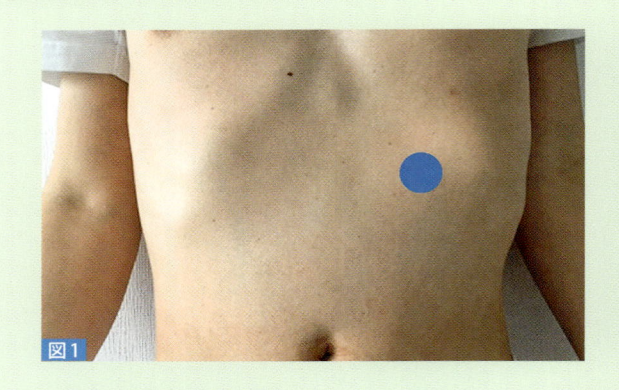

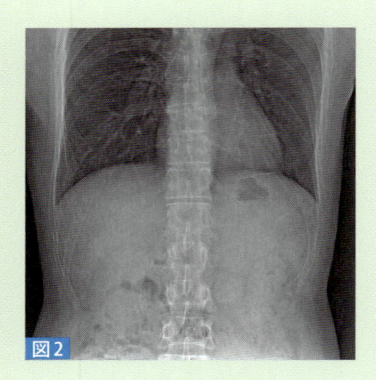

図1

図2

所見　左下位肋骨の転位があり，胸郭は左右非対称である（図1，図2）．左肋骨縁に沿って圧痛を認める以外異常なし（図1 青丸部分）．左肋骨縁を上外方に引き上げることで痛みが再現された．診断は？

解説　肋骨縁に沿って圧痛を認める上腹部痛で，肋骨縁を上外方に引き上げることで再現されることから slipping rib pain syndrome（肋骨すべり症候群）と診断した．

- slipping rib pain syndrome は，肋骨を胸骨につなぎ止めておく靱帯が脆弱となり，本来あるべき場所から肋骨がすべり出して肋間神経を圧迫するものをいう[1]．
- プライマリケア・セッティングにおける筋骨格系由来の胸痛の原因のうち約5％を占める[1]．
- 消化器科外来を受診した患者の約5％でみられる[2]．
- 40歳代後半の女性に多い（70％）が，あらゆる年齢に起こりうる[3]．
- 外傷や第8～第10肋骨の転位が原因となるが，はっきりわかっていない[2,3]．
- これらの肋骨は胸骨に直接付着していないため可動性が大きく，外傷を受けやすい[3]．
- 胸郭下方から上腹部にかけて突き刺すような鋭い痛みを認める[4,5]．
- 症状は安静時にも生じ，体動でずれが大きくなると悪化する[5]．
- 通常片側性であるが，両側性のこともある（5％）[2,3]．
- 肋骨縁に沿って圧痛点を認める[4]．
- 肋骨下に指を入れ，肋骨縁を上外方に引き上げると痛みが再現されるのが特徴的で（"hooking maneuver"，図3），クリック音を認めることがある[4]．
- 重大な病気でないと保証を与える[3]．
- 数ヶ月以内に改善するが，改善しない場合は大部分が慢性化する（87％）[1,2]．
- 消炎鎮痛薬，局所麻酔，神経ブロックを行う[3,4]．
- 症状が続けば，肋骨切除術を行う[2,4]．

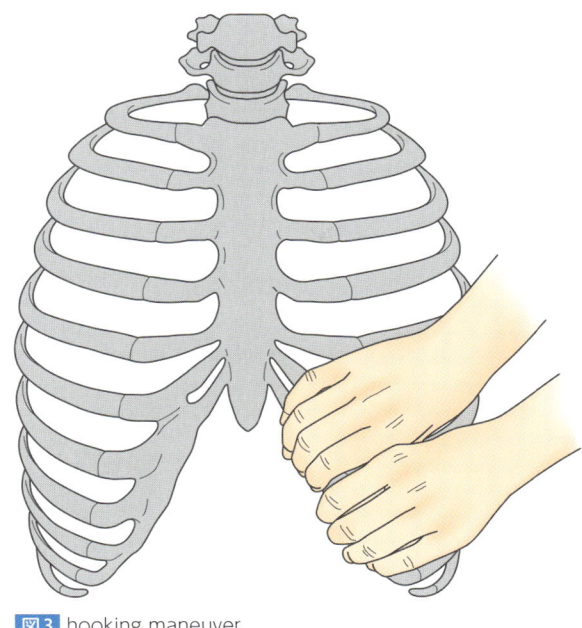

図3 hooking maneuver

鑑別診断 筋骨格系由来の胸痛をきたす疾患として下記を鑑別する[3].

①**肋軟骨炎**：第2〜第5肋軟骨の数ヶ所に疼痛を認めるが，腫脹はみられない．40歳以上に多くみられる．horizontal arm traction や crowing rooster maneuver で誘発される（→前巻項目11参照）．

②**Tietz症候群**：第2・第3肋軟骨に限局した疼痛と腫脹を伴う肋軟骨炎．40歳未満の女性に多い．

ピットフォール 必ずしも，"hooking maneuver" がみられるとは限らない[3].

一発診断 slipping rib pain syndrome

ワンポイントアドバイス 胸郭下方から上腹部にかけての痛みが hooking maneuver で再現され，肋骨縁に沿って圧痛点を認めたら slipping rib pain syndrome.

50　急にお腹が膨らんできたんです…と術後間もない男性が

4　腹部・腰部領域での一発診断

症状　2週間前に腹部手術をし，昨日退院した肥満の47歳の男性．力仕事の最中に，お腹の中でブチッと音がして急にお腹が膨れてきたため救急外来を受診した．痛みや腹部圧迫感はない．

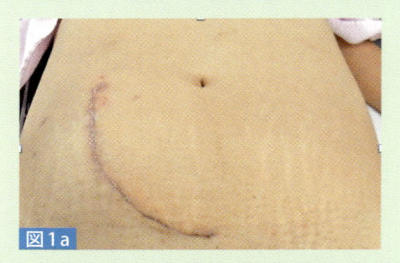

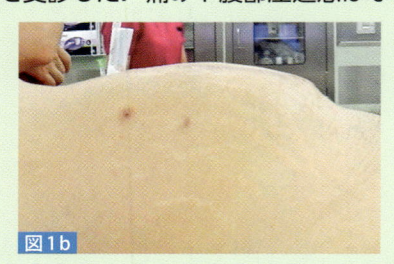

図1a
図1b

所見　手術創部に沿って膨隆を認める．触診では緊満感はなく，弾性軟で圧痛はない（図1）．診断は？

解説　術後間もない患者に急激な腹圧上昇を契機に手術創に沿った膨隆を認めたことから，腹壁瘢痕ヘルニアを疑い，CTで確診した（図2）．

- 腹壁瘢痕ヘルニアとは，開腹手術創や外傷による腹壁の瘢痕から，脂肪や腸管などの腹腔内臓器が脱出した状態である．多くは無症状だが，時に嵌頓し腸閉塞や腸管壊死を引き起こすこともある．
- 創感染，腹部大動脈瘤などが誘因となるが，肥満，低栄養，腹水貯留などの全身状態も影響する[1,2]．
- 軽度であれば腹帯やヘルニアバンドを使用し，保存的に経過をみる．根治には手術が不可欠であるが，修復しても20〜30％は再発する[1,2]．

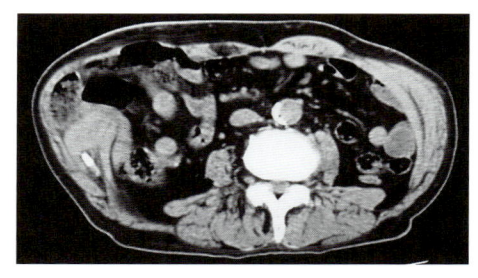

右腹直筋外縁から脱出する腸管を認めた．
図2　腹部CT検査所見

鑑別診断①　腹壁ヘルニア
- 腹壁の脆弱な部位から腹腔内臓器が脱出（図3）．
  a. **上腹壁ヘルニア**：白線から脱出．
  b. **半月状線ヘルニア**：腹直筋外側の腹横筋欠損部から脱出．
  c. **臍ヘルニア**：臍輪から脱出．

鑑別診断②　偽性腹壁ヘルニア（→項目51参照）
- 帯状疱疹ウイルスによる腹壁神経麻痺による．後根神経節の炎症が前角・前根に波及することで運動神経障害が生じ腹壁筋の筋力が低下し，ヘルニア様に膨隆をきたす．

a. 上腹壁ヘルニア
b. 半月状線ヘルニア
c. 臍ヘルニア
図3　腹壁ヘルニアの種類

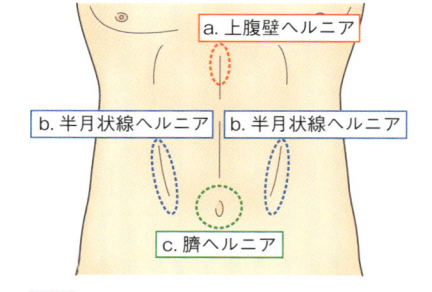

ピットフォール　術後再発は1年以内に多いが，5％は2〜5年後にみられる[3]．

一発診断　腹壁瘢痕ヘルニア

ワンポイントアドバイス　開腹術後の患者で創部に一致した膨隆をみたら腹壁瘢痕ヘルニア．

51　4 腹部・腰部領域での一発診断
お腹が膨らんで、便秘になってきたんです…と60歳代男性が

症状 数日前から急に右横腹が膨らんできて，便秘になったと訴えて受診した68歳の男性．数週間前に帯状疱疹に罹患し，現在内服加療を受けている．腹痛はない．糖尿病などの既往なし．

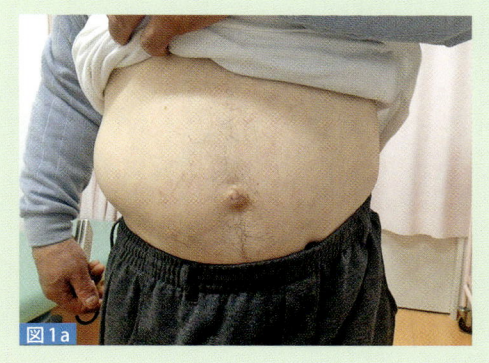

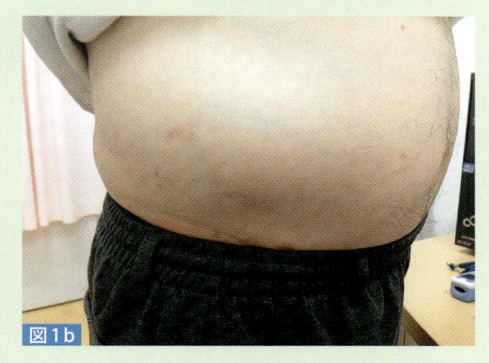

図1a　図1b

所見 Th10〜11領域に帯状疱疹による色素沈着がみられる（図1）．腹部CTで腹腔内病変を認めない．ヘルニアを認めない．診断は？

解説 帯状疱疹に罹患して数週間後に出現した腹部の局所的膨隆である．腹部CTで器質的疾患が否定的であることから偽性腹壁ヘルニアと診断した．

- 偽性腹壁ヘルニアは，帯状疱疹後にみられるデルマトームに一致した腹壁の膨隆のことをいう．
- 後根神経節の炎症が前角・前根に波及することで運動神経障害が生じ，腹壁筋の筋力が低下することで起こる[1]．
- 皮疹が出現して2〜6週間以内に出現（平均3.5週）し，数時間〜数日でピークとなる[1〜3]．
- 男性に多い（女性の4倍）[2]．
- Th11領域で最も多くみられる[2]．
- 立位や息みで膨隆する[2]．
- 自律神経障害により腸管運動も低下するため，便秘，偽性腸閉塞が約20％の症例でみられる[2,4]．
- 予後は良好で，約80％の症例が2〜18ヶ月以内に消失する（平均4.9ヶ月）[1,2]．

鑑別診断 糖尿病性体幹性神経根障害[5]
・急性あるいは亜急性に発症する，糖尿病性神経障害の1つ（体幹ニューロパチー）．
・胸神経の分布に一致して，胸腹部の痛み，感覚異常を認める．痛みは触ると増強する．
・運動枝が障害されると腹筋が弛緩し，腹部が局所的に膨隆する．
・6〜24ヶ月で消失するが，再発することもある．

ピットフォール 帯状疱疹の運動神経障害の程度により側彎や歩行障害をきたすことがある[6]．

一発診断　帯状疱疹による偽性腹壁ヘルニア

ワンポイントアドバイス　帯状疱疹罹患後に腹部が膨隆してきたら偽性腹壁ヘルニア．

52　4　腹部・腰部領域での一発診断
お腹が張って苦しいんです…と80歳代男性が

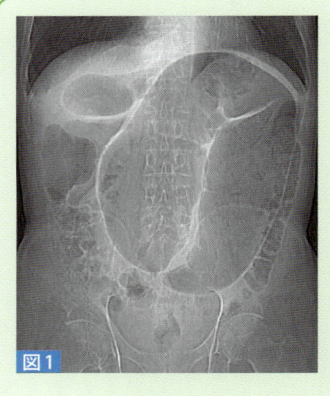

症状　数日前からの腹痛，腹部膨満感，食欲不振を訴えて受診した．老人保健施設に入所中で寝たきりの80歳の男性．腹部手術の既往はない．

所見　身体所見：腹部は膨満し，腸蠕動が低下している．腹部X線写真でcoffee bean signを認める（図1）．腸管ガスの頂点が左横隔膜の下にある．診断は？

図1

（岩尾憲夫：腹部救急対応マニュアル．文光堂，54，2011より転載）

解説　寝たきりの高齢男性にみられた腹痛，腹部膨満で，腹部X線写真で腸管ガスの頂点を左横隔膜の下に認めるcoffee bean signからS状結腸軸捻転症と診断した．

- 結腸軸捻転は，腸閉塞の原因となる，緊急処置が必要な疾患の1つである．
- 大腸閉塞の原因として悪性腫瘍，憩室炎に次いで多い[1]．
- 腸捻転の部位としてはS状結腸が最も多い（75〜80％）[2]．
- 危険因子として，高齢男性，長期臥床，慢性便秘，パーキンソン病，アルツハイマー型認知症，統合失調症など精神・神経疾患の合併，下剤，鎮静薬，抗コリン作用のある薬剤の使用，癒着，巨大結腸，結腸過長症などの解剖学的特徴があげられる[1〜4]．
- 腹痛，腹部膨満，便秘が三徴．嘔気がみられるが嘔吐は少ない[3,4]．
- 拡張した大腸を触診できることがある[3]．
- 腸蠕動は亢進・減弱いずれも起こりうる[3]．
- 腹膜炎を起こしていなければ圧痛は認めない[3]．
- 直腸診では通常便塊を触れない[3]．
- 腹部X線写真：coffee bean sign（closed-loopを形成したS状結腸の腸管壁が接してコーヒー豆様のくぼみに見える）．直腸は虚脱し，ガスを認めない[3]．下記の所見はいずれも特異度100％（どれかがあれば診断してよい）[5]．
  ①ループの頂点が左横隔膜の下にある．
  ②ループの壁が左下方へ収束する．
  ③ループの壁が下行結腸に重なる．
- 腹部CT（図2）[4,6]：whirl sign（捻転部位で結腸間膜と血管が渦を巻いているように見える），beak sign（捻転し拡張した腸管が鳥のくちばし様に先細りして見える）．
- 腹膜刺激症状，血便，壊死を疑う所見がなければ内視鏡的整復術を行い，あれば緊急手術を行う．
- 約60％の患者で再発がみられるため，待機的手術が望ましい[4]．

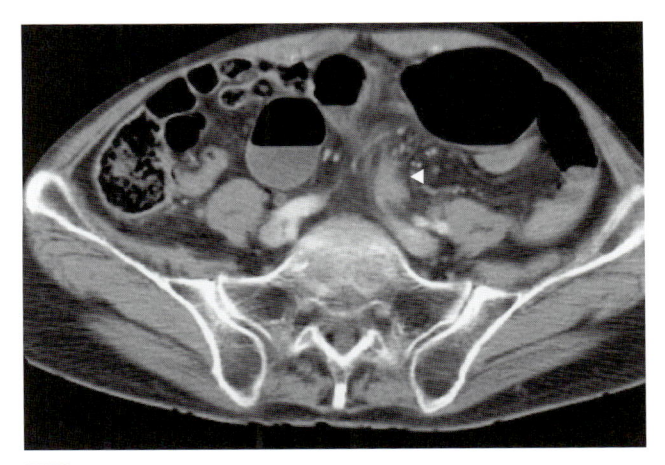

図2 whirl sign
（岩尾憲夫：腹部救急対応マニュアル. 文光堂, 54, 2011より転載）

> **鑑別診断①** **大腸癌・憩室炎による大腸閉塞**

・腹部CTで閉塞部位の壁肥厚，周囲の脂肪織濃度上昇，口側腸管の拡張がみられる．

> **鑑別診断②** **偽性腸閉塞**[1]

・機械的な閉塞機転がないにもかかわらず，消化管の運動機能異常によって腸閉塞症状をきたすもの．
・急性型（Ogilvie症候群）と慢性型に分けられる．
・直腸内にガスを認め，虚脱していない．

> **ピットフォール**

・20〜40％の症例は腹部X線写真で正診できない[1,4]．
・S状結腸軸捻転は小児・若年者でも起こりうる[4]．

> **一発診断** : **S状結腸軸捻転症**

> **ワンポイントアドバイス** : 寝たきりの高齢男性に腹痛，腹部膨満，便秘がみられ，直腸診で便塊を認めず，腹部X線写真でcoffee bean signがあればS状結腸軸捻転症．

53　4　腹部・腰部領域での一発診断
ずっと前からお腹が痛いんです…と70歳代女性が

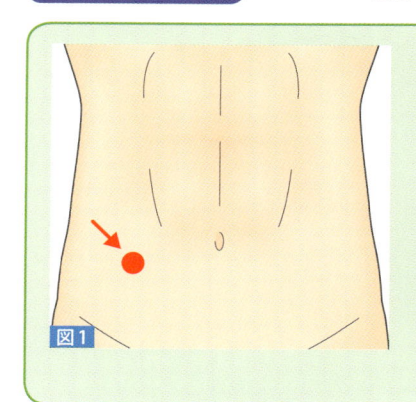

症状 1年以上前から続く右下腹部痛を訴えて受診した70歳の女性．上部・下部消化管検査・腹部CTで異常がないといわれている．

所見 右腹直筋外縁に数cm程度の範囲で圧痛あり（図1）．仰臥位で両腕を胸の前で組んでもらい，腹部の圧痛点に検者の手を置いたまま，頭部をベッドから挙上させると痛みが増強した．診断は？

解説 痛みの範囲が腹直筋外縁付近に限局しており，カーネット徴候が陽性の慢性腹痛であることから，前皮神経絞扼症候群（anterior cutaneous nerve entrapment syndrome：ACNES）を疑った．局所麻酔薬を注射したところ痛みが改善したため確診した．

- 慢性腹痛の原因の10〜30％は腹壁由来である[1]．
- 腹壁由来の痛みの特徴は以下のとおりである[2]．
  ①持続，または程度が変動
  ②発作性であることはまれ
  ③程度は体位により変動（臥位，座位，立位など）
  ④範囲（部位）は狭い（数cm程度）
  ⑤疼痛部位を刺激すると，関連痛や放散痛が出現
  ⑥食事や腸の働きとは無関係
  ⑦嘔気・嘔吐，下痢・便秘，下血など腹腔内臓器由来が疑われる症状なし

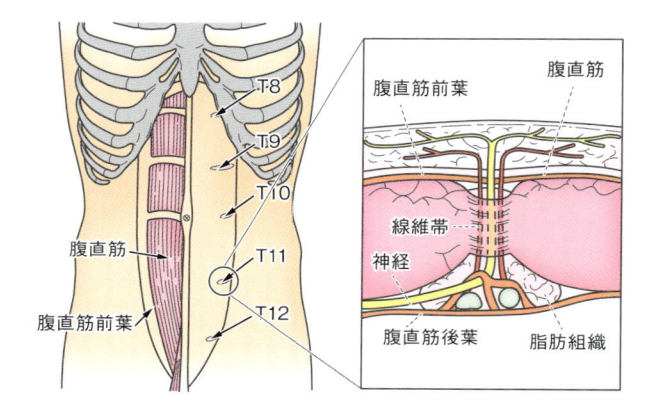

図2　腹壁の解剖

- ACNESは，第7〜第12胸髄神経の枝（前皮枝）が筋鞘を貫く部位（腹直筋の外縁より内側1cmのところ）で絞扼されて疼痛をきたすものをいう[1]（図2）．
- 右下腹部に多い[3]．
- 女性は男性の3倍多い[3]．
- 特発性が最多（54％）．ほかに，肥満，きつい衣服による圧迫，手術後，妊娠，スポーツなどが原因となる[3,4]．
- 鋭い，焼けるような痛みで，前傾姿勢での仕事や重いものを持ち上げたときに悪化する[1]．

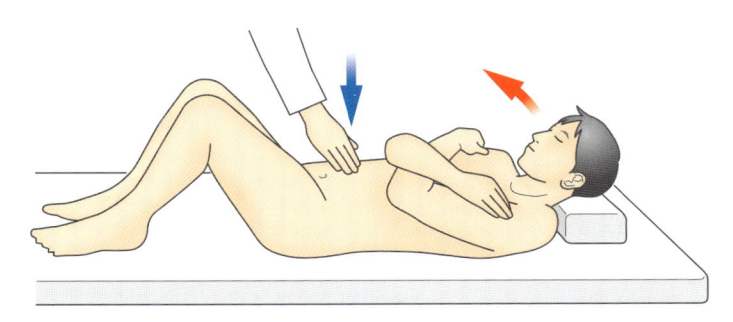

腹痛の原因が，腹壁由来か腹腔内由来かの鑑別に有用．仰臥位で両腕を胸の前で組んでもらい，腹部の圧痛点に検者の手を置いたまま，頭部をベッドからわずかに浮く程度に挙上させ，腹部の筋肉を緊張させる．
　圧痛減弱→陰性（腹腔内由来の痛み）
　圧痛不変もしくは増強→陽性（腹壁由来の痛み）

図3 カーネット徴候

- アロディニア（異痛症：普段は痛みとして感じないような刺激を非常に痛く感じる）を認めることがある[4]．
- カーネット徴候が陽性である（98％）（図3）[3]．
- 疼痛部位への局所麻酔注射により91％の患者で痛みの程度が1/2以下に軽快する．数回の注射で78％の患者で完全に痛みが消失する[2]．
- 効果が不十分な場合は，前腹直筋鞘切開術，神経切除術をすることもある[1,3]．

鑑別診断 腹壁由来の痛みの鑑別．

①糖尿病による胸部（多発）神経根症（体幹ニューロパチー）[5]
・糖尿病性神経障害の1つ．
・胸神経の分布に一致して胸腹部の強い痛みと感覚異常を一側性または両側性に認める．
・胸神経運動枝が障害されると腹筋が弛緩し，腹部が局所的に膨隆する．
・体重減少をきたすこともある．

②帯状疱疹[2]（→前巻項目66参照）
・水疱を伴う紅斑・丘疹を確認．
・病初期で皮疹がみられないときは，デルマトームに一致した痛みであることを確認．

ピットフォール
・心因性もしくは機能性胃腸障害と診断されていることがある[3]．
・確定診断がつくまで13〜120ヶ月かかっているといわれている[6]．

一発診断 前皮神経絞扼症候群（ACNES）

ワンポイントアドバイス 指1本でさせる範囲に限局した慢性腹痛で，カーネット徴候が陽性ならACNES．

54　刺身を食べてからお腹が痛いんです…と20歳代男性が

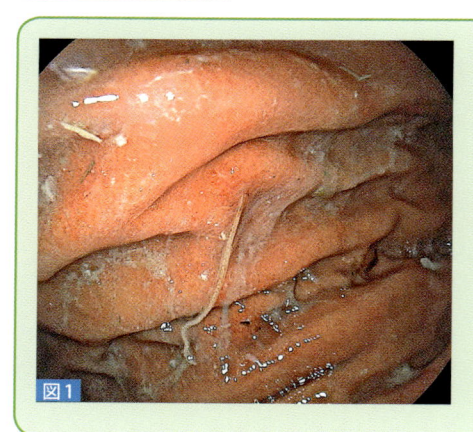

4　腹部・腰部領域での一発診断

症状　18時に夕食に刺身の盛り合わせを食べ，21時頃から心窩部の激しい痛みと嘔吐があり，救急外来を受診した．

所見　心窩部に圧痛あり．筋性防御なし．上部消化管内視鏡検査で，胃大彎に糸状の白い虫体が胃壁に刺入しており，刺入部の粘膜は浮腫状となっている（図1）．診断は？

解説　生魚の摂取数時間後に発症した急激な心窩部痛と嘔吐から，アニサキス症を疑い内視鏡検査を行った．内視鏡検査により白い糸状の虫体を認めアニサキスの存在を確認し診断した．

- アニサキス症は生魚の摂取から数時間〜24時間以内に発症することが多い．
- 一般的にはサバやイカによる報告が多い[1]．筆者の地域ではヒラメやソイによるアニサキス症の経験が多く，地域により病因は異なる．
- かつては急性腹症として開腹手術をされて診断されており，不要な手術に至ってしまう場合があった．
- 治療は内視鏡による虫体の除去である．
- アニサキス症はアレルギーによる発症機序が示唆されている[2]．内視鏡治療ができない場合は，強力ネオミノファーゲンシー®やステロイドの有効性も示唆されているので試みるのもよい[3]．
- 飲食店により提供されたものによってアニサキス症を発症した場合は，食中毒の原因物質として「食品衛生法第58条」により保健所に「ただちに届けるべき」とされている．
- アニサキスは加熱または冷凍により死滅するが，冷凍は48時間以上必要である．
- アニサキスは常温保存してから時間が経過するにつれ内臓から筋肉へ移行しやすくなる．魚介類の生食をする場合には早期に内臓を除去して冷蔵保存することが好ましい．

鑑別診断①　食中毒
- 摂取から発症までの時間が短い食中毒として，ブドウ球菌（1〜5時間）やセレウス菌（0.5〜6時間）が挙げられる．
- ブドウ球菌はおにぎりや弁当など原因は多岐にわたり，激しい嘔吐と腹痛を呈する．
- セレウス菌は米や小麦などにより，摂取から発症までの期間が短いものは嘔吐が主症状となる．

鑑別診断②　胃潰瘍・急性胃粘膜病変（Acute Gastric Mucosal Lesion：AGML）
- 食後の激しい上腹部痛として鑑別に挙げられる．アニサキス症と同様に内視鏡検査が確定診断に最も重要な検査となる．

鑑別診断③ 消化管穿孔

- 問診でアニサキス症との鑑別はできるが，症状が激しいことが多く，重篤な急性腹症も念頭に置き，腹部CTが行われる場合もある．

ピットフォール 小腸や大腸のアニサキス症もある．消化管アニサキス症のうち，それぞれ2.6％，1.1％とされる[1]．腸閉塞や腸穿孔となることがある．虫体の摘除は難しく，7日程度で虫体は死亡するため経過観察で症状が緩和されるのを待つことが多い．

一発診断 胃アニサキス症

ワンポイントアドバイス 魚介類の生食後半日以内の腹痛があれば，アニサキス症．

一発診断エクストラ

⑤ 56歳の男性．お酒を飲むとくしゃみが出るんです……？

- 飲酒をすると3.4〜7.6％の人で鼻症状がみられる[1,2]．
- 鼻閉（79％），くしゃみ（33％），鼻汁（29％）の順で多い[1]．
- アセトアルデヒドにより肥満細胞が刺激され，ヒスタミンが放出されるためと考えられている[2]．
- 赤ワイン，白ワイン，ビールなどでみられる[1,2]．
- 女性に多い（男性の2倍）[1]．
- 気管支喘息，慢性気管支炎，慢性閉塞性肺疾患，アレルギー性鼻炎を基礎疾患に持つ人に多い[1]．
- 他に，下気道症状（喘鳴，咳），皮膚症状（かゆみ，発疹，腫脹）がみられることもある[1,2]．

55　3日前から突然お腹が痛いんです…と40歳代男性が

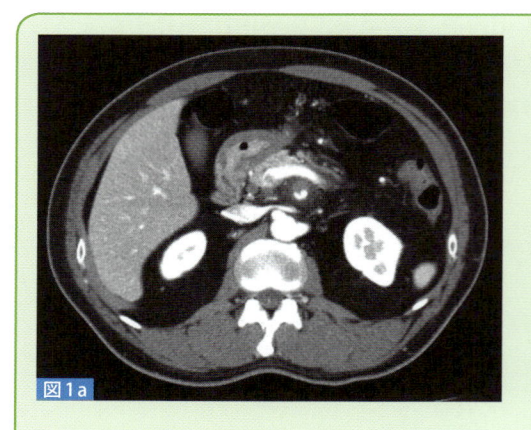

4　腹部・腰部領域での一発診断

症状　健診で軽度の高血圧と高中性脂肪を指摘されたことがあるのみで，生来健康な46歳の男性．3日前から突然の腰背部痛と心窩部痛が出現したため受診した．

所見　血圧142/97 mmHg．心拍数100回/分．腹部は平坦，軟．心窩部に自発痛，圧痛を認める．反跳痛や筋性防御はない．腹部の血管雑音は聴取しない．腹部大動脈解離を疑って造影CT検査を施行した（図1）．診断は？

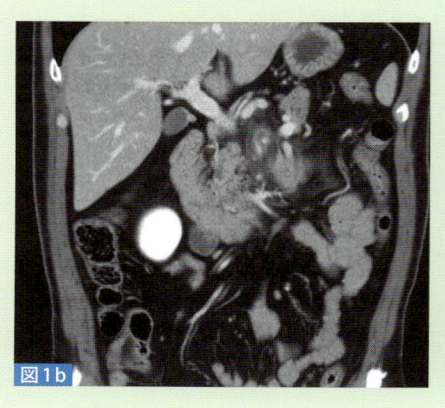

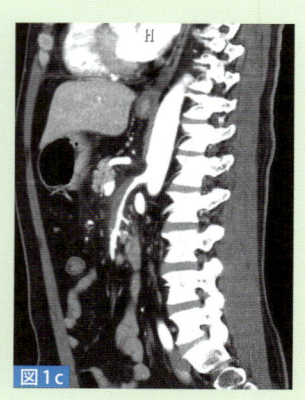

図1a
図1b
図1c

解説　腹部大動脈には解離を認めない．上腸間膜動脈（SMA）に解離を認め，偽腔および真腔の開存を認める．腸管虚血はみられない（図1）．孤立性上腸間膜動脈解離と診断した．

- 孤立性上腸間膜動脈解離は，急性発症の腹痛で指摘されることが多いが，無症候性に発見されることもある．
- 中年男性に多く，背景に高血圧を有する例が多い[1]．
- 画像検査の進歩により報告が増加しているが，比較的まれな疾患である．
- 成因として動脈硬化や線維筋性異形成，解剖学的なSMAの可動性も指摘されている[2]．治療は腸管血流が保たれている場合には保存的治療であり，高血圧があれば降圧治療を行う．
- 抗凝固・抗血小板療法は，コンセンサスは得られていない．真腔狭窄を有する例では検討する．
- 腸管虚血が進行する例や，動脈瘤を形成した場合には，外科手術が適応となる．
- 本症例は降圧薬による治療のみで保存的治療を行い，6ヶ月後の再検査の造影CTで偽腔の閉塞を確認した．

鑑別診断①　上腸間膜動脈血栓症

・類似した画像所見を呈する．
・症状が激しいことが多く，心房細動を合併していることが多い．

- 腹部造影 CT で冠状断や矢状断も作成して鑑別する.

鑑別診断② 腹部大動脈解離

- 解離が腹部大動脈から続いていないか CT で確認する.

ピットフォール 上腸間膜動脈のみではなく腹腔動脈などにも解離を認める場合がある．この場合，segmental arterial mediolysis (SAM) と呼ばれる分節状の動脈中膜融解が成因として考えられる．動脈瘤を形成し，破裂の急性な経過をたどる場合もある[3].

一発診断：孤立性上腸間膜動脈解離

ワンポイントアドバイス 腹部造影 CT で大動脈解離を伴わない上腸間膜動脈のみの解離は，孤立性上腸間膜動脈解離．

一発診断エクストラ

⑥ 10年来血液透析をしている60歳代の男性．近医で撮られた胸部 CT で両上肺野に小葉中心性に分布するびまん性のスリガラス陰影を認めた．症状はないが……

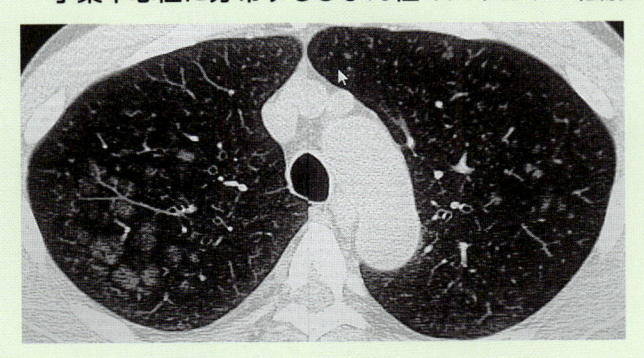

- 諸検査にて感染症，間質性肺炎，悪性腫瘍は否定的であり，病歴と画像所見から**肺の異所性石灰化**と診断した.
- カルシウム・リンの体内代謝異常により生じる．原因として，末期腎不全患者における二次性副甲状腺機能亢進症のほかに[1]，広範な骨転移や多発性骨髄腫などの骨破壊，ビタミン D 過剰，ミルクアルカリ症候群などがある.
- 異所性石灰化は全身に起こりうるが，特に体内 pH の調整に関与する腎臓や肺に起きやすい[2].
- 肺の異所性石灰化は上肺野に多い傾向があるが，これは上肺野の換気血流比が高く，相対的にアルカローシスをきたしやすいためと考えられる[2].

56　1週間前からお腹が痛いんです…と糖尿病の60歳代男性が

4　腹部・腰部領域での一発診断

> **症状**　15年前より2型糖尿病で内服加療を受けており，アルコール多飲歴がある（焼酎500 mL/日）63歳の男性．1週間前より上腹部痛を自覚し，数日前より38℃台の発熱があり，外来を受診した．
>
> 図1　　　　　　　　　　　　　　　　　　　図2
>
> **所見**　JCS I -1（なんとなく意識がはっきりしない），体温38.6℃，脈拍120回/分，血圧110/67 mmHg．腹部：平坦，軟．肝の叩打痛を認める．髄膜刺激徴候はなし．白血球17,000/μL，CRP 25.9 mg/dL，AST 101 IU/L，ALT 71 IU/L，総ビリルビン3.2 mg/dL．肝胆道疾患による発熱を疑い腹部造影CTを施行した（図1）．また，意識障害があるため頭部造影CTも施行した（図2）．診断は？

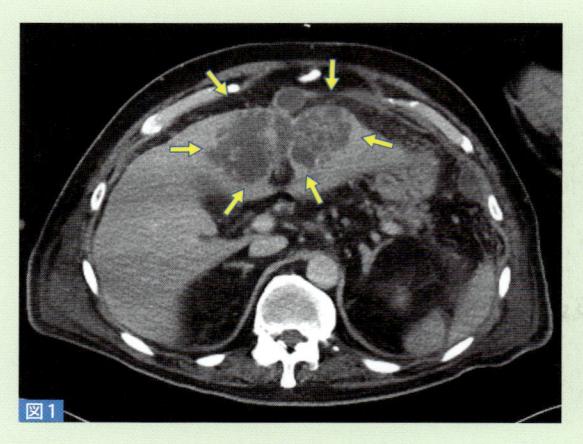

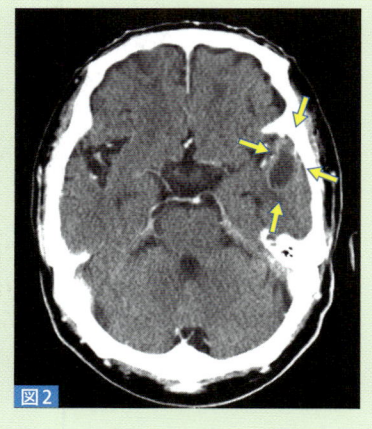

解説　腹部CTで肝臓内に辺縁や隔壁に造影効果を認める多房性の腫瘤性病変を認め，肝膿瘍と診断した．また頭部CTで左前頭葉に辺縁の造影効果のある病変を認め，脳膿瘍と診断した．

- 肝膿瘍の成因として，経胆道性，経門脈性，経肝動脈性，直接浸潤，外傷性，医原性などが挙げられ，経胆道性が最も多いとされている．
- 肝膿瘍の病原菌としては，*Escherichia coli* や *Klebsiella pneumoniae* が多く，近年はアジアを中心に *K. pneumoniae* による肝膿瘍の報告が多い[1]．
- 糖尿病や肝胆道系疾患，アルコール多飲，悪性腫瘍，COPDはリスクファクターである．
- 本症例の場合，全身に多発する膿瘍であり，*K. pneumoniae* による invasive liver abscess syndrome が疑われた．
- *K. pneumoniae* は肝膿瘍の原因菌として多いが，まれに全身の多発膿瘍を呈することがある．
- 造影CTの次の4つの所見が診断に有用である．①膿瘍壁が2 mm未満，②内部壊死性内容，③多発転移感染巣，④背景胆道疾患がない．4項目のうち3項目以上で当てはまる場合は特異度98.6%で *K. pneumoniae* による肝膿瘍である[2]．
- 転移感染部位として眼内炎，髄膜炎，脳膿瘍が多い[3]．
- 肝膿瘍の治療は，経皮経肝膿瘍ドレナージと抗菌薬投与である．

鑑別診断 転移性肝腫瘍・胆管細胞癌

- 肝膿瘍の場合は造影後期に膿瘍の内腔は造影されないが，転移性肝腫瘍・胆管細胞癌の場合は内部が濃染する．穿刺により診断せざるを得ない場合もある．

ピットフォール

- 肝膿瘍の患者では大腸癌を併発していることがある（2.3〜3.2％）[4]．
- 大腸癌周囲の微小膿瘍からの腸管壁の感染防御破壊による経門脈性感染が示唆されている[5]．
- 膿瘍ドレナージにより癌を播種させる可能性がある．造影CT施行時に腸管内の腫瘍性病変の有無も確認しておく．また下部消化管内視鏡も考慮する．

> **一発診断** 肝膿瘍・脳膿瘍（*K. pneumonia* による invasive liver abscess syndrome）

> **ワンポイントアドバイス** 糖尿病患者における発熱のある上腹部痛では肝膿瘍を考え造影CTを行う．

一発診断エクストラ

⑦糖尿病で通院中の70歳の男性，食事中だけ顔に大量の汗をかくんです……

- 糖尿病患者にみられた，食事中のみの顔面の異常発汗から**糖尿病性味覚性発汗**と診断した．
- 味覚性発汗は，食事の際に顔面・頸部に著しい発汗をきたすものをいう．
- 発汗は食事開始数秒後から始まり，頭部，肩まで及ぶことがある[1]．
- 糖尿病性神経障害のほか，唾液腺周囲の外傷・炎症（耳介側頭症候群，三叉神経第Ⅲ枝の帯状疱疹など）・手術，交感神経の遮断（頸部交感神経節切除，Pancoast腫瘍，Horner症候群など）などが原因となる[1,2]．
- 糖尿病性腎症のある患者でよりみられやすい[3]．
- アミトリプチリン，クロナゼパム，クロニジンの内服，ムスカリン受容体拮抗作用のある外用薬の塗布，ボツリヌス毒素を用いた局所注射が有効である[4,5]．

57　腹痛，下痢が治らないんです…と60歳代女性が

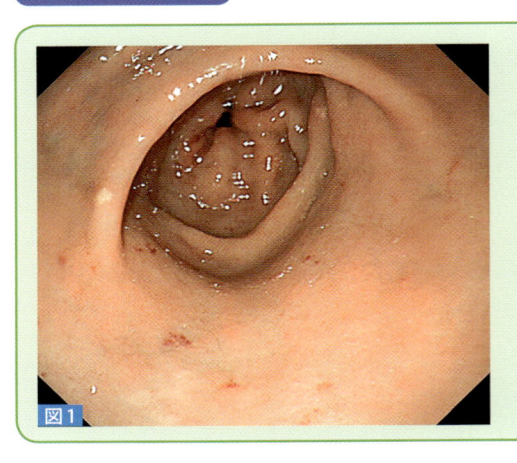

4　腹部・腰部領域での一発診断

症状 気管支喘息，アレルギー性鼻炎，糖尿病，高血圧で通院中の67歳の女性．2週間前から腹部膨満感，腹痛，嘔気・嘔吐，下痢があり外来受診．心窩部に軽度の圧痛を認める．

所見 血液検査：白血球8,500/μL（好酸球18.1％），CRP 1.03 mg/dL，肝機能・腎機能：正常．内視鏡所見：胃前庭部に軽度の発赤が散在している（図1）．診断は？

解説 末梢血に好酸球増多がみられるアレルギー疾患のある患者が消化器症状を訴えているため好酸球性胃腸炎を疑った．上部消化管内視鏡検査による生検にて胃粘膜に好酸球の浸潤を認めたため確診した．

- 好酸球性胃腸炎は，消化管粘膜への好酸球の浸潤によりさまざまな消化器症状を呈する疾患である．
- 胃と十二指腸に多い[1]．
- 30～50歳代の男性にやや多いが，若年者から高齢者まで幅広く罹患する[1]．
- 喘息，鼻炎，皮膚疾患，薬剤・食物などのアレルギー性疾患を約50％で合併するため[1]，何らかのアレルギー的機序による発症が推定されているが，詳細は不明である．
- ①一過性型（42％），②再発型（37％），③慢性経過型（21％）に分けられる[2]．
- 腹部膨満感，腹痛，嘔気・嘔吐，下痢，体重減少を認め，腸閉塞や腸穿孔をきたすこともある[1]．
- 80％の症例で末梢血中の好酸球増多がみられる．白血球，CRP，IgEの上昇を伴っていることも多い[1,3]．
- 腹水が貯留し，腹水中に好酸球増多がみられることがある（約13％）[4]．
- 内視鏡検査では粘膜の浮腫，発赤，びらんなどがみられるが，特異的なものはない．このため内視鏡所見のみで診断することは困難である[1]．
- 生検にて粘膜内に好酸球浸潤を認める．一見正常に見える粘膜にも好酸球浸潤を認めることがあるので，見落としがないよう，正常粘膜も含めて数ヶ所以上から生検する．
- ステロイドが著効する（90％）．投与量，中止時期，再発時の対応についての一定の見解はない[1,3]．
- 生検で好酸球浸潤を認めなくても，症状から強く疑われる場合は診断的治療を行うこともある．
- モンテルカストなどの抗アレルギー薬が有用のこともある[1,3]．

鑑別診断 好酸球増多を伴う消化器疾患を鑑別する．

①特発性好酸球増多症候群
- 1,500/μL以上の末梢血好酸球増多が6ヶ月以上持続し，消化器のほか，心血管，呼吸器，皮膚，中枢神経症状など多臓器にわたる障害を伴う．

②寄生虫感染症
③炎症性腸疾患
・生検にて粘膜内に好酸球浸潤を認めることがある．

ピットフォール
・20％の症例では末梢血の好酸球増多を認めない．
・自然治癒する例もある．診断されないまま軽快している可能性がある[5]．

一発診断：好酸球性胃腸炎

ワンポイントアドバイス：アレルギー疾患を有する患者で，末梢血好酸球増多を伴った消化器症状をみたら好酸球性胃腸炎を疑い，消化管内視鏡検査を行う．

一発診断エクストラ

⑧最近おしっこがオレンジ色なんです……と肺MAC症の治療を開始した58歳の女性．その原因は？

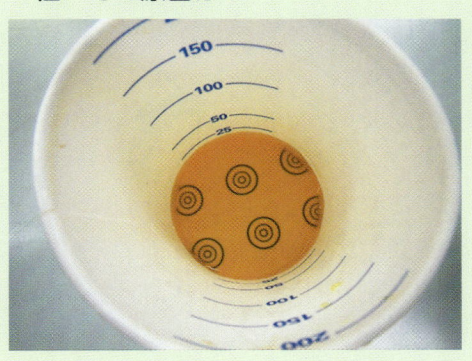

- 肺MAC症の標準治療は，リファンピシン，エタンブトール，クラリスロマイシンの3剤併用である[1]．
- リファンピシンを服用すると尿，便，唾液，汗，涙，髄液が橙赤色になるので[2]，投与開始前にあらかじめ伝えておく必要がある．
- 尿・便などの色調に変化をきたす代表的な薬剤として以下が挙げられる．
  チペピジン（アスベリン®）……赤色尿
  センナ（アローゼン®）・センノシド（プルゼニド®）……黄褐色～赤色尿
  レボドパ・ベンセラジド（マドパー®）……黒色尿・便・汗
  セフジニル（セフゾン®）……赤色尿・便
  テトラサイクリン（アクロマイシン®）……赤色便

58 昨日胃癌検診を受けて，夜からお腹が痛いんです…と60歳代男性が

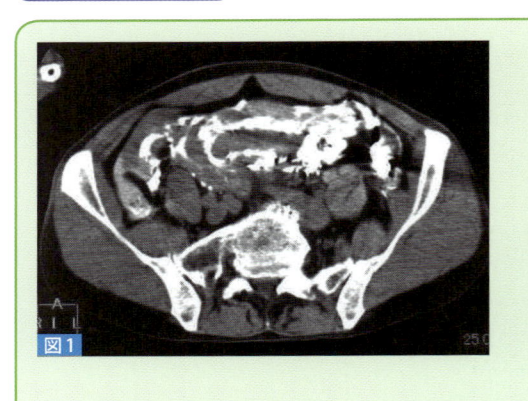

4 腹部・腰部領域での一発診断

症状 昨日バリウムによる胃癌検診を受けた63歳の男性．検査後から排便がなく，徐々に腹痛が強くなった．その後も排便はなく，腹痛が増強してきたため受診した．

所見 表情は苦悶様で，激しく腹痛を訴え，冷汗がみられる．血圧198/120 mmHg，心拍数102回/分，体温38.2℃．腹部：平坦，腸蠕動音低下，板状硬，下腹部を中心に圧痛，反跳痛あり．急性腹症，汎発性腹膜炎と考え腹部単純CTを施行した（図1）．診断は？

解説 上部消化管バリウム造影検査後に発症した急激な腹痛からバリウム腹膜炎を疑い，腹部CT検査にて腹腔内へのバリウム漏出を認めたことから診断した．

- バリウム腹膜炎とは，バリウムにより腸管穿孔を発症し，腸管外への漏出により腹膜炎を呈する病態である．
- 上部消化管バリウム検査によるバリウム腹膜炎の頻度は，1万回に2～4例と報告されている[1]．
- そのうち，下部消化管が穿孔するのは101万3,000例中3例と報告されている[2]．
- 上部消化管穿孔はバリウム投与当日に，下部消化管穿孔は翌日～検査後7日目までに発症する[3]．
- 下部消化管穿孔例では，大腸憩室や大腸癌などの器質的疾患がある場合に発症しやすい[3]．
- 本邦の報告では，胃・十二指腸穿孔は全例救命されており，大腸穿孔では26％の死亡率であった[3]．
- 大腸穿孔ではバリウムと便塊が同時に腹腔内に漏れることにより，化学性および細菌性腹膜炎が起こり重症化する[4]．
- バリウム検査後は下剤の服用をさせ，水分がないとバリウムが固形化するため，十分な水分の摂取を指導する．翌日も排便がない場合や腹痛や腹部膨満が出現した際には，排便の処置を要するため医療機関を受診するよう説明する．

鑑別診断①　バリウム虫垂炎，バリウム憩室炎

・バリウム検査後の腹痛として鑑別にあげられる．硬化したバリウムが虫垂や憩室に残留することによって生じる．CTでは虫垂や憩室にはまり込んだ高吸収を認め，その周囲に脂肪織の濃度上昇など炎症が波及している所見があれば診断できる．検査後から発症までの時間は，検査直後～5年程度まで報告されており，バリウム腹膜炎より時間経過が長い症例が多い．

ピットフォール

・バリウムはCT検査でハレーションを起こすため，バリウムの存在部位が腹腔内か腸管内か判断に迷う場合がある．
・腹腔内漏出から時間経過とともに除去が困難となる．可及的速やかに外科手術を行う必要があるため，常に緊急手術を念頭に置いた対応をすべきである．

一発診断	バリウム腹膜炎
ワンポイントアドバイス	バリウム検査後1週間以内の激しい腹痛はバリウム腹膜炎を疑い，CTでバリウムの腸管外漏出の有無を確認する．

一発診断エクストラ

⑨下腿の発赤，疼痛，腫脹で蜂窩織炎と思いきや……"偽性蜂窩織炎"

表　偽性蜂窩織炎を呈する疾患

	よくある疾患	まれな疾患
血管系	うっ滞性皮膚炎 表在性静脈血栓症 深部静脈血栓症	Baker嚢腫破裂 リンパ浮腫
皮膚	接触性皮膚炎 足白癬 毛包炎 虫刺症 薬剤性 好酸球性蜂窩織炎（Wells症候群） Sweet症候群	蕁麻疹・血管浮腫 脂肪織炎 ・結節性紅斑 ・好酸球性筋膜炎 ・硬結性紅斑 ・全身性：膵炎・深在性エリテマトーデス
膠原病	痛風性関節炎	
免疫系・特発性	肢端紅痛症 再発性多発軟骨炎	全身性エリテマトーデス サルコイドーシス 結節性多発動脈炎
悪性腫瘍	丹毒様癌	リンパ腫 白血病 乳房・乳房外Paget病 グルカゴノーマ
遺伝性	家族性地中海熱 TNF受容体関連周期性症候群	
異物	金属異物への反応 肉芽腫性反応	
その他		カルシフィラキシス※ コンパートメント症候群

※透析患者に生じる有痛性の紫斑，難治性の潰瘍

（文献1〜3より作成）

59　腹痛が続いてるんです…と3歳の女児が

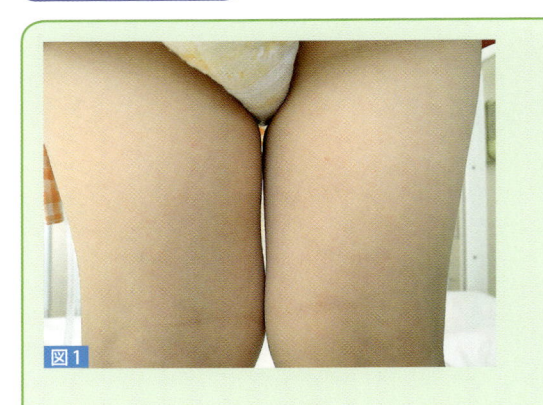

4　腹部・腰部領域での一発診断

症状 6日前に発熱を認め，近医で溶連菌感染症と診断され抗菌薬内服にて解熱．4日前より間欠的な腹痛を認めた．2日前に他院を受診し，腸重積の疑いで注腸造影検査が施行されたが腸重積は否定された．その後も腹痛が続き，経口摂取不良となったため紹介となった．

所見 腹部：平坦，腸雑音正常，軟，圧痛なし，肝脾腫なし，腫瘤なし．下肢に紫斑を多数認め，一部は隆起して触知可能（図1）．血液検査：血小板32万，PT-INR 1.04，APTT 31.9（21.9〜31.9），FDP 12.4 μg/mL（<4.9），Dダイマー11.0 μg/mL（<0.9），第XIII因子49%（52〜124），尿検査に異常なし．診断は？

解説 腹痛，血小板減少・凝固異常を伴わない下肢に限局し隆起して触知可能な紫斑よりHenoch-Schönlein紫斑病と診断した．

- Henoch-Schönlein紫斑病は，IgA血管炎とも呼ばれ，IgAが関与する免疫複合体が皮膚，腸管，腎臓に沈着することで症状を呈する[1]．
- 出血傾向を伴わない下肢に限局した触知可能な紫斑，腹痛，関節炎・関節痛が典型的な症状である[2]．
- 時に急性腹症の診断で開腹されてしまうことがあるため[3]，小児の腹痛の診察では下肢の紫斑の有無を確認すべきである．
- 腎炎を合併することがあり，経過観察が必要となる[2]．
- FDPとDダイマーの上昇が病勢を反映し[4]，第XIII因子の低下とともに診断の参考になる．
- 誘因として，上気道感染，特にA群β溶連菌感染や，ワクチン接種，虫刺症などがある[5]．
- 成人の発症はまれだが，IgA血管炎は悪性腫瘍との関連が示唆されているため注意が必要である[1]．

鑑別診断
- **紫斑**：紫斑のみの場合，各種血管炎や，白血病，免疫性血小板減少性紫斑病などを鑑別する．
- **腹痛**：激しい腹痛のため急性腹症との鑑別を要する．腸重積も鑑別に挙がるが，Henoch-Schönlein紫斑病に腸重積を合併する例もある．超音波検査が診断に有用である[3]．

ピットフォール
- 14〜36％では腹部症状が紫斑に先行するため[3]，初期には診断が難しいこともある．
- 虫垂炎と誤診される例が5〜7％存在する[3]．

一発診断 Henoch-Schönlein紫斑病（IgA血管炎）

ワンポイントアドバイス 腹痛を訴える小児で，出血傾向を伴わない下肢に限局した触知可能な紫斑をみたらHenoch-Schönlein紫斑病．

60 吐いて，熱が出てきたんです…と80歳代の寝たきり男性が

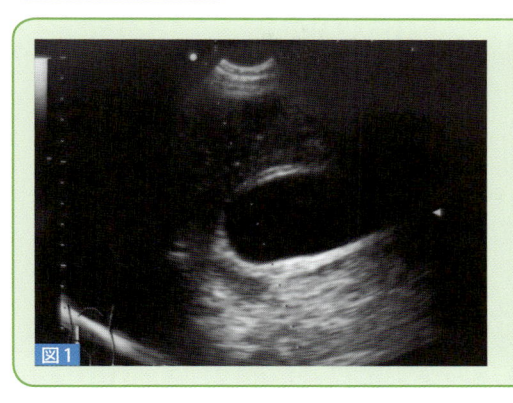

4 腹部・腰部領域での一発診断

症状 昨晩から嘔吐を繰り返している．脳梗塞のため入院中で長期絶食中の80歳の男性．

所見 眼球結膜に黄染なし．胸部聴診は異常なし．右上腹部に圧痛を認めるが，意思疎通困難なためMurphy徴候を確認できない．ベッドサイドで超音波検査を施行した（図1）．診断は？

図1

解説 脳梗塞のため入院中で絶食中の重症患者が発熱，嘔吐をきたし，右上腹部に圧痛を認めたため急性胆嚢炎を疑い超音波検査を施行した．胆嚢内に胆石は確認できなかったが，胆嚢壁の肥厚，胆泥，胆嚢腫大，胆嚢周囲の浮腫を認めたため，無石胆嚢炎と診断した．

- 無石胆嚢炎は，結石を原因としない急性胆嚢炎で，急性胆嚢炎の2〜15％を占める[1,2]．
- 病因として，胆汁うっ滞，胆嚢虚血がいわれているが，はっきりわかっていない[2,3]．
- 危険因子として，高齢，脳血管障害，外傷，熱傷，手術後，ショック，敗血症，経静脈栄養による長期絶食，人工呼吸器管理（陽圧換気使用）などが挙げられ，重症患者に発症しやすい[1〜3]．
- 症状，血液検査所見は，胆石胆嚢炎と差はみられない[2]．
- 原因不明の発熱，腹部の不快感，白血球上昇が唯一の症状，所見のことがある[4]．
- 超音波検査での胆嚢壁の肥厚が最も診断に有用である（3 mm以上で感度100％・特異度90％，3.5 mm以上で感度80％・特異度98.5％）[5]．ほかに，胆泥，胆嚢水腫，胆嚢腫大（5 cm以上），胆嚢周囲の液体貯留などの所見がみられる[3,5]．
- 壊疽（50％），穿孔（10％）をきたすことが多いため予後不良で，死亡率が高い（30％）[1〜3,5]．
- 抗菌薬による治療を開始し，重症患者に多くみられることも考慮して，侵襲性の低い経皮的胆嚢ドレナージ法を行う．24時間以内に症状の改善がみられない場合，壊疽・穿孔が疑われる場合は胆嚢摘出術を行う[4]．

鑑別診断 右上腹部痛，心窩部痛を訴える疾患が鑑別にあがる．胆石胆嚢炎，消化性潰瘍，右下葉肺炎，急性膵炎，肝・横隔膜下膿瘍，右腎盂腎炎，他疾患による敗血症を鑑別する[4]．

ピットフォール 入院中の重症患者だけでなく，外来患者にも発症することがある[2,4]．

一発診断 無石胆嚢炎

ワンポイントアドバイス 重症患者で，フォーカスがはっきりしない敗血症や黄疸がみられたら無石胆嚢炎を疑って超音波検査を施行する．

61 4 腹部・腰部領域での一発診断
熱があってお腹が痛いんです…と9歳の男児が

症状 前日に弟が発熱，咽頭痛のため受診し，扁桃発赤，白苔，溶連菌迅速診断キット陽性にて溶連菌性咽頭炎と診断されていた．9歳の男児は受診当日から発熱，腹痛を認めた．嘔吐，下痢はない．

所見 腹部に異常所見はなく，圧痛も認めず，現在，腹痛は軽快している．扁桃に発赤を認めるが咽頭痛はない．頸部リンパ節腫脹なし．溶連菌迅速診断キット陽性．診断は？

解説 発熱，咽頭発赤を伴って腹痛を訴え，迅速検査陽性であることから溶連菌性咽頭炎とそれに伴う腹痛と診断した．アモキシシリンを処方したところ翌日には解熱し，腹痛も消失した．

- 溶連菌性咽頭・扁桃炎の主な症状は，発熱，咽頭痛などであるが，腹痛も咽頭痛と同程度の頻度で出現する[1]．
- 溶連菌感染に伴う腹痛は，腹部の身体所見に乏しいことが多い．
- また，時に咽頭痛を伴わず腹痛のみを主訴として来院することもある[1]．
- 当初，虫垂炎が疑われたが，最終的に溶連菌による咽頭炎と診断される例もある[2]．
- よって，発熱と腹痛を呈する児では咽頭の観察も同時に行うのがよい．そして，咽頭炎が疑われた場合は迅速診断キットや咽頭培養を行うのがよい[1]．
- もちろん，腹痛を訴える小児の診察の際には，咽頭のほかにも，Henoch-Schönlein紫斑病でみられる下肢の紫斑や関節腫脹，鼠径ヘルニア，精巣捻転などに注意すべきである[3,4]．

鑑別診断 腹痛の鑑別は多岐にわたる．発熱を伴う小児の腹痛のコモンディジーズを挙げる．
①**急性胃腸炎**：ロタウイルスなどによるウイルス性胃腸炎では，高熱を伴うことがある．
②**急性虫垂炎**：学童期以降の腹痛では常に考え，最後まで可能性を残す．
③**肺炎**：小児の腹部臓器以外の腹痛の原因として最も頻度が高い[5]．左もしくは右上腹部痛であれば想起しやすいが[4]，圧痛を伴う下腹部痛を訴えることもあり，時として急性腹症として手術される例もある[6]．
④**尿路感染症**：下腹部の圧痛を伴うことがある．

ピットフォール 咽頭痛を訴えず，腹痛のみを主訴とする溶連菌感染症がある．

一発診断 溶連菌感染による咽頭炎と腹痛

ワンポイントアドバイス 小児の腹痛では，咽頭を必ず診察するようにする．

62　腹痛と下痢が続いているんです…と20歳代女性が

4　腹部・腰部領域での一発診断

症状　3ヶ月前から下腹部痛・下痢が続くため下部消化管内視鏡検査が施行されたが異常を認めないため紹介受診した28歳の女性．症状は週に3～4回の頻度でみられ，排便は1日2～3回で下痢のことも軟便のこともある．腹痛は午前中に多く，排便により軽快する．腹部膨満感あり．

所見　食欲低下，発熱，体重減少，血便はなし．症状が出現する1ヶ月前にカンピロバクター腸炎に罹患して抗菌薬で加療を受けている．CDトキシンは陰性．診断は？

解説　症状発症前に感染性腸炎に罹患している若年女性にみられた1ヶ月以上続く下腹部痛・下痢で，腹痛は排便で軽快することから，感染後過敏性腸症候群（postinfectious irritable bowel syndrome：PI-IBS）と診断した．

- PI-IBSは，発熱，嘔吐，下痢，便培養陽性の4項目のうち2つ以上を認めた後から，IBSの症状が出現するものをいう[1]．
- 感染性腸炎に罹患した3.7～36％の患者でみられる[1]．
- IBSの発症リスクは感染性腸炎に罹患していない人に比べて6倍に増加する[2]．
- 危険因子として，若年，女性，感染性腸炎の罹患期間，不安・抑うつがあげられる[1]．
- ノロウイルス，ロタウイルス，カンピロバクター，赤痢，サルモネラ，大腸菌などによる感染性腸炎が誘因となる[1]．
- カンピロバクター腸炎罹患後には10％の患者が発症し，下痢型が最も多く（63％），次いで混合型（24％），便秘型（13％）である[1]．
- 通常のIBSに比べて下痢型が多い[3]．
- 通常のIBSに比べて予後は良好で，5～6年で寛解することが多い[4]．
- 通常のIBSと同様の対症療法を行う[1]．

鑑別診断　感染性腸炎後に腹痛・下痢をきたす疾患．

①**乳糖不耐症**[1]
- 感染性腸炎後に一時的に認めることがある．
- 牛乳・乳製品の摂取で悪化するかを確認する．
- 小児に多い．

②**顕微鏡的大腸炎**[5]
- 薬剤性のほか，カンピロバクター腸炎後に起こることもある．
- 生検で確定診断する．
- 中年以降の女性に多い．

ピットフォール　7人に1人は8年後もIBSの症状が続く[6]．

一発診断　感染後過敏性腸症候群（PI-IBS）

ワンポイントアドバイス　感染性腸炎後に，排便で軽快する腹痛，腹部膨満感，排便習慣の変化をみたら感染後過敏性腸症候群．

63　4　腹部・腰部領域での一発診断
熱が出てお腹が痛いんです…と20歳代女性が

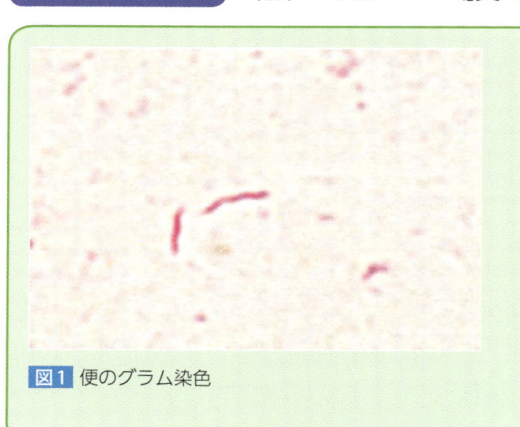

症状 2日前から39℃の発熱があり，昨日から腹痛，下痢もあると訴えて受診した28歳の女性．軽度の嘔気と10回/日以上の下痢があるが，腹痛が最も辛いという．

所見 血圧118/58 mmHg，脈拍数96回/分，体温38.6℃．採血：白血球12,000/μL，CRP 5.4 mg/dL．身体所見：腹部は平坦・軟で，臍周囲から右下腹部にかけて圧痛を認める．便のグラム染色を行った（図1）．診断は？

図1　便のグラム染色

解説 下痢よりも腹痛が主症状の感染性腸炎である．便のグラム染色でカモメの羽のように見えるらせん状のグラム陰性桿菌（gull-wing）を認めたためカンピロバクター腸炎が疑われた．追加の問診で，3日前に鶏肉を摂食していることがわかったため確診した．後日，便培養で *Campylobacter jejuni/coli* が検出された．

- カンピロバクター腸炎は，鶏肉の摂食が原因となることが多い（50〜70％）[1]．
- 牛肉，羊肉，豚肉，汚染された牛乳・水でも起こりうる[2]．
- 潜伏期間は約3日間である（1〜7日間）[2]．
- 約1/3で前駆症状（高熱，全身痛，めまい，不穏など）がみられ，1日（まれに数日）続いた後に消化器症状が出現してくる[2]．
- 発熱，腹痛，下痢が三大症状である．
- 微熱〜40℃以上の発熱が90％以上でみられ，1週間続くこともある[1]．
- 右下腹部痛を訴える場合，虫垂炎との鑑別が必要となる[2]．
- 下痢よりも腹痛が主症状になるのが特徴である[1]．
- 軟便〜水様性もしくは血性（15％）の下痢が10回/日以上みられることもある[1]．
- 下痢は1週間前後続き，腹痛は下痢が治ってからも続くことがある[2]．
- 嘔気はよくみられ，嘔吐は15〜25％でみられる[2]．
- 菌血症や敗血症をきたすことがある（0.1〜1.0％）[1,2]．
- 炎症の程度によって便中白血球・赤血球が観察される（75％）[1]．
- 便のグラム染色で，カモメの羽のように見えるらせん状のグラム陰性桿菌を認める（感度89％・特異度99.7％）[3]（図1）．
- 過敏性腸症候群，反応性関節炎，ギラン・バレー症候群などを続発することがある[1,4]．
- 軽症の場合は対症療法のみでよい．高熱，血便，その他の症状が1週間以上続いている場合，妊婦，免疫抑制患者では抗菌薬を使用する[1]．
- キノロン耐性が増えているため，マクロライド系抗菌薬が第一選択薬である[1]．

> **鑑別診断** 感染性腸炎をきたす疾患として下記を鑑別する．

①サルモネラ腸炎[5,6]

・鶏卵・食肉の摂取を確認．
・潜伏期間は8～72時間である．
・病変部位は，回盲弁を含めた終末回腸に最も多く，次いでS状結腸〜上行結腸で，直腸病変は非常に少ないのが特徴．
・比較的徐脈をきたす．
・5％未満で菌血症（心内膜炎，感染性動脈瘤，骨髄炎など）をきたす．

②エルシニア腸炎[7]

・潜伏期間は4～6日である．
・右下腹部痛を訴える場合，虫垂炎との鑑別が必要となる．
・咽頭炎を伴うことがある（20％）．
・感染後に結節性紅斑や反応性関節炎をきたすことがある．
・リンパ節への親和性が高いため，腸間膜・回盲部リンパ節の腫大がみられることが多い．

> **ピットフォール** もし血液培養で*Campylobacter*属を認めたら，*C. jejuni/coli*のほかに，*C. fetus*も考えられる．*C. fetus*は免疫不全状態の患者に感染しやすく，血管親和性が高いため，心内膜炎，感染性動脈瘤，血栓性静脈炎などの腸管外感染症を検索する必要がある[8]．

一発診断：カンピロバクター腸炎

> **ワンポイントアドバイス** 下痢よりも腹痛，発熱が主症状の腸炎をみたら，鶏肉の摂食を確認し，便グラム染色でgull-wingを認めればカンピロバクター腸炎．

64　4　腹部・腰部領域での一発診断

最近食後に吐くことが多いんです…と20歳代のやせ気味の女性が

症状　2週間前から嘔気・嘔吐があり上部消化管内視鏡検査にて逆流性食道炎を認めたためプロトンポンプ阻害薬が処方されたが，改善しないため受診した24歳の女性．症状は食後に悪化し，お腹の張りを自覚している．

所見　身長150 cm，体重36 kg（BMI 16.0 kg/m²）．心窩部に軽度の圧痛を認める．腹水貯留を疑う所見はない．採血で大きな異常なし．追加の問診：症状は仰臥位で悪化し，左側臥位で軽快する．追加で腹部エコー（図1），腹部CT（図2）を施行した．診断は？

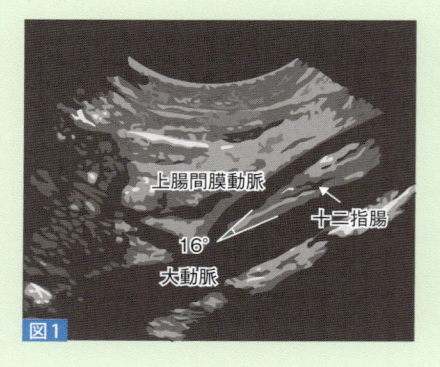

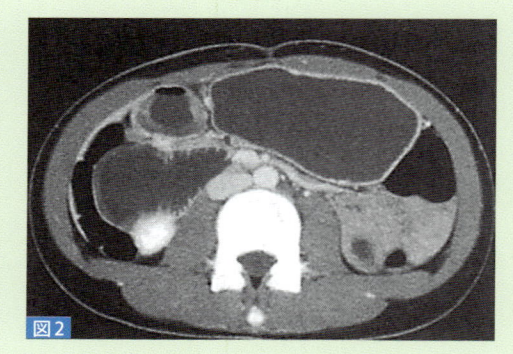

図1　（上腸間膜動脈，16°，大動脈，十二指腸）
図2

（西野徳之：ココまで読める！実践腹部単純X線診断（第1版）．中外医学社，109，2014より転載）

解説　やせた女性にみられた，仰臥位で悪化し，左側臥位で軽快する腹痛，嘔吐である．腹部CTで十二指腸水平脚が上腸間膜動脈と腹部大動脈の間に挟まれ，その近位部が拡張し，腹部エコーで大動脈と上腸間膜動脈のなす角度が25°未満であることから上腸間膜動脈症候群（superior mesenteric artery syndrome：SMA症候群）と診断した．

- 上腸間膜動脈症候群は，十二指腸水平脚が大動脈と上腸間膜動脈の間で圧迫され通過障害を生じるために起こる一連の症状のことをいう．
- ダイエット，神経性食思不振症，長期臥床，外傷，熱傷，術後などによる上腸間膜動脈周囲の脂肪組織の減少，脊柱側彎の術後，トライツ靭帯の高位付着などによる解剖学的変化が誘因となって，大動脈と上腸間膜動脈のなす角度が鋭角となるために生じる[1,2]．
- 若年女性に多いが，あらゆる年齢に起こりうる[1,3]．
- 食欲不振，食後の心窩部痛，嘔気・嘔吐，食後の腹部膨満感，早期満腹感を認める[1,3]．
- 逆流性食道炎の症状を訴えることもある[1,4]．
- 症状は仰臥位で悪化し，腹臥位，左側臥位，膝胸位で軽快する[1,4]．
- 身体所見で，腹部膨満，振水音，鼓音を認めることがあるが非特異的である[4]．
- 腹部X線写真，上部消化管造影で，胃・十二指腸近位部の拡張，水平脚でのガスの断裂像を認める[4]．
- 腹部エコー，腹部CTで，大動脈と上腸間膜動脈のなす角度が25°未満，大動脈と上腸間膜動脈の間隙幅が8 mm未満の時，本症を疑う[1,3]．
- 食生活の見直しと食後の体位を指導する．

- 体重を適正化しても症状が改善しない場合は，手術を考慮する[3]．

鑑別診断 急性胃腸炎，急性胃拡張，神経性食思不振症として見逃されていることがある．

ピットフォール
- 必ずしもやせた体型の人だけに生じるわけではない（約24％が正常のBMI）[3]．
- 症状が出現してから診断がつくまで平均30日を要している[3]．

一発診断：上腸間膜動脈症候群（SMA症候群）

ワンポイントアドバイス やせた患者が仰臥位で悪化し，左側臥位で軽快する腹痛，嘔吐を訴えたら上腸間膜動脈症候群．

一発診断エクストラ

⑩食事中に食べ物が喉に詰まるようになって意識を失い，バタンと倒れることがたびたびあるという60歳代の男性．数秒後には意識は完全に元に戻るという．咽頭痛はない．上部消化管内視鏡検査で異常なし……てんかん？

- 嚥下時に意識消失発作を繰り返し，咽頭痛を認めないことから，**嚥下性失神**を疑った．ホルター心電図にて食事中に房室ブロックおよび洞停止を認め，症状の再現性がみられたことから確診した．
- 嚥下性失神は，嚥下中もしくは嚥下直後に起こる意識消失発作のことをいう．
- 食道の圧受容体を介した迷走神経反射による刺激伝導系の抑制により生じるといわれているが，はっきりわかっていない[1,2]．
- 成人男性に多いが，若年者でも起こりうる[2]．
- 食道疾患（食道裂孔ヘルニア，憩室，悪性腫瘍，逆流性食道炎，食道痙攣，アカラシアなど）や心血管疾患〔陳旧性心筋梗塞（特に下壁梗塞），上行大動脈瘤など〕に伴うこともある[1~3]．
- 固形物，冷水，温水，炭酸飲料などいずれも誘因となりうる[1,2]．
- 誘因を避け，固形物はしっかり咀嚼し，食事前にコーヒーを飲む．改善がみられない場合は，ペースメーカー植え込み術を行う[1,2]．
- 食事中に失神をきたす疾患として舌咽神経痛が鑑別に挙がる．

65 下腹部が痛い…と18歳の女子高校生が

4 腹部・腰部領域での一発診断

症状 前日の夕方より臍周囲の痛みと嘔気が同時に出現し一度嘔吐したという18歳の女性．本日も臍周囲の痛みが続き歩行時の腹痛も認め，改善しないため受診した．下痢や血便は認めない．

所見 バイタルサインは正常．腹部は，平坦，腸雑音は軽度亢進，臍周囲から右下腹部にかけて圧痛，反跳痛あり．psoas sign 陽性，obturator sign 陰性．CVA 叩打痛なし．白血球 8,400／μL，ヘモグロビン 12.4 g/dL，血小板 18.9万/μL，CRP 0.2 mg/dL，妊娠反応陰性．月経予定日1週間前．腹部 CT を施行した（図1，図2）．診断は？

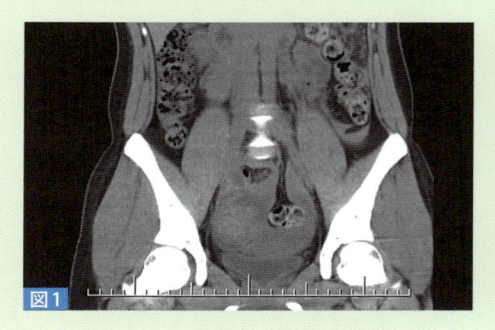

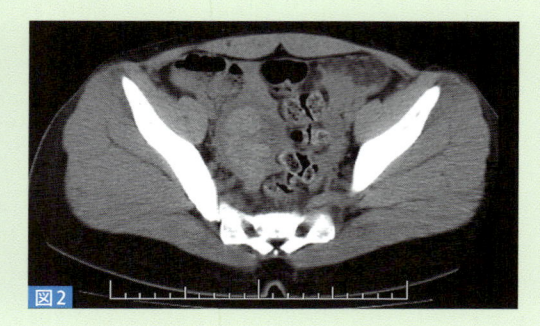

解説 妊娠反応陰性の月経1週間前に出現した急激な右下腹部痛で，CTで内部不均一な卵巣腫大を認め右卵巣出血などを疑い，婦人科へ紹介した．経腟超音波検査で右卵巣に出血性黄体嚢胞とダグラス窩に液貯留を認めたため，右卵巣出血と確定診断した．

- 卵巣出血は，婦人科領域の腹腔内出血のうち異所性妊娠（子宮外妊娠）に次いで頻度が高い[1]．
- 排卵出血と出血性黄体嚢胞があり，後者が多い[1]．
- 排卵出血は排卵により生じた卵胞膜破綻部からの出血で，排卵に伴って排卵孔近傍の卵巣皮質の小動脈を損傷した際に起こりやすい[1]．
- 出血性黄体嚢胞は黄体形成に伴う新生血管が性交などによって破綻し黄体内に出血して嚢胞性腫瘤を生じるもので，腹腔内出血も生じることが多い[1]．
- 急激に発症する罹患側の持続性の下腹部痛で発症し，出血が増加すれば痛みは下腹部全体に広がり腹膜刺激症状を伴うこともある．出血性ショックを呈する症例もある[1]．
- 誘因なく発症する場合もあるが，性交による発症が多い[1]．
- 発症時期は黄体期がほとんどで，月経周期の第20〜26日，特に月経予定日の1週間前に多い[1,2]．
- 右卵巣からの出血が70％以上を占め，左側に少ない[1,2]．これは直腸，S状結腸が左卵巣のクッションとなるためといわれている[3]．
- 発熱や，血液検査上の炎症反応の上昇はほとんどみられない[1]．
- 診断には経腟超音波検査が最も有用で，罹患側卵巣に嚢胞性病変と腹腔内の液貯留を認める[1]．
- 循環動態が安定しない場合や，腹腔内の出血量が多い場合，貧血がある場合は，外科的治療が選択される．それ以外では保存的治療が可能である[1]．

鑑別診断 [1,2]

①**異所性妊娠，切迫・進行流産**：妊娠反応陰性であればほぼ否定できる．
②**卵巣嚢腫茎捻転，有茎性子宮筋腫茎捻転，卵巣腫瘍破裂**：超音波所見により鑑別する．
③**虫垂炎，付属器炎，骨盤内炎症症候群**：発熱，白血球・CRP 上昇などの炎症所見を伴うことが多い．

ピットフォール 正常妊娠や流産に卵巣出血が合併する場合もある[2]．

一発診断：卵巣出血

ワンポイントアドバイス　月経予定日の1週間前の女性の急激な発症の右下腹部痛で，エコーで卵巣に嚢胞性病変と腹腔内の液貯留を認めれば卵巣出血を疑う．

一発診断エクストラ

⑪右下腹部痛だが虫垂炎でない？……"偽性虫垂炎"

表　偽性虫垂炎を呈する疾患

感染性	非感染性
カンピロバクター腸炎	全身性エリテマトーデス
サルモネラ腸炎	糖尿病性緊急症
エルシニア腸炎	クローン病
ウイルス性腸管膜リンパ節炎 　①エンテロ 　②パルボウイルス B19 　③アデノ	血管炎
	急性ポルフィリン症
	骨盤内炎症性疾患
	卵巣出血
伝染性単核球症	卵巣嚢腫破裂・茎捻転
猩紅熱	憩室炎
麻疹（発症前期）	急性胆嚢炎
	急性膵炎

（文献1，2より作成）

66　4　腹部・腰部領域での一発診断
便秘がちで市販薬を毎日飲んでいます…と70歳代女性が

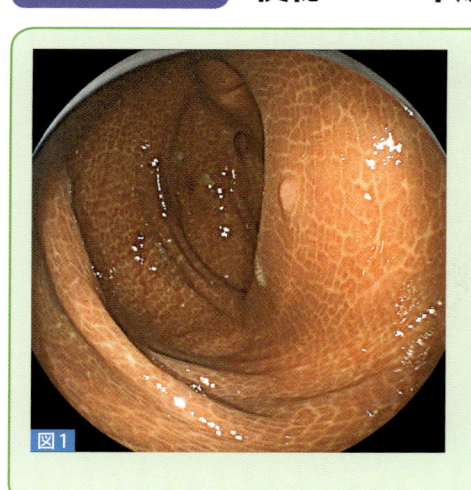

症状　健診で便潜血陽性のため下部消化管内視鏡検査を施行した，便秘症のある70歳の女性．

所見　下部消化管内視鏡検査の所見を示す（図1）．診断は？

図1

解説　大腸粘膜に茶褐色の色素が散在している所見から大腸メラノーシス（大腸黒皮症）と診断した．

- 大腸メラノーシスは，大腸粘膜に茶褐色〜黒色の色素が豹柄状に沈着したものをいう．
- アロエ，アントラキノン系刺激性下剤（プルゼニド®，アローゼン®など）を連用することで，大腸粘膜のアポトーシスが亢進し，死滅した細胞がリポフスチンとなり，これがマクロファージに取り込まれて大腸粘膜固有層に蓄積することで生じる[1]．メラニンが沈着するわけではない．
- 内服開始後4ヶ月以内に生じる[2]．
- 浸透圧性下剤（カマ）やジフェノール系刺激性下剤（ラキソベロン®）ではみられない[2]．
- 直腸〜S状結腸が好発部位であるが，いずれの部位でも起こりうる[2]．
- 悪性腫瘍との関係は示されていない[1]．
- 予後は良好で，便秘の改善，下剤の服用中止で消失する[3]．

ピットフォール　下剤をまったく使用していない便秘の患者にも認められる．

一発診断　大腸メラノーシス（大腸黒皮症）

ワンポイントアドバイス　大腸粘膜に茶褐色〜黒色の斑点がみられたら大腸メラノーシスを疑い，便秘の有無を確認．

67　右の脇腹が痛いんです…と糖尿病の60歳代男性が

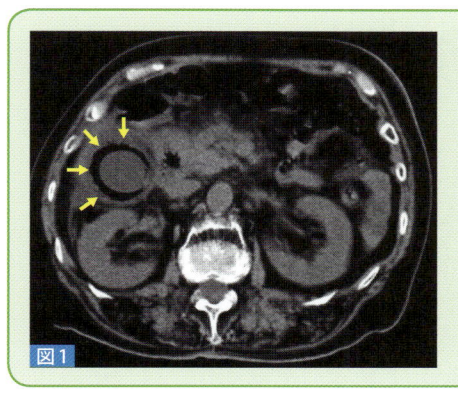

4　腹部・腰部領域での一発診断

症状　糖尿病と高血圧で通院中の68歳の男性．夕食後に嘔吐，右側腹部痛を自覚し受診した．

所見　血圧170/90 mmHg，脈拍数86回/分（整），体温37.8℃．腹部：平坦・軟．右季肋部に圧痛，叩打痛あり．Murphy徴候陽性．白血球14,700/μL，CRP 29.4 mg/dL，T-Bil 1.1 mg/dL，AST 60 IU/L，ALT 68 IU/L，ALP 504 IU/L，γGTP 98 IU/L．急性胆嚢炎を疑い腹部単純CT検査を施行した（図1）．診断は？

解説　腹部CT検査にて，胆嚢壁の肥厚，周囲の脂肪織の濃度上昇を認め急性胆嚢炎がみられ，さらに胆嚢内にガス（図1，⇒）を認めたため，気腫性胆嚢炎と診断した．

- 気腫性胆嚢炎は50～70歳代の男性に多く，30～50％に基礎疾患として糖尿病があり，その他高血圧や，虚血性心疾患もみられる[1]．
- 通常の急性胆嚢炎は90～95％が胆石による胆嚢管閉塞が原因であるが[2]，気腫性胆嚢炎では胆石症の合併は半数程度にとどまる[1]．
- 胆嚢動脈の石灰化や狭窄などによる胆嚢壁の虚血性変化により，*Clostridium*属などのガス産生菌の感染が起こることで発症する[1]．
- 腹部エコーでは胆嚢壁に沿った線状の高エコーを認める．CTでは胆嚢壁に沿った低吸収域を認め，本症例のようにリング状を呈することもある．
- 治療は手術が選択されることが多い．経皮経肝胆嚢ドレナージを待機的に行うこともある．穿孔例では速やかに外科手術を行う．

鑑別診断①　胆嚢結石
・胆嚢結石では高エコーはacoustic shadow（AS）を伴うが，気腫性胆嚢炎ではASを伴わない．

鑑別診断②　陶器様胆嚢
・胆嚢壁に広範な石灰化をきたし，陶器のように変化した病態．腹部エコーでは石灰化のため高エコーとしてみられる．陶器様胆嚢は高エコーが体位変換では移動しないことが鑑別点となる．

ピットフォール
- 腹部エコーでは，胆嚢内のガスを腸管ガスと見誤る可能性がある．典型例では胆嚢壁に沿って線状の高エコーを認めるが，腸管ガスの影響で有所見率は80％にとどまる（CTはほぼ100％）[3]．
- 腹部X線検査での右上腹部ガス像の有所見率は99％と高いが，描出には24時間以上かかるため，早期診断にはCTが必要である[4]．

一発診断：気腫性胆嚢炎

ワンポイントアドバイス　糖尿病を合併している中年以降の患者に発症した，胆嚢内にガスを伴う胆嚢炎は気腫性胆嚢炎．

68　4　腹部・腰部領域での一発診断
吐血を繰り返しているんです…と大動脈弁狭窄症の患者が

症状　今朝大量の吐血があったため受診した．高血圧，大動脈弁狭窄症で通院中の80歳の女性．今までも何度か吐血を繰り返しているが原因不明といわれている．抗血小板薬，抗凝固薬の内服はない．

所見　Hb 8.7 mg/dL，Cr 0.5 mg/dL．聴診所見：胸骨左縁第2肋間を最強点とするLevine Ⅲ度の収縮期雑音を聴取した．上部消化管内視鏡所見：胃体上部小彎側に毛細血管の拡張を認め，易出血性である．診断は？

解説　大動脈弁狭窄症のある患者が消化管出血を繰り返しており，上部消化管内視鏡検査で毛細血管の拡張がみられたことからHeyde症候群 (type 2A von Willebrand syndrome) を疑った．von Willebrand因子 (VWF) のマルチマー解析を行い，高分子マルチマーの欠損がみられたことから確診した．

- Heyde症候群は，大動脈弁狭窄症に，消化管血管異形成による消化管出血を合併するものをいう．
- 狭窄した大動脈弁を通過する際の高いずり応力によってVWF高分子マルチマーが減少し，消化管をはじめとする各部位に血管異形成を生じることが原因と考えられている．
- 大動脈弁狭窄症で血管異形成を生じる機序として，加齢に伴う変化，大動脈弁狭窄症による消化管粘膜の低灌流とそれに伴う血管拡張などが考えられている[1]．
- 高度の大動脈弁狭窄症 (圧較差50 mm以上，大動脈弁口面積0.5 cm^{2}以下) 患者の約90％でVWF高分子マルチマーの減少を認める．
- そのうち約20％で消化管出血，鼻出血，斑状出血，歯肉出血などの出血症状がみられる[2]．
- 消化管血管異形成を有する患者の約32％で大動脈弁狭窄症を合併していたとの報告がある[3]．
- 血管異形成は右側結腸 (上行結腸，特に回盲部) に多い[4]．胃，小腸，鼻粘膜にもみられる[1]．
- 大動脈弁置換術により95％の患者で症状が消失する[1]．
- 内視鏡的止血治療を試みても1/3の症例で再出血をきたす[5]．腸切除術を行っても，他部位で出血を繰り返す[4]．VWF含有血液凝固因子製剤，デスモプレシンの効果は乏しい[4]．

鑑別診断　消化管血管異形成をきたす疾患として，腎不全，肝硬変，von Willebrand病が挙がる[6]．

ピットフォール
- 原因不明の消化管出血の30～40％は消化管血管異形成による[4]．
- ただし，65歳以上では3％が無症候性に消化管血管異形成を有している[4]．

一発診断：Heyde症候群

ワンポイントアドバイス　大動脈弁狭窄症のある患者で，原因不明の鉄欠乏性貧血，便潜血陽性，繰り返す消化管出血をみたらHeyde症候群を疑う．

69　便に血が混じるんです…と30歳代女性が

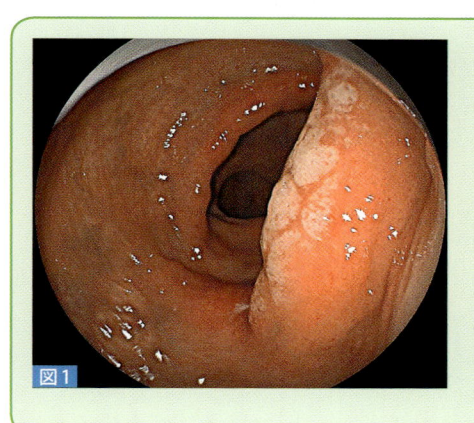

4　腹部・腰部領域での一発診断

症状 数年前から時々排便時に出血することがあった38歳の女性．もともと便秘で，排便時に時間をかけて息み，硬い便を出していることから，切れ痔による出血と考えていた．大腸癌検診で便潜血陽性を指摘されたため病院を受診し，精査のため大腸内視鏡検査を施行することとなった．

所見 大腸内視鏡検査で，下部直腸前壁のひだ上に境界が不明瞭な隆起性病変を認め，頂部には白苔の付着を認めた（図1）．診断は？

解説 便秘で排便時に息む習慣がある患者で，下部直腸にみられた隆起性病変から粘膜脱症候群が疑われた．生検を行い，病理組織にて線維筋症（fibromuscular obliteration）を認めたため確診した．

- 排便時の過度な息みなどに伴い直腸粘膜が肛門より脱出を繰り返すことにより，直腸粘膜の虚血や慢性の機械的刺激が起こり潰瘍や隆起を生じる．
- 血便や排便時の出血，残便感，肛門部の疼痛などがみられるが，1/4の症例では無症状である[1]．
- 好発部位は肛門縁から5〜10 cmの前壁である．肉眼的に隆起型，潰瘍型，平坦型に分けられ，隆起型が最も多い[2]．
- 診断は生検にて粘膜固有層内の粘膜筋板の平滑筋線維と線維組織の混在と増生，線維筋症を認めることにより行う．
- 治療法は確立していない．排便習慣の正常化，便秘に対する治療，高繊維食の摂取などが挙げられている．難治性の場合には外科的治療も考慮されることがある．

鑑別診断①　大腸癌
・内視鏡所見から大腸癌が疑われることがあり，確定診断のために生検が必要である．

鑑別診断②　急性出血性直腸潰瘍（→項目70参照）
・粘膜脱症候群では潰瘍を呈することもある．直腸潰瘍は，粘膜脱症候群と比べ高齢者に多く，寝たきりの患者に発症しやすい．

ピットフォール 粘膜脱症候群の病変内に大腸癌が発生することがあり，病変がある限り定期的な内視鏡検査による経過観察を要する[3]．

一発診断：粘膜脱症候群

ワンポイントアドバイス 便秘がちで排便時に息むことが多い若年者で，下部消化管内視鏡で直腸に隆起性または潰瘍性病変をみたら粘膜脱症候群．

70 下血したんです…と80歳代男性が

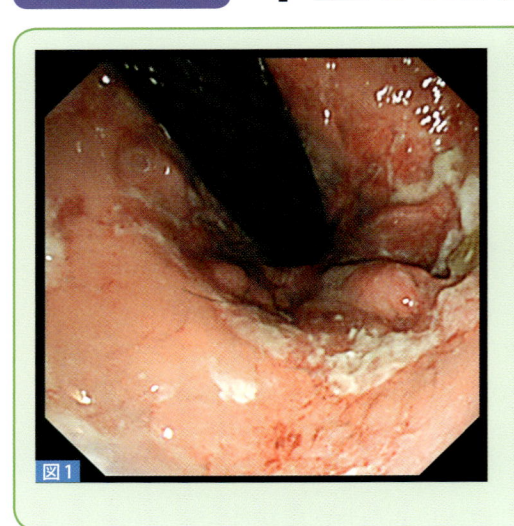

4 腹部・腰部領域での一発診断

症状 突然下血したため受診した，老人保健施設入所中の脳梗塞後遺症で寝たきりの80歳の男性．腹痛はない．消炎鎮痛薬の坐薬の使用歴はない．

所見 歯状線近傍の下部直腸に不整形の浅い潰瘍を認める（図1）．診断は？

図1

解説 基礎疾患のある寝たきり高齢者に発症した無痛性の下血であることから，急性出血性直腸潰瘍を疑い下部消化管内視鏡検査を施行した．下部直腸に潰瘍を認めたため確診した．

- 急性出血性直腸潰瘍は，歯状線近傍の下部直腸に潰瘍をきたし，突然の無痛性の新鮮下血で発症する[1,2]．
- 患者の80％が寝たきり患者であり，基礎疾患としては脳血管障害が最も多く，次いで慢性腎不全，心不全，整形外科疾患（大腿骨骨折），肺炎などである[2]．
- 糖尿病，高血圧，抗血小板薬や抗凝固薬などの内服薬も関係している[1,2]．
- 長期臥床による直腸粘膜の血流低下や動脈硬化が原因と考えられている[2]．
- 腹痛などの前駆症状がなく，突然新鮮下血を認める．便塊を混じない．出血性ショックになることもある．
- 下部消化管内視鏡検査で，不整形，地図状，線状，輪状の潰瘍を1/3～全周性に認め，露出血管がみられることもある[2]．
- 潰瘍は単発，多発のいずれもありうる．
- 治療は，クリッピング，アルゴンプラズマ凝固による止血，エタノールや高張ナトリウムエピネフリン液による局注などの内視鏡的止血術が有効である．

鑑別診断①　宿便性潰瘍[2,3]

・便塊が腸粘膜を直接圧迫することで血流が低下し潰瘍を形成する．
・直腸だけでなく，S状結腸にもみられる．
・単発のことが多く，全周性の潰瘍はまれ．
・潰瘍が下部直腸にあり，便塊が確認できない場合は鑑別が困難（便塊があれば急性出血性直腸潰瘍よりは宿便性潰瘍を考える）．

鑑別診断② NSAIDs坐薬起因性直腸病変[2,3)]

・坐薬の使用の有無を確認する（症例の60％が使用開始1ヶ月以内に発症）．
・出血，びらんを主体とする急性出血性粘膜病変と潰瘍性病変に分けられる．
・潰瘍性病変は多発のことが多く，全周性狭窄を伴う輪状潰瘍が特徴的．

ピットフォール 輸血が必要なほど出血することがある．

一発診断：急性出血性直腸潰瘍

ワンポイントアドバイス 寝たきりの高齢者が，突然痛みを伴わない下血を発症したら急性出血性直腸潰瘍を疑う．

一発診断エクストラ

⑫発熱，悪寒，左側腹部痛を訴える30歳の女性．尿所見は異常なし……腎盂腎炎？

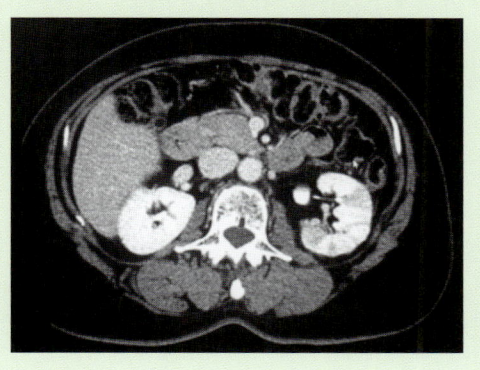

・造影CT平衡相で左腎に斑状の造影不良域の残存を認め，**急性巣状細菌性腎炎（acute focal bacterial nephritis：AFBN）**と診断した．
・AFBNは腎盂腎炎と腎膿瘍の中間的病態である．
・原因として尿路感染症からの進展が多いが，血行感染の場合もある．
・尿所見に異常を呈さない場合が多いため（6〜50％）[1,2)]，診断されにくい．
・発熱，悪寒，側腹部痛，先行する尿路感染がある場合，尿所見に異常がなくても，エコーや造影CTで腎の血流・造影不良域を必ず確認すべきである[3)]．
・AFBNの標準治療期間は3週間．2週間の治療では10〜20％程度に再燃のリスクがある[4)]．

71　4　腹部・腰部領域での一発診断
臍から膿が出てきたんです…と20歳代男性が

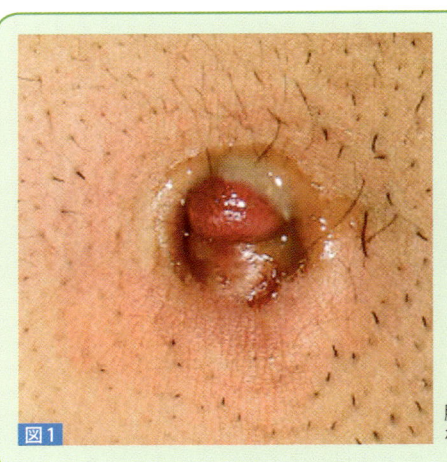

症状 2〜3日前より腹痛と発熱が出現し，今朝になって臍から膿が出てきたため受診した23歳の男性．これまでにも時折，臍周辺の疼痛があったという．

所見 臍とその周囲の発赤，硬結を認め，臍から排膿している（図1）．診断は？

図1　臍内部の発赤と周囲皮膚の発赤，硬結を認め，わずかに排膿している．

解説　発熱，腹痛，臍からの排膿の所見から，尿膜管遺残症と診断した．画像検査で膿瘍の有無を確認し，尿膜管遺残の評価を行った．

- 胎児の膀胱と臍帯とをつないでいる尿膜は，胎生10週頃までに退化して正中臍索となるが，退縮が起こらず生後も尿膜管が開存している状態を尿膜管遺残という．
- 尿膜管遺残は，a：尿膜管開存，b：尿膜管洞，c：尿膜管囊胞，d：尿膜管性膀胱憩室の4つに大別される（図2）[1]．
- 尿膜管遺残は胎児の約半数，成人の2％程度にみられる．
- 遺残した尿膜管への感染によって何らかの症状を呈したものを尿膜管遺残症という．
- 感染経路は膀胱・臍からの感染，血行性感染，術後感染などである．進展すると腹膜炎をきたす．
- 好発年齢は20歳代で，臍からの排膿，臍周囲の腹痛，臍の腫瘤，発熱を認める．
- 確診には画像検査が有用だが，問診と視診からも十分，診断可能である[2]．
- CTでは臍から膀胱につながる線状のlow density structureを認める（図3）．矢状断が判断しやすい．
- 本症例では臍直下に液体貯留を認め，尿膜管膿瘍と診断した．
- 抗菌薬投与とドレナージによる治療が基本だが，保存的治療では再発が多く，根治には外科的手術が必要となる[3]．

鑑別診断　臍炎・臍周囲炎

- 臍に垢が蓄積することで感染をきたし炎症が生じる．臍を過度に傷つけた病歴がないか聴取する．視診では垢のたまり（臍石）が特徴的であるが，尿膜管遺残症との鑑別には，画像検査が必要な場合もある．

ピットフォール　55歳以上で血尿を伴う場合，尿膜管癌の可能性がある[4]．尿膜管膿瘍はMRI T2強調画像で低信号を示す（図4）のに対し，尿膜管癌では内部不均一な等〜高信号を示す．

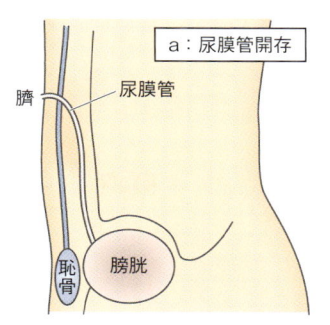

a：尿膜管開存．尿膜管は閉鎖せず完全に遺残する．尿が間欠的に臍から流出する．

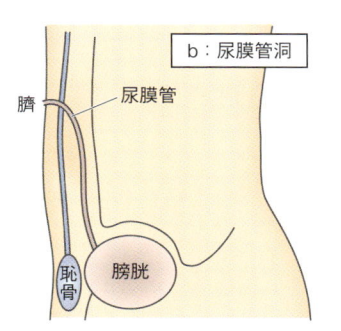

b：尿膜管洞．瘻管は膀胱と連絡しない．尿漏出はないが，臍から粘液や膿が出ることがある．

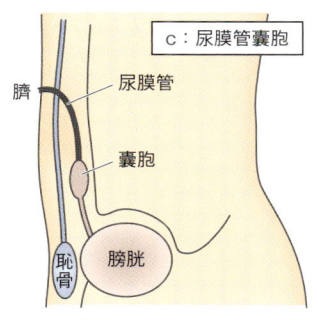

c：尿膜管嚢胞．腹壁正中に嚢胞を形成し，臍に瘻孔は認めない．感染により嚢胞が自壊して，臍や膀胱から膿が排泄されることがある．

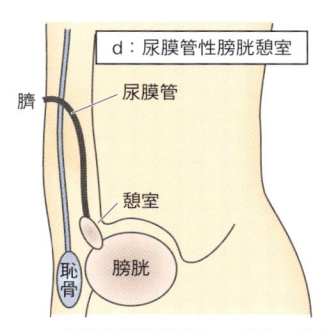

d：尿膜管性膀胱憩室．瘻管は臍と連絡せず，膀胱にのみ開口する．感染により膀胱炎となる．

図2 尿膜管遺残症の分類

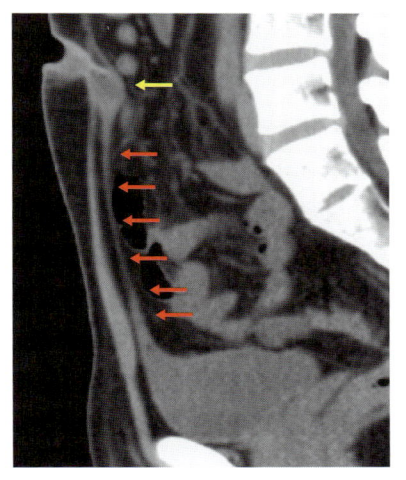

図3 CTで臍から膀胱に続く線状構造を認め（→），臍直下に液体貯留を認める（⇒）

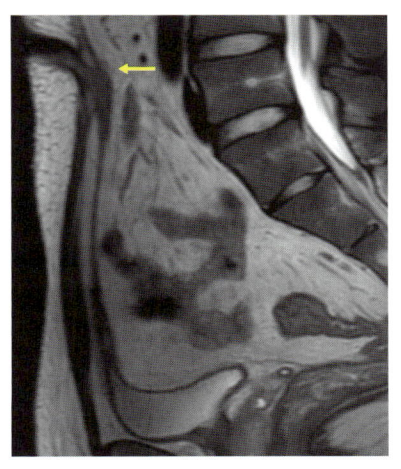

図4 MRIのT2強調画像で尿膜管膿瘍（⇒）は低信号を示す

一発診断：尿膜管遺残症

ワンポイントアドバイス：若年成人で，臍周囲の疼痛および臍からの排膿をみたら，尿膜管遺残症．

72　腰と太ももが痛いんです…と50歳代男性が

4　腹部・腰部領域での一発診断

症状　5日前から腰痛を自覚し様子を見ていたが，昨日から大腿部痛も出現したため受診した．糖尿病で通院中の58歳の男性．

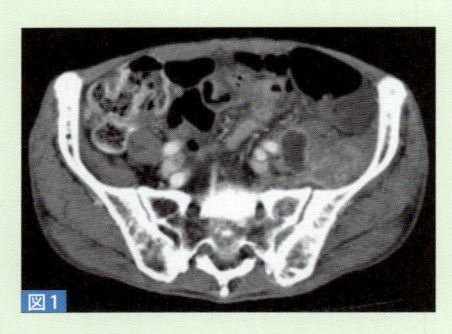

図1

所見　血圧130/72 mmHg，脈拍数70回/分（整），体温37.4℃．白血球18,000/μL，CRP 16.8 mg/dL，尿検査：異常なし．嘔気・嘔吐なし．左腰部に叩打痛を認める．股関節を他動的に過伸展させると大腿部痛が誘発された．病変部位が想定されたためCTを撮影した（図1）．診断は？

解説　糖尿病を基礎疾患にもつ患者にみられた，発熱を伴う腰痛・大腿部痛で，股関節を過伸展させると痛みが誘発され，CTで左腸腰筋内に辺縁を中心に造影効果のある低吸収域を認めることから腸腰筋膿瘍と診断した．

- 腸腰筋膿瘍は，腸腰筋（大腰筋，腸骨筋の総称）に生じる膿瘍をいい，原発性（約22％）と続発性（約78％）に分けられる[1〜3]．
- 原発性は，直接波及する感染巣が認められず，血行性もしくはリンパ行性に伝播するものをいい，危険因子として，高齢，糖尿病，慢性肝疾患，腎不全，免疫抑制薬投与，薬物乱用，HIV，外傷，鍼灸などがある[1〜4]．
- 原発性の起因菌としては，黄色ブドウ球菌が多く，次いで連鎖球菌，大腸菌が多い[3]．
- 続発性は，周辺臓器の炎症が腸腰筋に直接波及したものをいい，原因として，筋骨格系（化膿性脊椎炎・関節炎，脊椎カリエスなど）が最も多く（39.5％），消化器系（Crohn病，憩室炎，虫垂炎，大腸癌など：19.4％），尿路系（尿路感染症，腎膿瘍：13.7％），感染性心内膜炎，カテーテル挿入，などがある[1,3]．
- 続発性の起因菌としては，筋骨格系では黄色ブドウ球菌，結核菌が多く，消化器系・尿路系では大腸菌，嫌気性菌，腸球菌が多い[3]．
- 発熱，腰痛，足を引きずって歩く，が三徴であるが，すべてがそろうのは30％だけである[2]．
- ほかに倦怠感，体重減少，側腹部痛，腹痛，臀部痛，大腿部痛がみられ，特異的な症状はない[2]．
- 鼠径部の膨隆がみられることがある[2]．
- 患者は仰臥位で膝を中程度に屈曲させ，股関節を軽度外転させた姿勢（腸腰筋肢位）をとるが，それほど特異度の高い所見ではない[2]．
- 腸腰筋の炎症の有無を以下で確認する（psoas sign）[2]．

①検者は患側の膝の上に手を置き，患者に検者の手に抵抗して大腿を持ち上げるように指示すると，大腰筋が収縮して疼痛が生じる．

②患側を上にして側臥位となり，患側の股関節を過伸展させると大腰筋が伸展されて疼痛が生じる．

- CTが診断に最も有用で[2]，腸腰筋の腫大と内部の低吸収域，低吸収域辺縁のリング状造影効果，低吸収域内のガス像などがみられる[5]．
- 3 cm未満では抗菌薬のみで加療し，改善しないときには経皮的ドレナージを行う．3 cm以上では初めから抗菌薬に加えて経皮的ドレナージを行う[6]．

鑑別診断 憩室炎，虫垂炎，筋肉痛，知覚異常性大腿神経痛，坐骨神経痛，腎疝痛・腎盂腎炎，子宮内膜症，原発Ewing肉腫，股関節の敗血症性関節炎，腹部大動脈瘤などが挙げられる[1]．

ピットフォール 腸腰筋の炎症を確認する身体所見は，虫垂炎でも陽性になることがある[2]．

一発診断 腸腰筋膿瘍

ワンポイントアドバイス 腰痛・側腹部痛・大腿部痛を伴う発熱患者でpsoas sign陽性ならば，腸腰筋膿瘍を疑ってCTを撮影する．

73　腰が痛くて吐きそうです…と20歳代男性が

4　腹部・腰部領域での一発診断

症状　大学の陸上部に所属している生来健康な22歳の男性．炎天下での練習後に腰背部痛，悪心，ふらつきを訴え，当院を受診した．熱中症と診断され，点滴後帰宅したが，症状が改善しないために翌日再診した．

所見　血液検査はBUN 54.3 mg/dL，Cr 7.2 mg/dL，UA 5.5 mg/dL，CK 196 IU/L，尿検査は潜血・蛋白とも陰性であった．診断は？

解説　若年男性で運動後に腰背部痛を伴って腎不全を発症し，腎不全にもかかわらずUA 5.5 mg/dLと相対的低値であったことから，腎性低尿酸血症を伴う運動後急性腎障害（acute renal failure with severe loin pain and patchy renal ischemia after exercise：ALPE）と診断した．

- ALPEは，無酸素運動後に強い腰背部痛を伴って発症する急性腎不全であり[1]，1982年に初めて報告された[2]．
- 発症年齢は中央値で19歳と若く，圧倒的に男性に多い（92％）[3]．
- 基本的には自然軽快する予後良好な疾患であるが，中には一時的にでも透析を必要とするケースがある（24.5％）[3]．
- およそ60％に腎性低尿酸血症を伴うとされる．腎性低尿酸血症を伴う症例では再発が多い（25.6％）[3]．
- わが国の腎性低尿酸血症は0.1〜0.5％と高頻度であり[4]，ALPEの症例も比較的多いと考えられる．
- 低尿酸血症とALPEの関係を説明するものとして，*URAT1*遺伝子の変異が報告されている[5]．
- しかし，ALPEの中には腎性低尿酸血症を伴わない症例も多く，尿酸値のみで疾患の鑑別はできない．

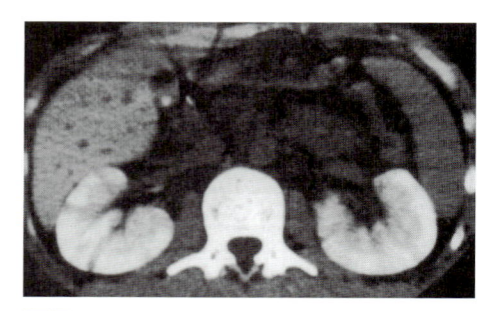

図1　少量の造影剤注射後18時間のCT像
(Ishikawa I et al：Exercise-induced renal failure in 3 patients with renal hypouricemia. Nihon Jinzo Gakkai Shi 32：923-928, 1990より転載)

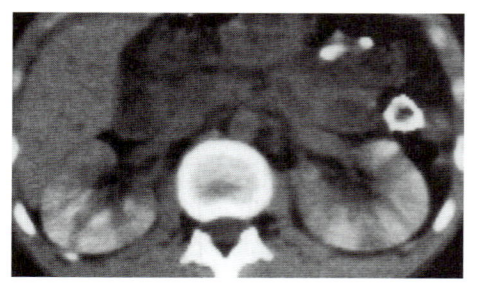

造影剤の楔状残存が確認できる．
図2　少量の造影剤注射後41時間のCT像
(Ishikawa I et al：Exercise-induced renal failure in 3 patients with renal hypouricemia. Nihon Jinzo Gakkai Shi 32：923-928, 1990より転載)

表1 ALPEと横紋筋融解症に伴う急性腎障害の鑑別

	ALPE	横紋筋融解症による急性腎障害
運動時間・運動量	短時間・少ない	長時間・多い
運動の種類	無酸素運動（短距離走など）	有酸素運動（マラソンなど）
腰背部痛	＋＋＋	±
悪心・微熱	＋＋	±
CK	正常～軽度上昇	著明に上昇
ミオグロビン尿	－	＋＋＋
乏尿	頻度は低い（20％程度）	頻度は高い

（文献3より一部改変し引用）

- 必須ではないが，補助診断として少量の造影剤注射後24時間以降の単純CTで，腎実質に造影剤の楔状残存がみられる（図1，図2）[3]．
- ただ，高度腎不全例では造影剤使用は困難であり，腎機能回復期に確認目的として施行される場合も多い．
- 再発防止には，脱水時，風邪気味などの体調不良時に無酸素運動をしないこと，運動前後に消炎鎮痛薬を服用しないことが肝要である[3]．

鑑別診断 運動後に腰背部痛を呈する急性腎障害として，横紋筋融解症による急性腎障害が鑑別にあがる（表1）．ミオグロビン尿の有無と尿酸値を確認する．

ピットフォール 軽症のものは急性胃腸炎，尿管結石などと診断され，見逃されている可能性が高い．

一発診断 運動後急性腎障害（ALPE）

ワンポイントアドバイス 若年男性で運動後に腰背部痛を伴う急性腎障害を認めたらALPEも疑う．相対的低尿酸血症を伴っていれば，その可能性大！

74　お尻が痛いんです…と30歳代女性が

5　泌尿器・生殖器・臀部領域での一発診断

症状　突然肛門に激痛があり，冷汗，動悸も認めたため受診した30歳の女性．以前にも同様のことがあったという．

所見　持続時間は数分と短く，直腸診で異常を認めず，疼痛は誘発されない．診断は？

解説　若年成人にみられた，突然発症の，持続時間の短い肛門部の痛みで，直腸診で異常を認めず，痛みの誘発がないことから一過性直腸痛と診断した．

- 一過性直腸痛は，突然直腸に数秒〜数分続く激しい疼痛が出現し，その後完全に症状が消失するものをいう[1,2]．痛みが5分以上続くのは10％にすぎない[3]．
- 直腸や骨盤底筋群の痙攣様収縮が関連しているといわれているが，病因ははっきりしていない[1]．
- 人口の14％が年に少なくとも1回，人口の5％が6回は経験する[3]．
- 女性に多くみられ，年齢とともに自然軽快する．思春期前にはめったに起こらない[2]．
- 肛門の奥のほうから刺すような，締めつけられるような，つき上げるような痛みと訴える[1,4]．夜間にみられた場合は，痛みのため目覚めることもある[1,4]．
- 身体所見や各種検査で異常を認めず，直腸診などの刺激でも痛みの再現性はない．
- 安心と保証を与えることが重要である．症状が強い場合は，就寝前にジアゼパムを内服してもよい[1]．20分以上症状が続く場合にはβ刺激薬の吸入が有効である[2]．

鑑別診断①　肛門挙筋症候群[3,4]
・直腸に鈍痛と圧迫感が20分〜数時間持続する．
・痛みが数日持続することもあり，12％の症例で一過性直腸痛を合併する．
・長時間の座位や排便が誘因となり，直腸診で圧痛を伴う肛門挙筋の過剰な収縮がみられる．
・人口の6〜7％でみられる．
・筋弛緩薬（ジアゼパム，メトカルバモールなど）の投与，腰湯，直腸マッサージを行う．

鑑別診断②　尾骨痛[3]
・尾骨の触診で臀部に放散する鋭い痛みが再現される．
・仙尾関節痛，骨折，骨腫瘍などが原因となるが，特発性もありうる．
・中・高年女性に多い．

鑑別診断③　帯状疱疹（→前巻項目66参照）
・S3〜S5領域に一致した痛みと水疱を伴う紅斑・丘疹がないか確認する．

ピットフォール　便意を感じ，冷汗，顔面蒼白，頻脈を認めることもある[1]．

一発診断　一過性直腸痛

ワンポイントアドバイス　若年者に突然発症した，持続時間の短い痙攣様の肛門痛は一過性直腸痛．

75　5　泌尿器・生殖器・臀部領域での一発診断

突然，お尻が赤く腫れたんです…と生後1ヶ月の男児が

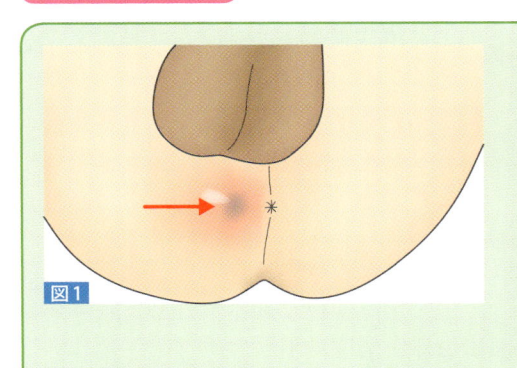

症状 突然，臀部に発赤，腫脹を認めたため，生後1ヶ月の男児が両親に連れられて来院した．周産期に異常なく，免疫不全を示唆する家族歴はない．臀部発赤以外に症状はない．

所見 肛門9時方向に2 cm程度の発赤と腫脹を認める（図1）．触診にて啼泣を認める．中心部はやや軟．膿瘍形成を疑い，切開にて排膿が認められた．診断は？

図1

解説 肛門周囲の腫脹，発赤を認め，切開で排膿を認めたことから肛門周囲膿瘍と診断した．

- 肛門周囲膿瘍は，基礎疾患のない小児にみられる一般的な疾患である[1]．
- 先天的にMorgagni陰窩が深い場合，老廃物がたまりやすくなり陰窩炎を起こし発症すると考えられているが，正確な機序ははっきりわかっていない[2]．
- 通常は1歳までに発症する[2]．
- 2歳未満の患児のほとんどが男児で，アンドロゲン過剰の影響が示唆されている[2~4]．
- 症状は通常穏やかで，軽度の発熱，軽度の直腸痛，肛門周囲の蜂窩織炎などである[2]．
- 膿瘍形成部位は，ほとんどが肛門の9時方向と3時方向である[1]．
- 切開・ドレナージが一般的に行われるが[1]，一時，治癒したように見えて，後で再びあるいは繰り返し排膿をみることが一般的である[5]．切開・ドレナージにより痔瘻への進行率が高まるという報告がある[4]．
- 2歳までに自然治癒するため，半身浴や局所の清潔といった保存的治療のみでよいという意見もあり[2,4]，定まった治療法はない．
- 抗菌薬は，膿瘍の改善・増悪や再発率に影響せず，有効ではないが[1,2,6]，痔瘻への進行が減少するという報告がある[1,4]．
- 痔瘻への進行は20~85％にみられる．痔瘻も2歳前に自然治癒が望めるため経過観察する．治癒しない場合は，瘻孔切開術や瘻孔切除術が行われる[1,2]．

鑑別診断 女児例の場合，鎖肛を伴わない直腸腟前庭瘻との鑑別を要する[5]．

ピットフォール
- 年長児では，炎症性腸疾患（特にCrohn病），白血病，免疫不全状態を基礎疾患に有することが多い[2]ため，その検索が必要である．
- 1歳以下でも肛門周囲膿瘍以外の症状を伴う場合は慢性肉芽腫症の可能性も考慮する[7]．

一発診断 肛門周囲膿瘍

ワンポイントアドバイス 基礎疾患のない乳幼児に肛門周囲の発赤，腫脹を認めたら肛門周囲膿瘍．

76　5　泌尿器・生殖器・臀部領域での一発診断
熱がずっと下がらないんです…と施設入所中の90歳代女性が

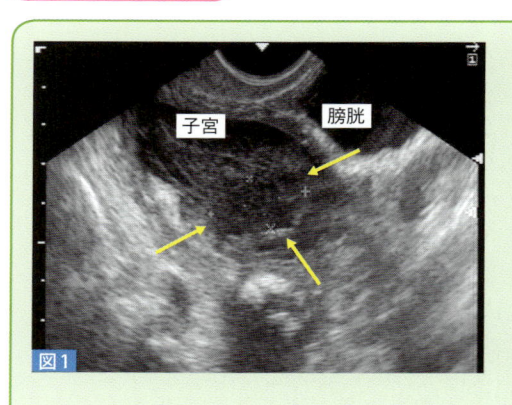

症状　特別養護老人ホームに入所している90歳の女性．寝たきりで意思疎通は困難．排泄はおむつにしている．3週間ほど前より発熱が続き，解熱薬や抗菌薬を使用しても熱が下がらないと施設職員より相談があった．熱以外に症状はない．診察時におむつに淡血性の膿性帯下が付着していた．帯下は1ヶ月ほど前から時々出ていたという．

所見　腹部エコー：子宮内腔にやや不均一なhypoechoic lesionを認める（図1）．診断は？

図1　子宮　膀胱

解説　発熱が続く寝たきりの高齢女性に膿性帯下を認め，エコー検査で子宮腔内に膿を疑う液体貯留を認めたため，子宮留膿腫と診断した．

- 子宮留膿腫は子宮内腔に膿が貯留し，子宮内圧が上昇して，腹痛をはじめさまざまな症状を引き起こすものである．
- 閉経後の高齢者に多く，感染，老人性子宮内膜炎，子宮体癌などによる帯下の増加，子宮頸癌などによる子宮頸管の狭窄・閉塞が原因とされる．
- 基礎疾患がなくても，寝たきり状態，おむつ着用は発症要因となるため，このような患者では常に念頭に置く．
- 持続する発熱，悪心・嘔吐，漠然とした下腹部痛などがみられるが，特異的なものはない．
- 腟からの出血や膿性帯下は診断に寄与するが，40〜60％程度の症例にしか認めない[1]．このため，この疾患は疑わないと見逃してしまう．
- エコーでは子宮内腔に膀胱と比較してやや高輝度の不均一な低エコー領域がみられる．
- まれに穿孔して汎発性腹膜炎をきたすことがある[2,3]．
- 治療はドレナージと抗菌薬投与である[1〜3]．

鑑別診断　高齢女性で発熱，不正出血，膿性帯下をきたす疾患．
- 腟からの出血で間違いないか確認する．血尿であれば膀胱炎や膀胱癌の可能性，下血なら直腸癌，肛門周囲膿瘍などが鑑別にあがる．
- 子宮体癌，子宮頸癌，腟癌が子宮留膿腫に合併することがあるので要注意．

ピットフォール　治療しても10〜20％では数ヶ月後に再発することがある[1]．

一発診断：子宮留膿腫

ワンポイントアドバイス：持続する発熱の高齢女性に膿性帯下をみたら子宮留膿腫．

77 おしっこが出づらくて下着に血がつくんです…と60歳代女性が

5　泌尿器・生殖器・臀部領域での一発診断

症状 以前よりおしっこが出づらい感じがあったという69歳の女性．最近になって下着に血がつくようになり，悪い病気ではないかと心配になり受診した．尿検査では潜血，細菌とも陰性であった．

所見 外陰部の視診で尿道口を覆うように表面平滑でやや赤みを帯びた柔らかい腫瘤を認めた．軽く触れるだけで少量の出血を認める（図1）．診断は？

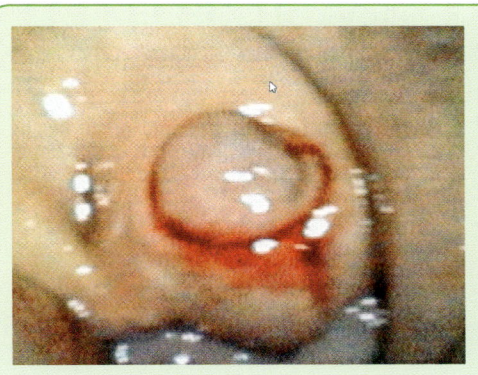

図1　尿道口を覆うように表面平滑な2 cm大の腫瘤を認める．

解説 排尿困難と下着への血液付着という病歴から疑い，視診で外尿道口近傍に表面平滑な柔らかい腫瘤を認めたため，尿道カルンクルと診断した．

- 尿道カルンクルは，外尿道口近傍，特に尿道後壁から発生する0.5～2 cm大の赤色の良性ポリープである．
- 閉経後の中高年女性に多い．
- 無症候性のことが多く，排尿後ティッシュや下着に血液が付着することで気づかれる場合が多い．
- 時にしみるような疼痛や頻尿，排尿困難などを呈する[1]．
- 尿道の慢性炎症やエストロゲン減少による粘膜萎縮などが成因となるが，不明な点も多い．
- 症状がなければ経過観察でよい．症状があれば外科的に切除する[2]．

鑑別診断①　尿道脱
・尿道カルンクルと異なり，尿道脱は尿道粘膜自体が外尿道口から脱出する．発赤した粘膜を認め，視診で鑑別できる．

鑑別診断②　外陰部膿瘍
・腫瘤形成部位に疼痛，腫脹，発赤，排膿がみられる．

鑑別診断③　尿道癌・外陰部癌
・腫瘤の自壊，周囲への浸潤がみられる．

ピットフォール ステロイドやエストロゲン軟膏の塗布などの保存的加療では，10～20％の症例で再発する[2]．

一発診断　尿道カルンクル

ワンポイントアドバイス 閉経後の女性に外尿道口の赤みを帯びた柔らかい腫瘤をみたら，尿道カルンクル．

78　5　泌尿器・生殖器・臀部領域での一発診断
お腹が痛くて，おしっこが真っ赤なんです…と70歳代女性が

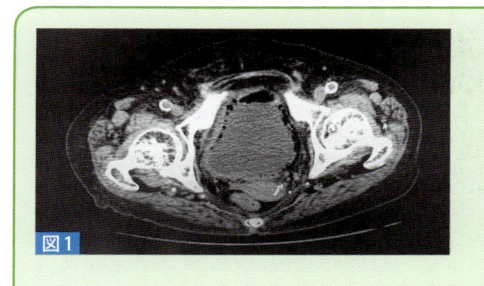

症状　昨晩から発熱，下腹部痛，血尿があると訴えて受診した，糖尿病の既往がある70歳の女性．

所見　体温38.2℃以外にバイタルサインに異常なし．CVA叩打痛はみられない．尿検査：白血球20～29/HPF，赤血球 多数/HPF，グラム陰性桿菌（3+）．腹部CT検査を追加した（図1）．診断は？

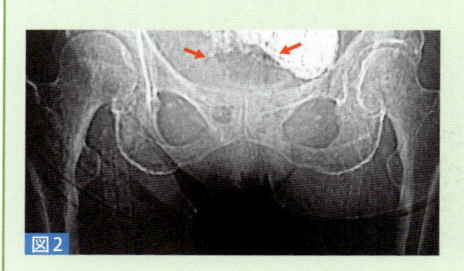

図1

図2

解説　糖尿病患者にみられた，下腹部痛，肉眼的血尿を伴う尿路感染症で，発熱もみられることから気腫性膀胱炎を疑って画像検査を施行したところ，腹部CT検査にて膀胱腔内および膀胱壁内にガス像を認めたため確診した．

- 気腫性膀胱炎は，周囲臓器との瘻孔がなく，膀胱腔内および膀胱壁内にガスが貯留する複雑性尿路感染症の1つである[1,2]．
- 60～70歳代の女性に多くみられる（男性の約2倍）[3,4]．
- 約70％の症例で糖尿病に罹患している[4]．
- 危険因子として，神経因性膀胱，膀胱出口の閉塞などによる尿の停滞，慢性尿路感染症が挙げられる[1,3,4]．
- 原因菌は大腸菌が最も多く，次いでクレブシエラ属である[4]．
- 腹痛（80％），腹部の圧痛（65％），嘔気などの消化器症状が多くみられる[2,4]．
- 通常の膀胱炎と比較して，肉眼的血尿の頻度は60％と高い[2]．
- 尿路感染症でみられる症状（頻尿，排尿困難，尿意切迫）は約半数の症例でしかみられない[4]．
- 気尿は約10％と頻度は低いが，特異度は高い[3,5]．
- 通常の膀胱炎と異なり，腎盂腎炎まで進展していなくても，30～50％の症例で発熱がみられる[2,4]．
- 腹部X線写真の検出率は97.4％で，膀胱内のガス像，膀胱壁に沿ったガス像（cobblestone appearance）が特徴的である（ここでは本患者のCTスキャン画像を示す：図2）[4]．
- 糖尿病患者にみられた尿路感染症に対して，X線写真を用いた気腫性膀胱炎のスクリーニングが有用であったと報告されている[6]．

- CTが診断には最も有用で[4]，膀胱壁に沿ってリング状のガス貯留像 (radiolucent ring) が認められる．膀胱腔内に air-fluid level を認めることもある．
- 膀胱鏡検査では，膀胱粘膜の発赤・浮腫，膀胱内に多数の気腫がみられる．
- 予後は良好で，適切な抗菌薬の投与と尿道カテーテルの留置で改善する[2,4]．
- まれに敗血症に至り死亡することもある (7%)[2]．
- 改善が乏しい場合は，膀胱摘出術を考慮することもある[2]．

鑑別診断 腹部CTで，直腸内ガス，直腸膀胱瘻，S状結腸膀胱瘻を鑑別する．

ピットフォール
- 一般的に急性膀胱炎では画像検査を施行しないことが多いため，本症を通常の急性膀胱炎として治療されている場合がある．
- 約70％が無症候性である[2]．
- 尿道カテーテルの挿入，外傷，手術，結腸膀胱瘻，膀胱腟瘻などでも膀胱腔内にガス像を認めることがあるので，膀胱腔内ガス像のみで気腫性膀胱炎と診断しない[3]．

一発診断 気腫性膀胱炎

ワンポイントアドバイス 糖尿病の高齢女性が発熱，下腹部痛，肉眼的血尿を訴えたら気腫性膀胱炎を疑って画像検査を行う．

79　おしっこの色が濃くなってきたんです…と風邪薬を飲み始めた患者が

5　泌尿器・生殖器・臀部領域での一発診断

> **症状**　5日前から感冒症状があり市販のアセトアミノフェン入りの感冒薬を服用し，夜は飲酒しながら感冒薬を服用していた72歳の男性．1週間前からはサプリメント（グルコサミン）の服用も開始していた．尿の濃染を自覚したため受診した．
> **所見**　AST 1,476 IU/L，ALT 363 IU/L，総ビリルビン 2.8 mg/dL，直接ビリルビン 1.6 mg/dL，ALP 353 IU/L，γGTP 363 IU/L，PT 78%，肝炎ウイルス，抗核抗体，抗ミトコンドリア抗体は陰性であった．診断は？

解説　市販薬内服後に肝酵素の著明な上昇を認めており，各種抗体検査が陰性であることより，薬剤性肝障害を疑った．IgEは613 IU/mLと上昇していた．薬剤リンパ球刺激試験（DLST）を行ったところ，サプリメントおよび感冒薬が陽性であり，感冒薬またはサプリメントによる薬剤性肝障害（肝細胞障害型）と診断した．

- 薬剤性肝障害の診断にはDDW-J 2004 薬物性肝障害ワークショップのスコアリング（表1）を用いることが多い[1]．
- 種々の薬剤で肝障害を起こすため，詳細な問診が重要である．
- 近年は漢方薬やサプリメントなどの健康食品の頻度が増加していることに留意する[2]．
- 診断にはDLST（薬剤リンパ球刺激試験）を用いる（が，保険適用はない）．発症直後やステロイド・免疫抑制薬使用中には偽陰性になる場合がある．漢方薬やアセトアミノフェン，ビオフェルミン®などで偽陽性になる場合がある[3]．よって，結果の解釈には慎重を要する．
- アセトアミノフェンは用量依存性に肝障害をきたすが，アルコールによりさらに肝障害が増強する可能性がある（CYP2E1の活性がアルコールにより増強することによる）[4]．
- 治療は原因薬物の中止である．症状が強い場合やPT延長，肝酵素著明高値では入院・安静臥床が望ましい．
- 肝細胞障害型ではウルソデオキシコール酸，グリチルリチン製剤を，胆汁うっ滞型ではステロイドを用いることもある．

鑑別診断①　**急性肝炎**：以下の抗体検査により鑑別する．
- **A型肝炎**：IgM-HA抗体，**B型肝炎**：HBs抗原，IgM-HBc抗体，**C型肝炎**：HCV抗体，HCV-RNA，**自己免疫性肝炎**：IgG，抗核抗体または抗平滑筋抗体，**原発性胆汁性肝硬変**：IgM，抗ミトコンドリアM2抗体

鑑別診断②　**閉塞性黄疸**
- エコーやCTで胆管拡張の有無や胆管閉塞をきたす病変（総胆管結石，腫瘍など）を確認．

ピットフォール　半年以上内服した薬剤で肝障害が出現することもある（通常は投与から3ヶ月以内の薬剤による肝障害が多い）．

一発診断　薬剤性肝障害〔感冒薬（アセトアミノフェン）またはサプリメントによる〕

ワンポイントアドバイス　急性の肝障害で，3ヶ月以内に開始した内服薬があり，その他の急性肝炎を起こす疾患が除外でき，DLSTが陽性なら薬剤性肝障害．

表1 DDW-J 2004薬物性肝障害ワークショップのスコアリング

	肝細胞障害型		胆汁うっ滞型または混合型		スコア
1. 発症までの期間[1]	初回投与	再投与	初回投与	再投与	
a. 投与中の発症の場合					
投与開始からの日数	5〜90日	1〜15日	5〜90日	1〜90日	+2
	<5日, >90日	>15日	<5日, >90日	>90日	+1
b. 投与中止後の発症の場合					
投与中止後の日数	15日以内	15日以内	30日以内	30日以内	+1
	>15日	>15日	>30日	>30日	0
2. 経過	ALTのピーク値と正常上限との差		ALPのピーク値と正常上限との差		
投与中止後のデータ	8日以内に50％以上の減少		（該当なし）		+3
	30日以内に50％以上の減少		180日以内に50％以上の減少		+2
	（該当なし）		180日以内に50％未満の減少		+1
	不明または30日以内に50％未満の減少		不変, 上昇, 不明		0
	30日後も50％未満の減少か再上昇		（該当なし）		−2
投与続行および不明					0
3. 危険因子	肝細胞障害型		胆汁うっ滞型または混合型		
	飲酒あり		飲酒または妊娠あり		+1
	飲酒なし		飲酒, 妊娠なし		0
4. 薬物以外の原因の有無[2]	カテゴリー1, 2がすべて除外				+2
	カテゴリー1で6項目すべて除外				+1
	カテゴリー1で4つか5つが除外				0
	カテゴリー1の除外が3つ以下				−2
	薬物以外の原因が濃厚				−3
5. 過去の肝障害の報告					
過去の報告あり, もしくは添付文書に記載あり					+1
なし					0
6. **好酸球増多（6％以上）**					
あり					+1
なし					0
7. DLST					
陽性					+2
擬陽性					+1
陰性および未施行					0
8. **偶然の再投与が行われた時の反応**	肝細胞障害型		胆汁うっ滞型または混合型		
単独再投与	ALT倍増		ALP（T. Bil）倍増		+3
初回肝障害時の併用薬と共に再投与	ALT倍増		ALP（T. Bil）倍増		+1
初回肝障害時と同じ条件で再投与	ALT増加するも正常域		ALP（T. Bil）増加するも正常域		−2
偶然の再投与なし, または判断不能					0
				総スコア	

1) 薬物投与前に**発症した場合**は「関係なし」, 発症までの経過が不明の場合は「記載不十分」と**判断**して, スコアリングの対象としない.
　投与中の発症か, 投与中止後の発症かにより, aまたはbどちらかのスコアを使用する.
2) カテゴリー1：HAV, HBV, HCV, 胆道疾患（US）, アルコール, ショック肝. カテゴリー2：CMV, EBV.
　ウイルスはIgM HA抗体, HBs抗原, HCV抗体, IgM CMV抗体, IgM EB VCA抗体で判断する.
太字は, DDW-J 2002シンポジウム案の改定部分を示す.
判定基準：総スコア2点以下：可能性が低い. 3, 4点：可能性あり. 5点以上：可能性が高い.
（文献1より引用）

80　6　四肢領域での一発診断
朝だけ両腕がぴくぴく動くんです…と10歳代の男性が

症状 数ヶ月前から起床時だけ両腕がぴくぴく動くと訴えて受診した18歳の男性．寝不足の日は特に症状が出やすく，朝食の際にコップの中身をこぼすこともあるという．

所見 バイタルサインに異常なし．神経学的所見に異常なし．頭部CTで異常なし．診断は？

解説 若年者にみられた，起床時の両側性のミオクローヌスで，身体所見，画像所見で異常がみられず，脳波検査を施行したところ，棘徐波を認めたことから若年性ミオクロニーてんかんと診断した．

- 若年性ミオクロニーてんかんは，ミオクロニー発作を特徴とする特発性全般てんかんの1つである．
- てんかんの5～11％（約10％）を占める[1]．
- 8割の患者が，12～18歳の間（平均15歳）に発症する[1]．
- 約半数の症例で家族歴があるが，性差はない[1]．
- 症状は①に加え，②，③がみられる[1～3]．
  ①ミオクロニー発作（100％：必須条件）
  ・両側に急激に発症する，単発もしくは繰り返す，非律動性で不規則な不随意運動．
  ・両上肢・肩を中心に，下肢，体幹，顔面でもみられる．
  ・ぴくつく，動きがぎこちないと訴え，物をよく落とすこともある．
  ・家族によってのみ気づかれることもある．
  ・起床後にみられる．
  ・疲労，睡眠不足，ストレス，飲酒，月経，手先の運動，光刺激が誘因となる．
  ・意識は保たれている．
  ・光過敏性がある．
  ②全般強直間代発作（GTCS：90～95％）
  ・ミオクロニー発作の発症より数年遅れて出現するようになる．
  ・ミオクロニー発作に引き続いて数分後に起こりやすい．
  ③欠神発作（約40％）
- 神経学的所見に異常を認めない[1,2]．
- 脳波では，棘徐波または多棘徐波と光過敏性を認める[2]．
- 可能な限り誘因を避ける．
- バルプロ酸が第一選択薬で，良好に反応し予後は良い（85％）が，内服を中止すると再発することが多い（91％）[3]．
- ほかにレベチラセタム，トピラマート，プリミドンが用いられる[3]．

鑑別診断 特発性全般てんかんに分類される疾患が鑑別に挙がるが，症状（ミオクロニー発作，強直間代性発作，欠神発作）が共通するため，類縁疾患群と考えられている[1,4]．

①覚醒時大発作てんかん
- 覚醒後1～2時間以内に全般性強直間代発作をきたすもの．
- 6～28歳の間（ピークは17歳）に発症する．
- 夕方のリラックスした時間にもみられる．
- ミオクロニー発作，定型欠神発作を伴うこともある．

②若年欠神てんかん
- 定型欠神発作を主発作とするもの．
- 10～16歳の間（平均13歳）に発症する．
- 小児欠神てんかんに比して発作頻度は低く，意識障害の程度も軽い．
- 小児欠神てんかんと異なり，強直間代性発作が先行することもある．
- 強直間代性発作，ミオクロニー発作を伴うこともある．

ピットフォール
- 患者もミオクロニー発作をてんかん発作と自覚していないことが多い．
- ミオクロニー発作のみの患者が3～5％でいる[1]．
- 診断されるまでに8.3±5.5年かかっている[2]．
- 全般強直間代発作を主訴として受診した場合，見逃されている可能性がある[2]．
- ミオクローヌスが片側に強くみられる場合，部分発作と診断されてカルバマゼピンが処方されると，かえって症状が増悪するので注意する[5]．

一発診断：若年性ミオクロニーてんかん

ワンポイントアドバイス　神経学的所見に異常がなければ，起床後にみられる睡眠不足，運動で悪化する両腕のぴくつきは，若年性ミオクロニーてんかん．

81　6　四肢領域での一発診断
指がゆがんでるんです…と80歳代の女性が

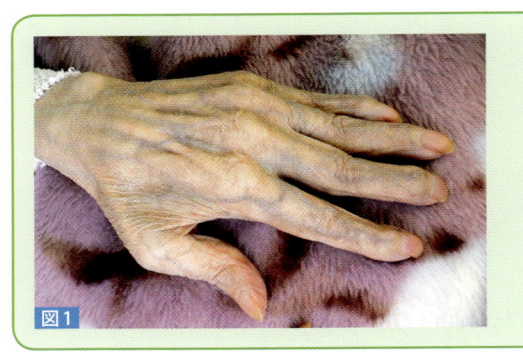

症状　左手の変形があり関節リウマチではないかと心配している，パーキンソン病で通院中の80歳の女性．関節の腫脹やこわばりは認めない．

所見　中手指節間（MP）関節が屈曲，近位指節間（PIP）関節が伸展，遠位指節（DIP）関節が屈曲している（図1）．X線写真で骨変化はみられない．診断は？

図1

解説　関節リウマチに似た手指の変形（スワンネック様変形）であるが，関節の炎症所見がなく，X線写真でも異常がみられないことから，パーキンソン病に伴う手指の変形（striatal hand）と診断した．

- パーキンソン病の異常姿勢については体幹，頸部，上下肢の異常肢位などが知られているが，手指の変形はその異常肢位の1つである．
- 手指の変形はパーキンソン病患者の約13％でみられ，約93％がパーキンソン病の初発症状と同側で認められる[1]．
- パーキンソン病の症状発現が早い若年者で多くみられる[1,2]．
- ジストニア（持続的で不随意な筋緊張の亢進），関節の軟部組織の線維化などが原因といわれているが，はっきりわかっていない[1]．
- MP関節が屈曲，PIP関節が過伸展，DIP関節が屈曲（スワンネック様変形）し，尺側に偏位するのが典型的である[2]（図2）．

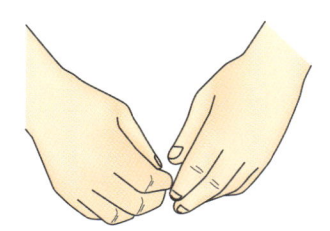

①第2～第5指が互いに接する
②MP関節とPIP関節屈曲，DIP関節伸展
③MP関節屈曲，PIP関節とDIP関節伸展　"ペンを持つ手"
④DIP関節とMP関節屈曲，PIP関節過伸展　"スワンネック様変形"

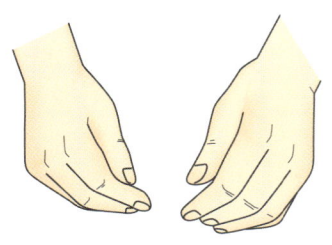

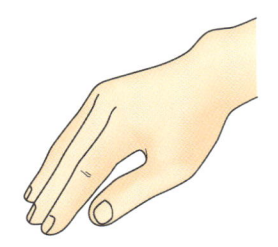

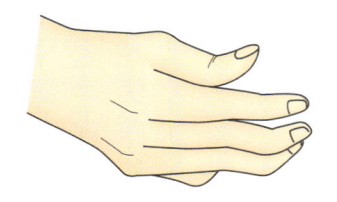

図2　パーキンソン病でみられる手指の変形

- 他の変形として以下が報告されている[3]（図2）．
  ①第2～第5指が互いに接する
  ②MP関節とPIP関節が屈曲，DIP関節が伸展
  ③MP関節が屈曲，PIP関節とDIP関節が伸展（ペンを持つ手）
- 手の変形の程度とヤール分類との間には有意な相関がみられる[3]．
- ジストニアに対する治療を行う（レボドパ製剤，抗コリン薬）[2]．

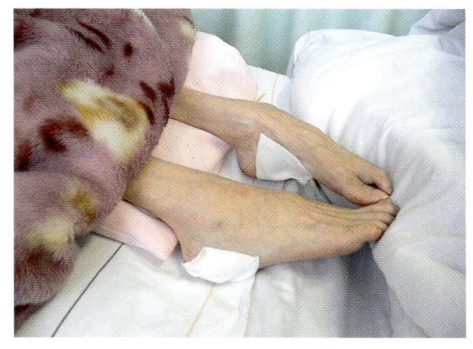

図3 パーキンソン病でみられた尖足

鑑別診断
- スワンネック様変形（PIP関節の過伸展とDIP関節の屈曲を伴う変形）は下記でもみられる．
- 関節リウマチ，外傷性（未治療の槌指，浅指屈筋腱損傷・断裂など），痙性麻痺（内在筋の過緊張・拘縮による）．

ピットフォール
- パーキンソン病の典型的な症状が出現する前から手指の変形がみられることがある[2]．
- パーキンソン病による筋固縮，パーキンソン病に伴う廃用症候群による拘縮のために尖足を認めることがある（図3）．
- striatal handは，パーキンソン病だけでなく，多系統萎縮症，進行性核上性麻痺，大脳皮質基底核変性症でもみられることがある[1]．

一発診断：パーキンソン病に伴う手指の変形（striatal hand）

ワンポイントアドバイス：パーキンソン病患者に手指や足の変形がみられたら，パーキンソン病による異常姿勢を考える．

82　手がこわばって，指を伸ばしにくいんです……と糖尿病患者が

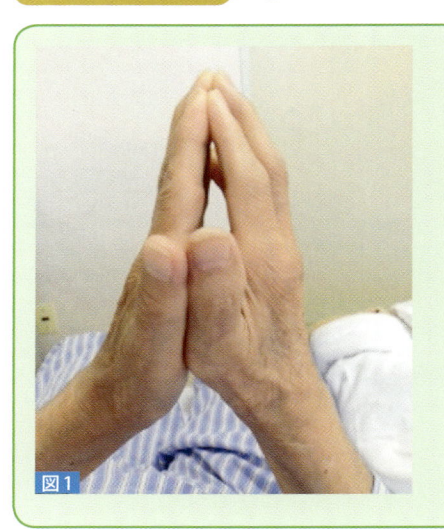

6　四肢領域での一発診断

症状 最近手がこわばって指を伸ばしにくいと訴えて受診した，糖尿病，高血圧症で通院中の76歳の男性．

所見 手指関節に圧痛，腫脹を認めない．右手背～手指背側の皮膚が硬く，手指の伸展が制限され，左右の手掌を合わせることができない（図1）．指基部から手掌にかけて皮下結節，皮膚のひきつれを認めない．爪上皮出血点を認めない．HbA1C 8.3％，空腹時血糖値 160 mg/mL，抗核抗体陰性，抗セントロメア抗体陰性．診断は？

図1

解説 糖尿病患者にみられる手指・手背に限局した皮膚硬化で，関節炎症状を伴わない関節可動域制限と prayer sign が陽性であることから糖尿病性手関節症と診断した．

- 糖尿病性手関節症は，皮膚に限局性硬化をきたし，それによる関節の可動域制限をきたすものをいう．
- 非酵素的糖化の亢進により，コラーゲンの架橋が増加することや微小血管障害の関与が原因といわれている[1]．
- 1型・2型を問わず，糖尿病患者の8〜50％（約30％）でみられる[1〜3]．長期罹病患者に多い[3]．
- 本所見を認める場合，糖尿病性腎症，糖尿病性網膜症の合併率は50％といわれている[2]．微小血管障害を合併する危険性が3〜4倍になることから[4]，微小血管障害の存在を知る身体所見として重要である．
- 手背～手指背側の皮膚に光沢，肥厚，硬化をきたす（偽性強皮症）[5]．そのため関節の可動域が制限されて手指の伸展が困難となり，両側の手指と手掌を合わせることができなくなる（prayer sign）[4]．
- 手指の屈曲も十分にできなくなるため[1,4]，握力が低下する[2]．
- 通常痛みを伴わないが[1]，初期に知覚異常や軽度の痛みを認めることもある[3]．
- 尺側指から出現し，橈側指に広がっていく[4]．
- 手指・手掌をテーブルにつけることができない（tabletop test：図2）．
- レイノー現象，爪上皮出血点を認めない．
- 超音波検査で，屈筋腱鞘と皮下組織の肥厚がみられる[2]．
- 良好な血糖コントロールを行えば症状は改善，消失することもある[1]．

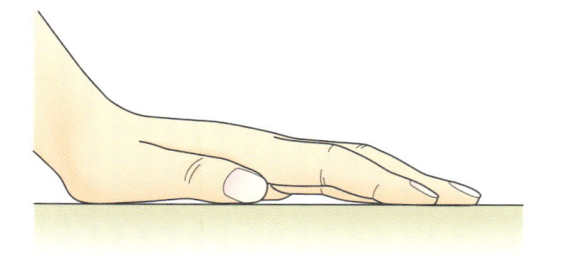

手指・掌全体をテーブルにつけることができない．
図2 tabletop test

- 消炎鎮痛薬の使用，ステロイドの局所注射，ストレッチなどの効果ははっきりわかっていない[2].

鑑別診断

- 糖尿病患者でよくみられる筋骨格系の疾患を挙げる[3]．
    - ①Dupuytren拘縮（20〜63%）
    - ②癒着性滑液包炎（凍結肩：11〜30%）
    - ③手根管症候群（11〜16%）
    - ④狭窄性屈筋腱腱鞘炎（ばね指：11%）
    - ⑤びまん性特発性骨増殖症（13〜49%）
- 全身性強皮症：レイノー現象，爪上皮出血点を認める．抗核抗体，抗セントロメア抗体陽性．

ピットフォール

- 手のこわばりはリウマチ疾患だけではない．
- Dupuytren拘縮が共存していることもある[2]．
- prayer signは糖尿病がない人（4〜20%），Dupuytren拘縮，手外傷歴のある患者でもみられる[2]．

一発診断：糖尿病性手関節症

ワンポイントアドバイス：糖尿病患者に手指，手背に限局した皮膚硬化，関節可動域制限，prayer sign陽性をみたら糖尿病性手関節症を疑う．

一発診断エクストラ

⑬数ヶ月前から爪に黒い線が出てきて気になるという50歳の女性……

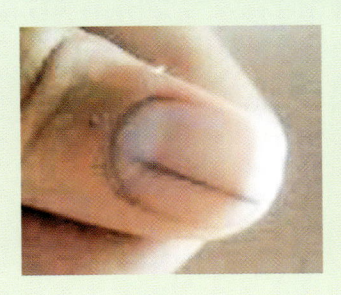

- 爪甲に爪床より続く均一な黒色線条を呈しており，**爪甲線条母斑**と診断した．
- 爪母細胞にメラニン色素が沈着することにより生じる「爪のほくろ」である[1]．
- 線条が太かったり，濃淡が不均一な場合は，悪性黒色腫との鑑別が必要である[2]．

83　6　四肢領域での一発診断

突然，指が曲がったまま伸びなくなったんです…と30歳代男性が

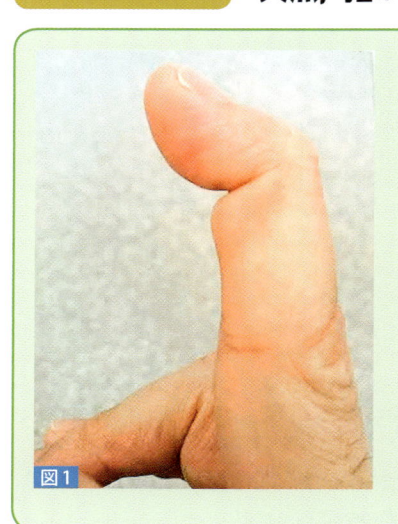

症状 靴下を脱ごうとした際，突然右手第3指が曲がったまま戻らなくなったという32歳の男性．力を入れて自分で伸展しようとしても伸展できないが，他動的に伸展することは可能である．

所見 右手第3指DIP関節が屈曲したまま戻らない（図1）．圧痛や腫脹はない．診断は？

図1

解説 DIP関節が屈曲しており，自力で元に戻せないことから，マレット変形（槌指）と診断した．

- マレット変形はいわゆる突き指の一種であり，ボールが指先に当たるなどのエピソードを契機に発症することが多い[1]．
- 末節骨に付着している深指屈筋腱が緩んだり切れたりして起こる場合（腱性マレット変形）と，末節骨が骨折し付着した伸筋腱とともに骨が剝がれて起こる場合（骨性マレット変形）がある[2]（図2）．
- 6～10週間固定する保存的治療と手術による観血的治療がある[1]．
- 腱性と骨性で治療法が異なる可能性があるため，マレット変形をみたら必ずX線で骨折の有無を確認する．

鑑別診断 スワンネック変形

・DIP関節は屈曲位だが，PIP関節は過伸展となる．関節リウマチでみられるが，マレット変形を未治療で放置した場合にも時に認められる[3]．

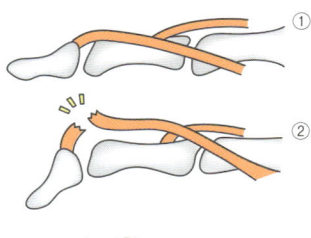

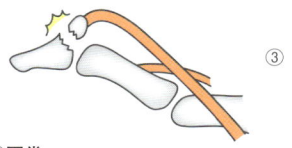

① 正常
② 腱断裂
　指を伸ばすスジ（腱）が切れた状態
③ 骨折を伴うもの
　スジ（腱）がついている骨の一部が折れた状態

図2　マレット変形の病態
（日本整形外科学会ホームページを参考に作成）

ピットフォール 明らかな突き指のエピソードがなくても否定できない．靴を脱ぐ，シャツをズボンの中にしまう，といった日常動作で起こる場合がある．

一発診断 マレット変形（槌指）

ワンポイントアドバイス 突き指をきっかけにDIP関節が屈曲したまま動かせなくなったら，マレット変形．

84　6　四肢領域での一発診断
夜になると膝が痛むんです…と60歳代女性が

症状 2ヶ月ほど前より左膝に急に痛みを感じるようになり，改善しないため受診した生来健康な61歳の女性．思い当たる誘因はない．安静時，運動時ともに痛みがある．痛みは夜間に強い．関節間隙内側やや近位部に限局的に圧痛を認める．左膝関節の可動域制限はない．

所見 左膝関節X線で，大腿骨内顆にわずかに透過性亢進を認める（図1）．診断は？

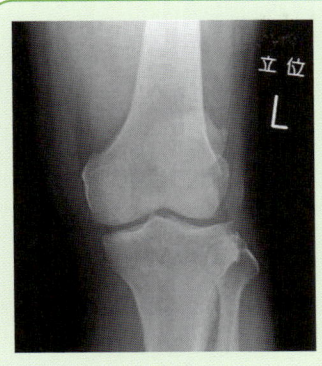

図1　左膝関節X線写真

解説 急激な疼痛が，誘因なく片側の膝関節内側に限局性に生じており，X線で大腿骨内顆にわずかに透亮像を認めたことから，特発性大腿骨内顆骨壊死（spontaneous osteonecrosis of the knee：SONK[1]）と診断した．

- SONKは，60歳以上の高齢女性に多く[1]，大腿骨内側顆部関節面に好発する[2]．ほとんどが片側性である．
- 夜間痛は骨壊死の重要なサインである．変形性膝関節症との鑑別にも役立つ．
- 疼痛出現後1〜2ヶ月はX線では所見を認めないが，MRIでは疼痛部位に一致してT1 low/T2 highの領域を認める（図2）．早期診断にはMRIが有用である[3]．
- 病状が早期であれば，保存的治療で軽快することも多いが，関節間隙の狭小化がみられるなど進行した場合には，手術が必要となる．

鑑別診断 高齢女性で膝関節痛をきたす疾患．
①**変形性膝関節症**：変形性膝関節症では関節間隙が狭小化するが，SONKでも骨壊死が進行すると同様の病態に陥る．
②**偽痛風**：X線で関節間隙の石灰化を呈し，関節液内にピロリン酸カルシウム結晶を認める（→前巻項目92参照）．

ピットフォール 年齢と膝の所見から安易に診断された変形性膝関節症の中に，見逃されているSONKがある．

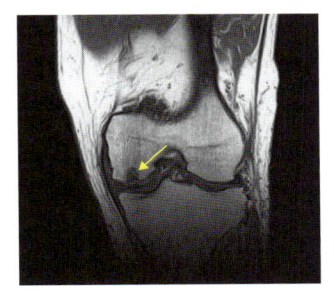

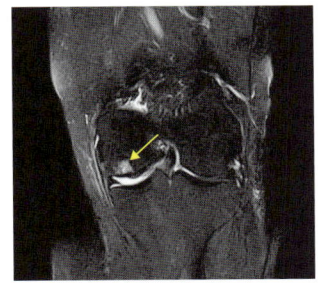

T1 low / T2 high
図2　同部位のMRI画像

一発診断　特発性大腿骨内顆骨壊死（SONK）

ワンポイントアドバイス 高齢女性の片側性膝関節痛で，夜間痛を伴う場合は，SONKを疑う．

85　6　四肢領域での一発診断
膝が痛いんです…と70歳代男性が

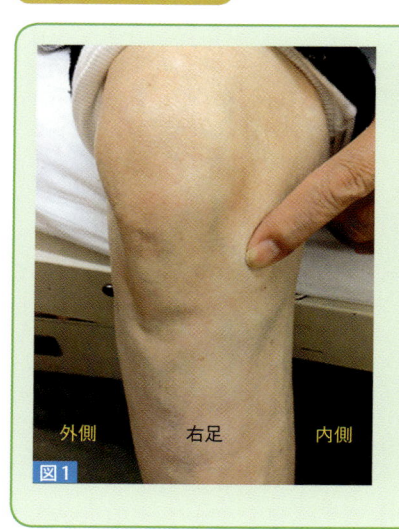

症状 右膝の痛みを訴えて受診した76歳の男性．転倒などの外傷なし．畑仕事が忙しく，しゃがみ込む動作が多かったという．

所見 脛骨粗面の内側に疼痛があり，疼痛の範囲は指1本で示すことができる（図1）．内側側副靱帯の骨付着部に圧痛なし．McMurrayテストは陰性．診断は？

図1

解説 膝の不安定性や半月板損傷を疑う徴候がなく，疼痛部位とその範囲から鵞足炎と診断した．

- 膝内側屈筋群である縫工筋，薄筋，半腱様筋が脛骨粗面の内側に付着する．関節裂隙から3〜4 cmのところを鵞足という（図2）．
- 鵞足炎は，この腱付着部や鵞足滑液包（鵞足と内側側副靱帯の間にある滑液包）に炎症を起こすものをいう（図2）．
- 運動，歩行などの膝の曲げ伸ばし，膝屈筋群（ハムストリング筋群）の使いすぎ，外傷が原因となる[1,2]．
- 中高年の肥満傾向にある女性に多く，大部分の人で変形性膝関節症を合併している[2]．
- スポーツ選手にみられることも多い．
- 膝内側の1 cmほどの狭い範囲に痛み（特に夜間）を訴え，鵞足部に圧痛や軽度の腫脹を伴うことがある[1]．患者は疼痛部位を1本の指でさし示すことができる[3]．
- 外反ストレステストは陰性である[2]（図3）．
- 脛骨などのX線写真では異常を認めない．
- 局所の安静を行い，ストレッチ，消炎鎮痛薬の内服・外用で対応する．症状が強い場合はキシロカイン®・ステロイドの局所注射を行う．

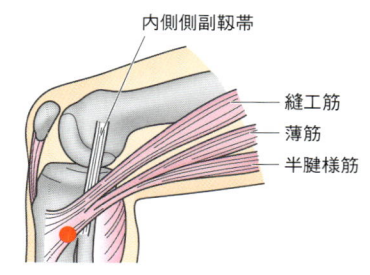

鵞足炎の疼痛部位

半月板損傷の疼痛部位　　内側側副靱帯損傷の疼痛部位

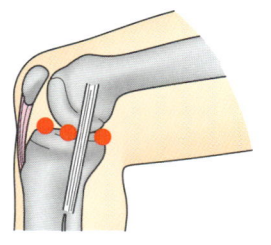

図2　膝周囲の解剖と各疾患の疼痛部位

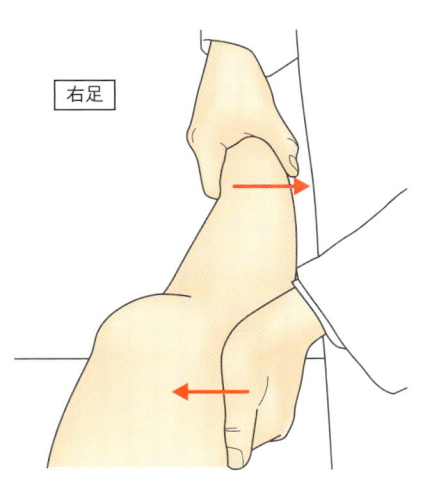

図3 外反ストレステスト
膝関節屈曲30°にして，一方の手で足関節を握り，他方の手で外側の膝を握り，膝関節の内側が開くように外反外力を加えると疼痛が出現する．

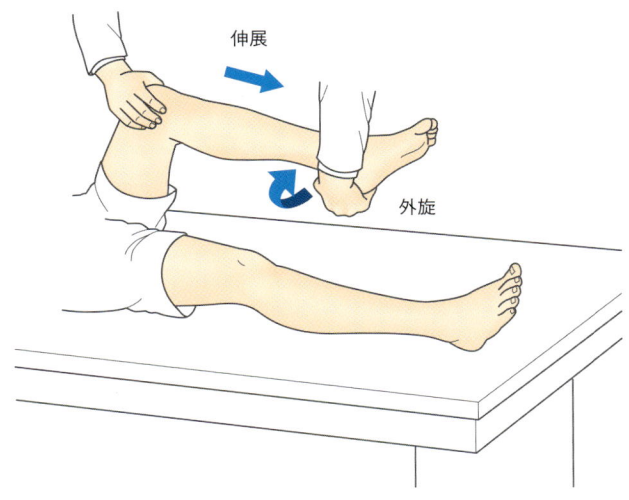

図4 McMurrayテスト（図は内側半月板損傷の場合）
膝を最大屈曲にして，下腿を回旋しつつ膝を伸展させていく．内側半月板損傷では外旋時に，外側半月板損傷では内旋時に疼痛が出現し，関節裂隙にクリックを触知する．

鑑別診断 膝内側の痛みをきたす疾患として下記を鑑別する（図2）．

①内側側副靱帯損傷
- 損傷部位は内側側副靱帯の骨付着部が多く，同部位に圧痛を認める（内側側副靱帯の脛骨付着部は鵞足部の後方に位置する）．
- 外反ストレステストが陽性（図3）．

②内側半月板損傷
- 関節裂隙に圧痛を認め，McMurrayテストが陽性（図4）．

③変形性膝関節症
- X線写真で，関節裂隙の狭小化，骨棘の形成などを認める．

ピットフォール 鵞足炎でも外反ストレステストが陽性となることがあるので，疼痛部位とその範囲を確認する[1]．

一発診断 鵞足炎

ワンポイントアドバイス 膝の不安定性がなく，指1本でさし示すことができる，脛骨粗面内側の痛みは鵞足炎．

86 足の裏がしびれて痛いんです…と70歳代女性が

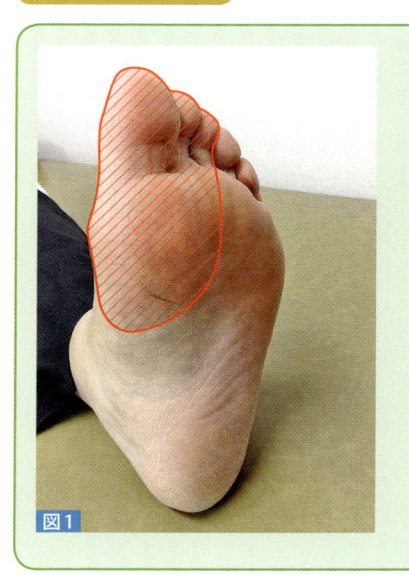

6 四肢領域での一発診断

症状 足底のしびれ感と痛みを訴えて受診した，糖尿病で通院中の70歳の女性．飲酒なし．

所見 足背動脈，後脛骨動脈は触知する．左第1～第3足趾から足底・足内側縁にかけて知覚が低下している（図1の斜線部）．左内果下で Tinel 徴候陽性．診断は？

図1

解説 内側足底神経の支配領域に疼痛・しびれ・知覚低下がみられ，内果で Tinel 徴候陽性であることから足根管症候群（tarsal tunnel syndrome：TTS）と診断した．

- TTSは，足根管（脛骨内果後面，距骨，踵骨内側面，屈筋支帯で囲まれた部分）で脛骨神経とその枝が圧迫されて起こる絞扼性神経障害である（図2）．
- 原因は特発性（20％），外傷（捻挫，骨折），足部の変形（骨性隆起，距踵関節癒合），神経周囲の占拠性病変（ガングリオン，静脈瘤，腫瘍など），扁平足，糖尿病，下腿浮腫などである[1,2]．
- 症状は長時間の立位，歩行，運動で悪化し，安静，下肢挙上で改善する[1,2]．
- 夜間に症状が悪化することもある（43％）[1,3]．
- 足根管部の圧痛，絞扼されている神経の支配領域に一致した足底（図2）にしびれ感・知覚低下，足底からつま先にかけて放散する焼けるような，ジンジンした痛みを認める．

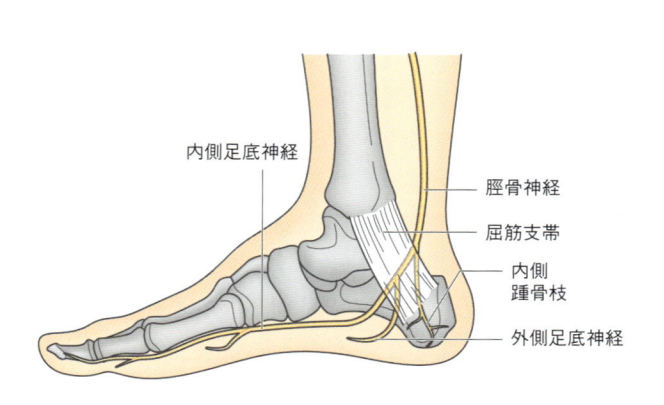

図2 脛骨神経の走行と支配領域

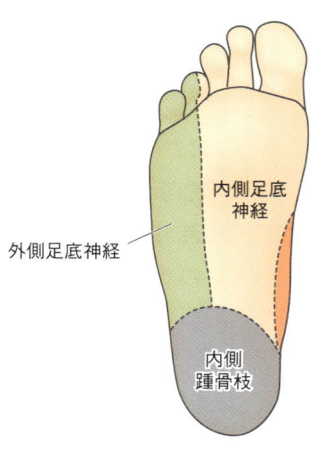

脛骨神経は足根管内で内側・外側足底神経，内側踵骨枝に分岐する．

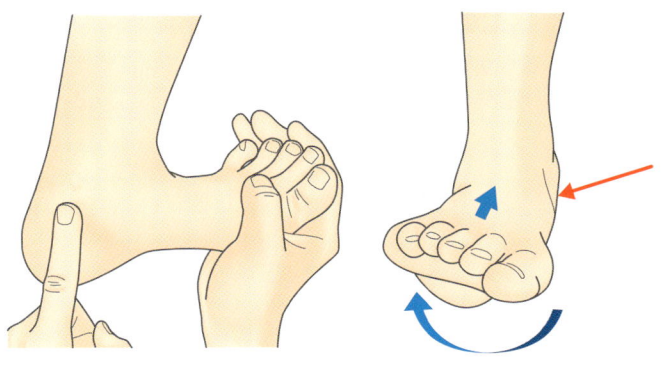

足関節を受動的に最大背屈・外がえしとし，中足指節（MTP）関節をすべて最大背屈した状態を5〜10秒保持すると症状が誘発される．この肢位で足根管部を叩くと，Tinel徴候が陽性になりやすい．

図3 背屈外がえし試験（dorsiflexion-eversion test）

- 経過が長い場合は足底筋や内在筋の萎縮を認める[1, 3]．
- 誘発試験として，Tinel徴候（神経の走行に沿って叩く），背屈外がえし試験がある[4]（図3）．
- 局所所見から骨性変化や占拠性病変が疑われる場合はX線写真，超音波検査，CT，MRIを施行する．
- 局所の安静，消炎鎮痛薬の投与，足底挿板などの装具，足根管内へのステロイド注入を行う．保存的療法で改善がみられない場合，占拠性病変が明らかな場合は手術を行う．

鑑別診断 踵の内側痛をきたす疾患を鑑別する．

① **長母趾屈筋腱炎**[2, 5]（図4）
- 足関節の底屈の繰り返し（つま先立ちやジャンプ）で起こる母趾の腱鞘炎．
- 母趾の底屈で痛みが誘発される．
- 内果後方と母趾（足底面）に圧痛・腫脹を認める．
- 狭窄性腱鞘炎を起こすことがある（母趾バネ趾）．

● : 圧痛部位
長母趾屈筋腱
母趾（足底面）

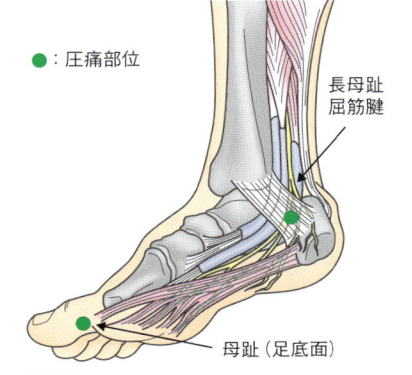

図4 長母趾屈筋腱炎の疼痛部位

② **後脛骨筋腱炎**[2, 5]（図5）
- 外傷（捻挫），ジャンプ，ランニングなどが原因で起こる．
- 内果後方と後脛骨筋が付着する舟状骨，内側楔状骨に圧痛・腫脹がある．
- 内がえし，足底屈で痛みが誘発される．

● : 圧痛部位
後脛骨筋
舟状骨
内側楔状骨

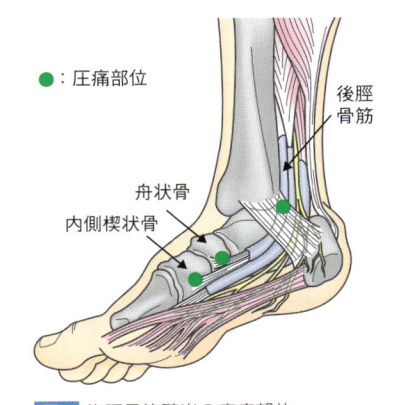

図5 後脛骨筋腱炎の疼痛部位

ピットフォール 足底だけでなく，近位の脛骨神経の走行に沿って，下腿へも放散痛・しびれを起こすこともある（Valleix phenomenon：67％）[3, 6]．

一発診断 足根管症候群（TTS）

ワンポイントアドバイス 足底のしびれ・痛みを訴え，背屈外がえし試験が陽性ならば足根管症候群．

87　足の裏が痛いんです…と30歳代女性が

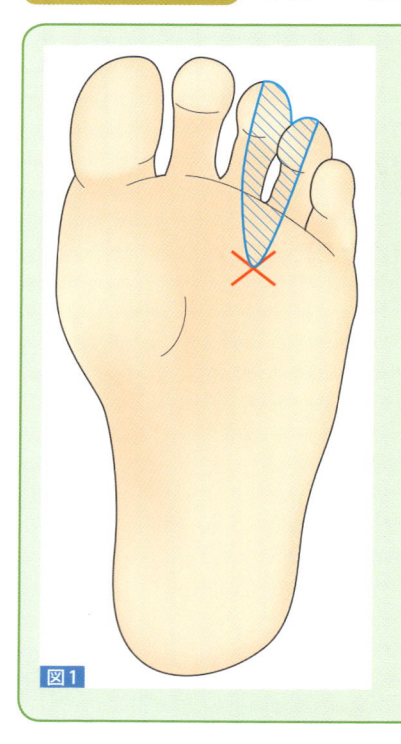

6　四肢領域での一発診断

症状　数週間前からの左足裏の痛みとしびれを訴えて受診した32歳の女性．ハイヒールを履くことが多いという．

所見　第3・第4趾間に圧痛を認める．斜線部にしびれを認める（図1）．中足骨頭を内外側から圧迫すると疼痛が誘発され，趾間部を底側から圧迫するとクリックを触知した．X線写真は異常なし．診断は？

図1

解説　ハイヒールを履くことが多い女性にみられた，第3・第4趾間の痛みと趾間部底部の感覚異常で，X線写真で異常なく，マルダー試験（片手で中足骨頭を内外側から圧迫すると疼痛が誘発され，もう一方の手で趾間部を底側から圧迫するとクリックを触知する）が陽性であったためモートン病と診断した．

- モートン病は，中足骨頭間で底側趾神経が圧迫されて起こる絞扼性神経障害である（図2）[1]．
- 底側趾神経は中足骨頭間で深横中足靱帯の底側を走行する[1]．
- 病因として，同部位での靴の圧迫（幅が狭いハイヒールなど）などによる神経の絞扼や微細な損傷の繰り返しが挙げられる[1〜3]．
- 外反母趾，関節リウマチ，趾間滑液包炎，ガングリオンが原因になることもある[3]．
- これにより神経周囲が線維化して神経腫ができる（偽神経腫）．
- 40〜60歳代の女性に多い[1,4]．
- 第3・第4趾間に最も多く，次いで第2・第3趾間である[4,5]．
- 趾間部底部に電撃痛，ちくちくする痛み，灼熱感，痙攣，かたまりの上を歩いている感じ，感覚低下などを訴える[1]．
- 痛みは足趾にまで放散することもある[4]．
- つま先立ちなど足趾が伸展する動作で症状が悪化する．
- しびれが足底から上行し足関節を越えて下腿部まで広がることがある．

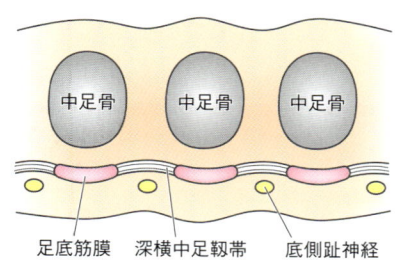

図2　中足骨と底側趾神経の位置関係
（足底筋膜　深横中足靱帯　底側趾神経　中足骨）

- 同部位に偽神経腫を腫瘤として触知できることもある．
- マルダー試験が診断に有用である (図3)[1]．
- X線写真で特異的な所見はない[3]．
- 神経腫が大きければ，超音波検査，MRIで確認できる（超音波検査の感度90%・特異度88%，MRIの感度93%・特異度68%）[6]．
- 適切な靴を履くように指導し，中足骨パッド，足底挿板を用いて患部の除圧を行う[1,2]．
- 消炎鎮痛薬の内服，麻酔とステロイドの局所注射を行う[1,2]．
- 効果が乏しい場合は神経剥離術，神経腫切除術を行う[1]．

鑑別診断 中足部痛をきたす疾患として下記を鑑別する[4]．

① **疲労骨折**
・第2，第3中足骨に多い．

② **フライバーグ病**
・中足骨頭の無腐性壊死．
・思春期の女性でよくみられる．
・第2中足骨頭に多い．

ピットフォール
- クリックは20%の症例でしかみられない[5]．
- 無症状でもMRIで神経腫を30%に認める[7]．

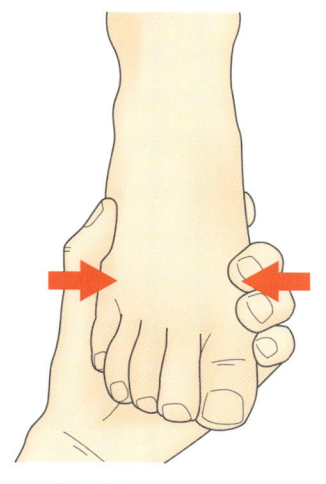

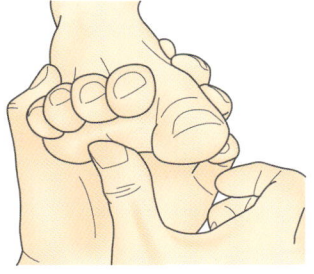

図3 マルダー試験

一発診断 モートン病

ワンポイントアドバイス 趾間部にみられる，圧痛を伴う中足部痛で，X線写真で異常がなく，マルダー試験が陽性ならモートン病．

88 6 四肢領域での一発診断
踵が痛いんです…と10歳の男児が

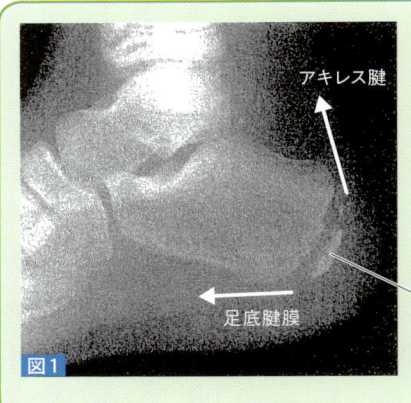

症状 2週間前から歩くと左の踵が痛いため受診した10歳の男の子．部活でサッカーをしている．

所見 踵骨の骨端核が分節している（図1）．診断は？

図1（アキレス腱，足底腱膜，骨端核）
(伊東勝也ほか：関節外科 31（増刊号）：332, 2012より転載)

解説 10歳の男児にみられる運動時に悪化する踵部痛で，X線写真で踵骨の骨端核が分節していることから踵骨骨端症（Sever病）と診断した．

- 踵骨骨端症は，成長期にみられる踵骨隆起部の成長板（骨端線部）の炎症である．
- 骨折や腱鞘炎ではない．
- 踵への荷重負荷やアキレス腱付着部からの過牽引が原因で生じる．
- サッカー，バスケットなどのスポーツをする8〜12歳の男児に多い[1]．
- 両側性が60％である．
- 25％の患者で扁平足がみられる．
- 初期は動き始めに踵部に疼痛を認め，進行すると歩行時痛，運動時痛をきたす．
- アキレス腱付着部や踵骨後方を内側と外側から圧迫すると疼痛を認める（図2）[2,3]．
- 背屈で痛みが増強する[2]．
- X線写真では正常であることが多い．よって，診断は問診と身体所見で行う．
- X線写真で骨端核の分節像，硬化像，骨端線の拡大・不整を認めることもあるが[2,3]，これらは正常でもみられることがあるので，症状がなければ病的としない[1]．
- 安静，クーリング，ストレッチを行い，消炎鎮痛薬を内服する．足底挿板などを用いることもある．
- 予後は良好で（骨端核は7歳に出現して17歳には閉じてしまう），3〜6週間で改善する．

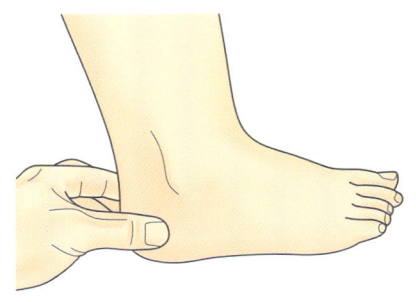

図2 踵骨骨端症の圧痛部位

鑑別診断① 踵骨の疲労骨折[2]
- 下肢の疲労骨折のうち，中足骨に次いで2番目に多い．
- 初期にはX線写真ではっきりしないことがある．
- 腫脹・皮膚の変色を認める．

鑑別診断② 踵骨骨髄炎[4]

・男児に多い．
・40％の症例で直近の外傷歴がある．
・踵部の痛み・発赤・腫脹，発熱，跛行を認める．

鑑別診断③ ハグルンド病[2]

・踵骨後上部の過度の突出（ハグルンド変形）に，踵骨後部滑液包炎を合併したもの．
・ハグルンド変形があるとアキレス腱と踵骨後上部の間が狭くなるため，靴などの外部からの圧迫，運動によって滑液包が刺激を受けやすい．
・20歳代の女性に多い．
・踵後部の痛み・腫脹を認める．

ピットフォール 必ずしも画像検査を行う必要はないが，症状が非典型的の場合（体重負荷が困難，急性発症，全身症状，片側性）は他疾患との鑑別のために実施する[1]．

一発診断：踵骨骨端症（Sever病）

ワンポイントアドバイス：スポーツをする10歳前後の踵部痛は踵骨骨端症（ただし，皮膚の変色があれば疲労骨折）．

一発診断エクストラ

⑭ 左第2趾が赤く腫れて泣き止まない3ヶ月の男児，原因は……

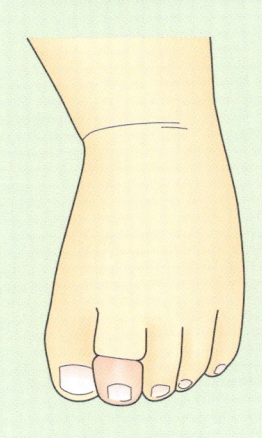

- 皮膚変色境界部分に毛髪が絡みついており，**ターニケット症候群**と診断した．
- 長引く不機嫌や啼泣を呈する乳幼児では鑑別に挙げるべき症候群である[1]．
- 毛髪や糸などが指趾，陰茎，陰核，口蓋垂などに巻きつくことで，血管障害を起こす．早期に診断・治療がなされない場合，病変部が壊死に陥り，切断が必要になることもある[1,2]．
- 境界明瞭な変色部位と遠位の腫脹で疑われるが，巻きついている物は周囲の浮腫のため見えにくいので診断は難しい[1]．
- 偶発的に発症するが，常に虐待も念頭に置く必要がある[3]．
- 陰茎や陰核での発症は年長児に多く，虐待のほかに自分で行った可能性も考える[2]．
- 成人例の報告もあるので注意したい[4,5]．

89　6　四肢領域での一発診断
夕方になると足が腫れてくるんです…と30歳代女性が

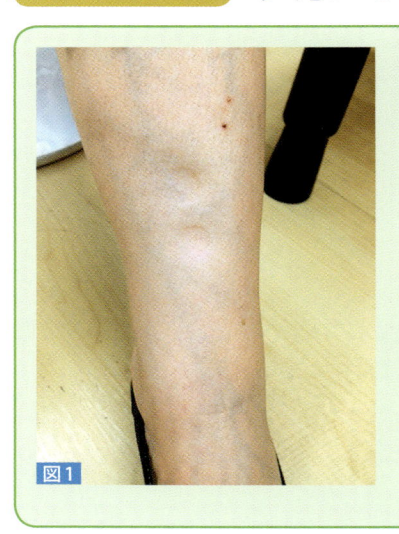

症状 数ヶ月前から手足，体幹のむくみを自覚したため近医を受診．フロセミドを処方されたが改善しないため受診した36歳の女性．むくみは夕方にひどく，朝に比べ夕方には体重が1.5 kg増加しているという．薬剤の服用歴はなく，月経周期と症状の関連はない．

所見 両下腿に圧痕性浮腫を認める以外は身体所見に異常なし（図1）．血液・尿検査に異常なし．胸部X線写真で肺うっ血の所見なし．診断は？

図1

解説 朝と夕で1.4 kg以上の体重差を認め，全身性浮腫をきたす心・腎・肝・内分泌疾患，薬剤性，低栄養は否定的であることから，特発性浮腫と診断した．

- 特発性浮腫は，ほとんどが閉経前の女性でみられる，両下肢，両手，顔，体幹に間欠的・周期的に生じる浮腫のことである[1〜3]．
- 20〜30歳代が最も多い[1, 2]．
- 約半数で肥満がみられる[3]．
- 月経周期とは無関係である．
- 以下の3項目のすべてを満たせば診断できる[3, 4]．
  ①朝と夕の体重差が1.4 kg以上
  ②浮腫をきたす器質的疾患の除外
  ③精神的または情緒的な問題の存在
- 実際は，全身性浮腫をきたす疾患を否定し，体重差が0.7 kg以上あれば臨床的に診断してよい[1]．
- 浮腫は両下肢に多くみられ，立位で悪化する[3]．
- 体重増加や浮腫に対する過度の不安のため，利尿薬・下剤の乱用，摂食障害・抑うつ状態などの心理的な側面もみられることが多い[1, 3]．
- 随伴症状として，自律神経症状（動悸，起立性失神，頻尿，尿意切迫感），消化器症状（機能性胃腸障害，過敏性腸症候群）がある[3]．
- ①毛細血管からの循環血液漏出，②食事制限後の過剰摂取，③利尿薬の長期服用，によるレニン・アンジオテンシン・アルドステロン系の亢進などが原因として考えられている[2]．
- 横になって休む，暑いところを避ける，塩分制限，炭水化物制限，飲水制限，減量などを勧める[1, 2]．
- 内服治療ではスピロノラクトンが第一選択である[1]．効果が乏しければ利尿薬（サイアザイド系利尿薬）を追加する[1]．
- アンジオテンシン変換酵素阻害薬，ドパミン作動薬（ブロモクリプチン）なども用いられることがある[2]．

- 弾性ストッキングはあまり効果がなく，耐えられないことが多い[1]．
- すでにループ利尿薬を長期間使用している場合，二次性高アルドステロン症をきたし浮腫の悪化につながっていることがあるため（利尿薬誘発性浮腫），3～4週間の中止を試みる[1]．

鑑別診断　月経前浮腫

・生殖年齢の女性で両下腿浮腫をきたす疾患として鑑別が重要．
・浮腫は月経前に周期的に始まり，月経開始とともに消失していく．

ピットフォール

・健常人でも朝と夕で0.5～1.5 kgの体重差がみられることがある[2]．
・症状と体重増加の程度は相関しない[3]．
・精神的または情緒的な問題が存在しないこともある．

一発診断　特発性浮腫

ワンポイントアドバイス：生殖年齢の女性の両下腿浮腫で最も多いのは特発性浮腫[1]．

一発診断エクストラ

⑮膝窩部の腫瘤ですが，ベーカー嚢腫でしょうか？　ベーカー嚢腫なら……
- ベーカー嚢腫では，①膝関節伸展時に硬くなる，②膝関節45°屈曲時に軟らかくなる，または消失する（Foucher's sign）[1]．
- この所見により膝窩動脈瘤，膝窩動脈外膜嚢腫，ガングリオン，肉腫と区別することができる．

90　6　四肢領域での一発診断
ふくらはぎが痛くて眠れないんです…と70歳代男性が

症状 数ヶ月前から，寝床に入るとふくらはぎの不快感・痛み，足の裏が火照るような感じがして眠れないと訴えて受診した．慢性閉塞性肺疾患（COPD）で通院中の75歳の男性．脚を動かしたり，さすったりすると症状は軽快する．日中は気にならない．腰痛，膝痛なし．

所見 神経学的異常なし．一般採血検査で異常なし．診断は？

解説 夜間に悪化し運動によって改善する下肢の異常感覚，それが原因による不眠，身体診察・血液検査所見の異常なし，とのことからレストレス・レッグス症候群（restless legs syndrome：RLS；むずむず脚症候群，下肢静止不能症候群）と診断した．

- RLSは，脚を動かしたいという強い欲求が，不快な下肢の異常感覚に伴って，あるいは異常感覚が原因となって，生じるものをいう．
- 特発性と二次性に分けられる（表1）．
- ドパミン作動系の異常が関与するといわれているが詳細は不明である．
- 本邦での有病率は1〜4％で海外に比して少ないが[1]，診断されていない可能性がある．
- COPD患者でRLSを合併する頻度は高い．罹病期間，重度の低酸素血症，高二酸化炭素血症の症例でみられやすい[2]．
- 下肢の異常感覚は，「むずむずする」「脚がだるい」「脚が火照る」「脚が痛い」「うずく」「しびれる」など多彩な表現がされる．下肢表面の異常感覚というよりも脚の内部の不快感として訴えることが多い[1]．
- 症状には日内変動があり，夜間に悪化するため不眠の原因となる．このため，日中の眠気，不安感，抑うつ状態など仕事や生活に支障をきたす．
- 中等度以上の患者では，日中にも症状が顕著なことがある[3]．
- 診断基準を表2に示す．
- 必須項目だけを基準にした場合の特異度は84％である．このため診断基準に合致しても16％はRLS以外の疾患（RLS mimics）であることに注意する[1]．

表1 二次性RLSの原因

①鉄欠乏性貧血
②腎不全（特に透析患者）
③妊娠
④薬剤性：抗うつ薬，SSRI，抗ヒスタミン薬，抗精神病薬など
⑤内分泌疾患：糖尿病など
⑥リウマチ性疾患：関節リウマチなど
⑦神経疾患：パーキンソン病など
⑧脊髄疾患：変形性脊椎症など
⑨COPD

（文献1より引用）

表2 RLSの診断基準

必須の診断項目
①不快な下肢の異常感覚に伴う，脚を動かしたいという欲求（下肢に加えて上肢や体幹にも同様の症状が出現することがある）
②症状が安静時に出現・増悪
③症状が歩いたり，下肢を伸ばしたりするなどの運動で改善
④症状が夕方から夜間に悪化

補助的な診断項目
①家族歴
②ドパミン作動薬への反応性
③周期性四肢運動障害（periodic limb movement disorder：PLMD）（主に睡眠中にみられる上肢・下肢の周期的な不随意運動）の合併

（文献1より引用）

- RLS mimicsと間違えないためには，補助的診断項目まで確認する必要がある[4]．
- 診断に特異的な検査はない．
- PLMDの有無を調べるために睡眠ポリグラフィ検査を行う．
- 症状を惹起させやすい嗜好品・薬剤を制限する（例：カフェイン，タバコ，アルコール，抗うつ薬，SSRI，抗ヒスタミン薬，抗精神病薬など）．
- ドパミン作動薬（プラミペキソール）が第一選択薬で，不眠が強い場合はベンゾジアゼピン系抗不安薬（クロナゼパム）を併用することもある．効果が乏しい場合は抗てんかん薬（ガバペンチン）などを用いる．
- 診断基準を満たさないが，症状から強く疑われる場合は診断的治療を行う．

鑑別診断①　アカシジア[4]

・抗精神病薬などの薬剤が原因．落ちつきがなく，じっとしていることができない（静坐不能）．RLSのように不快な異常感覚を伴わず，夜間に症状は悪化しない．

鑑別診断②　睡眠関連下肢クランプ（"こむら返り"）[4]

・痛みを伴う数秒間から数分間の筋肉の収縮（攣縮）．収縮した筋肉を触知できる．攣縮を起こしている脚に力を加えて正常な肢位をとらせると改善する．

鑑別診断③　painful legs and moving toes syndrome（正式な日本語訳はないが，痛む脚と動く足趾症候群と訳されることが多い）[4]

・下肢（主に脚）に痛みを伴う，ゆっくりとした不随意運動がみられる．日内変動はみられない．動かしたいという欲求はない．運動により痛みは改善しない．睡眠中にこの不随意運動は消失する．

ピットフォール

・背部痛，うつ，不安，夜間のこむら返りなどと誤診されている[5]．
・RLSでなくても，PLMDは高齢者ではよくみられる現象である[1]．

一発診断：（特発性）レストレス・レッグス症候群（RLS）

ワンポイントアドバイス　夜間，安静時に出現・増悪し，運動で改善する，日内変動を伴った下肢中心の異常感覚はRLS．

91　6　四肢領域での一発診断
足が腫れて痛いんです…と70歳代男性が

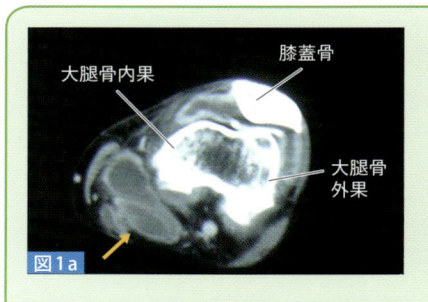

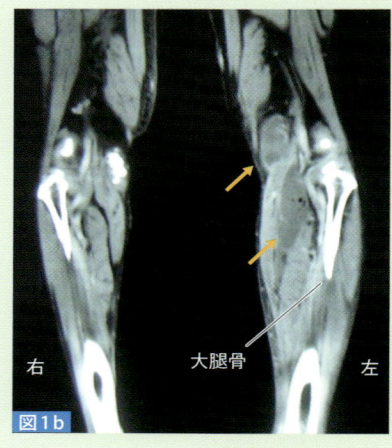

症状　数日前から左下腿が腫れて痛みも出てきたため受診した，関節リウマチで通院中の74歳の男性．整形外科から内科疾患を疑われて紹介された．

所見　発熱なし．手術歴なし．左膝窩部から下腿にかけて腫脹し，下腿背側に圧痛を認めた．深部静脈血栓症（DVT）を疑ったが，超音波検査では静脈内に血栓を認めず，開存していた．CTを施行したところ，左膝関節部の嚢胞性病変が下腿深部に進展し，皮下脂肪織の濃度上昇を伴っていた（図1）．診断は？

図1a
図1b

解説　疼痛を伴う片側性の膝窩部から下腿の腫脹で，腓腹筋の把握痛を認めたことからDVTを疑うも超音波検査で否定され，CT所見で下腿深部に進展する嚢胞性病変を認めることからベーカー嚢腫の破裂と診断した．

- ベーカー嚢腫は，膝関節後内側に位置する，半膜様筋腱と腓腹筋内側頭との間にある滑液包が炎症により腫大したものをいう（図2）．

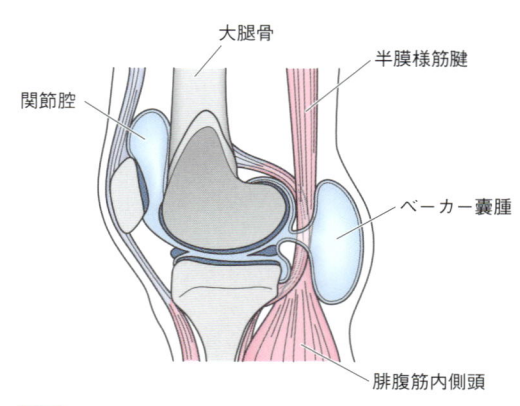

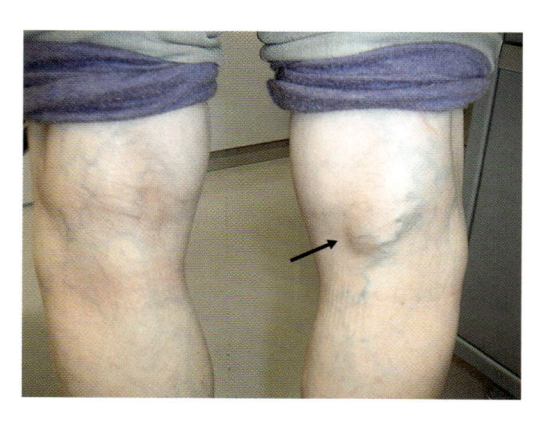

図2　ベーカー嚢腫

- 変形性膝関節症，関節リウマチ，半月板損傷，外傷の既往などが危険因子となる[1]．過度の運動後に破裂しやすい．
- 破裂すると下肢に疼痛，熱感，腫脹，発赤を認め，DVTと類似した症状を呈する（偽性血栓性静脈炎症候群）[1]．
- Homans徴候（膝関節を伸展し，足関節を過度に背屈させると腓腹筋に疼痛が出現）が陽性となりDVTが疑われる[1]．
- DVTが疑われた患者の2〜6％が本疾患であるといわれている[2]．
- ベーカー嚢腫は破裂した場合，膝窩に嚢腫を触れることも触れないこともある．
- 斑状の出血を膝窩から足首にかけて認めることがあり，特に内果にみられる場合は形状から三日月サインと呼ばれる[1]．
- 後脛骨神経の圧迫による足底の異常感覚，膝窩動脈の圧迫による虚血症状を認めることもある[1]．
- 超音波検査で膝窩に嚢胞性病変を確認する．嚢腫が完全に破裂してしまった場合は嚢胞を確認できないこともある．
- 保存的治療として，安静，下肢挙上，下肢圧迫，消炎鎮痛薬の投与，ステロイドの関節内注入などをまず行う[1]．保存的治療で効果が乏しい場合は，嚢腫摘出術，滑膜切除術を行う．

鑑別診断 疼痛を伴う片側性の浮腫をきたす疾患の鑑別．

① DVT
- 下腿周囲径の測定．
- 下肢静脈エコーで血栓を確認（感度95％・特異度98％）[3]．
- D-ダイマー陽性．
- Homans徴候，Lowenberg徴候（マンシェットで加圧し，150 mmHg以下で腓腹筋に疼痛が出現），Pratt徴候（腓腹筋を圧迫すると疼痛が出現）がみられる．

② 蜂窩織炎
- 正常皮膚との境界が不明瞭な硬結を伴う紅斑を認める．

③ その他
- 外傷，コンパートメント症候群，筋・腱の断裂，結節性紅斑など．

ピットフォール ベーカー嚢腫が破裂しても痛みを伴わず，腫脹のみのことがある[1]．

一発診断 ベーカー嚢腫の破裂

ワンポイントアドバイス DVTに似た症状で，超音波検査で血栓を認めず，膝窩に嚢胞性病変を認めたらベーカー嚢腫の破裂．

92　6　四肢領域での一発診断
2週間前から足が腫れてきたんです…と70歳代女性が

症状 2週間前から足が腫れてきていると訴えた．高血圧，帯状疱疹後神経痛で通院中の70歳の女性．胸部不快，呼吸困難，その他の自覚症状はない．

所見 採血：貧血なし，腎臓，肝臓，甲状腺機能に異常なし．胸部X線：心拡大，肺うっ血なし．心電図：洞調律．両下腿に圧痕性浮腫（slow edema）を認める．紅斑や色素沈着は認めない．追加の問診：3週間前にプレガバリンの内服が開始となっていた．いびきはない．診断は？

解説 両下腿の圧痕性浮腫（slow edema）以外に身体所見，検査結果で異常なく，3週間前にプレガバリンの内服が開始となっていることから，プレガバリンによる薬剤性浮腫を疑った．プレガバリンの服用を中止したところ浮腫は1週間で消失したため，プレガバリンによる浮腫と確診した．

- 全身性（両側性）浮腫の原因として，心性，腎性，肝性，内分泌性，薬剤性，妊婦，特発性などが挙げられる[1]．
- 薬剤性浮腫の原因薬剤として，カルシウム拮抗薬（特にジヒドロピリジン系），消炎鎮痛薬が最も多く，ほかにその他の降圧薬（クロニジン，β遮断薬，メチルドパ），ホルモン剤（ステロイド，エストロゲン，プロゲステロン，テストステロン），糖尿病治療薬（インスリン製剤，ピオグリタゾン），抗パーキンソン病薬（プラミペキソール），プレガバリン，甘草を含む漢方薬などがある[2,3]．
- 薬剤性浮腫の危険因子として，①心・腎・肝疾患がある場合，②高齢である場合が挙げられる[4]．
- 薬物による有害事象を考慮する必要があるのは次の場合である[5]．
  ① ADL・IADLに変化がみられた時
  ② 4剤以上服用している時
  ③ 内服薬を新規で開始した時
  ④ 内服薬の用量を変更した時
- 薬物の副作用に気づかず，その症状を他の薬剤で治療する（prescribing cascade：本例では，利尿薬にて浮腫に対症しようとすることがこれに当たる）ことのないよう注意すべきである．
- 本例のプレガバリンは，神経因性疼痛（糖尿病性神経障害など），帯状疱疹後神経痛，線維筋痛症などで使用される．副作用として浮動性めまいが最も多く（8〜45％），眠気・傾眠（4〜36％），浮腫・体重増加（16％），口渇（〜15％），眼障害（霧視・複視・視力低下：〜12％），振戦（11％）などがよくみられる[6,7]．

ピットフォール
- 他科，他院からの処方薬，サプリメントの有無を忘れずに確認する．
- 基礎疾患による浮腫があっても，薬剤性浮腫が加味されていることがあるので注意する．

一発診断　薬剤性浮腫

ワンポイントアドバイス　心・腎・肝・甲状腺機能異常のない全身性浮腫をみたらまず薬剤性浮腫を疑う．

93　6 四肢領域での一発診断
突然歩かなくなったんです…と1歳の男児が

症状 アトピー性皮膚炎で治療中の1歳の男児．突然，右足を引きずって歩くようになったため受診した．X線に異常なく経過観察としたが，翌日，まったく歩かなくなったため再診した．

所見 体温37.2℃．右膝は屈曲したまま動かそうとしない．右足関節・股関節には可動域制限を認めない．下肢に熱感や腫脹，外傷を認めない．全身に湿疹を認め，膝窩を中心に滲出液を認める．その他の身体所見に異常を認めない．白血球 16,100/μL，CRP 1.6 mg/dL，ESR 32 mm/時．両膝MRIを撮影した（図1）．診断は？

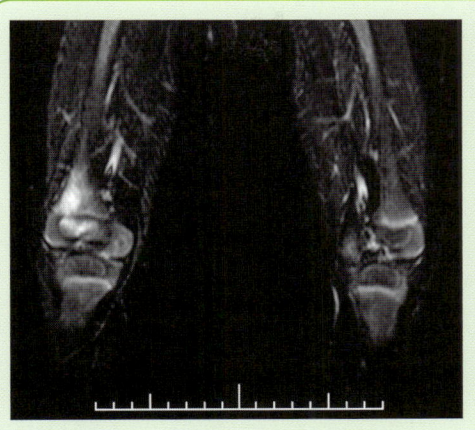

図1　両膝MRI・T2脂肪抑制画像　冠状断

解説　MRI・T2脂肪抑制画像で右大腿骨遠位端に高信号域を認め，後日，血液培養2セットから黄色ブドウ球菌を認めたため，化膿性骨髄炎と診断した．

- 化膿性骨髄炎は，先進国では年間10万人に8人の発症と比較的まれな疾患である[1]．
- 外傷，蜂窩織炎や化膿性関節炎など近接組織からの直接波及，あるいは血行性感染が原因となる．小児ではほとんどが血行性感染である[1]．
- 成人の血行性感染では脊椎炎が多いが，小児の場合，下肢の長管骨に病変が多く，跛行あるいは歩行不能の症状を呈する．発熱と局所の圧痛を認め，時に患部周囲の発赤と腫脹も認める[1]．
- 長管骨に多いのは，骨幹端は血流が豊富であることに加え，血管が急激なループを描き類洞に移行するため血流が緩徐となって停滞し，細菌が定着しやすいためと考えられている[2,3]．
- 起因菌は黄色ブドウ球菌が最多．4歳以下では*Kingella kingae*による感染が増加している[1]．
- アトピー性皮膚炎では皮膚の免疫機能が低下しているため，皮膚の常在菌となっている黄色ブドウ球菌が慢性的な掻破行動によって血流へ侵入することによって発症する[4,5]．
- 骨髄炎の診断は，病変部局所と血液検査での炎症所見に加え，MRI画像による[1,3]．

鑑別診断　外傷，骨折，蜂窩織炎，筋炎，関節炎，悪性腫瘍（白血病，神経芽腫，骨腫瘍）[2,6]．

ピットフォール
- 発熱が軽微でも骨髄炎は否定できない．
- アトピー性皮膚炎が関与する重症黄色ブドウ球菌感染には，化膿性関節炎，菌血症，感染性心内膜炎などもあり注意が必要である[4]．

一発診断　化膿性骨髄炎

ワンポイントアドバイス　アトピー性皮膚炎患者が強い下肢痛を訴え，局所所見がある場合，化膿性骨髄炎を疑う．

94　健診で脂質異常症を指摘されて受診した50歳代男性が…

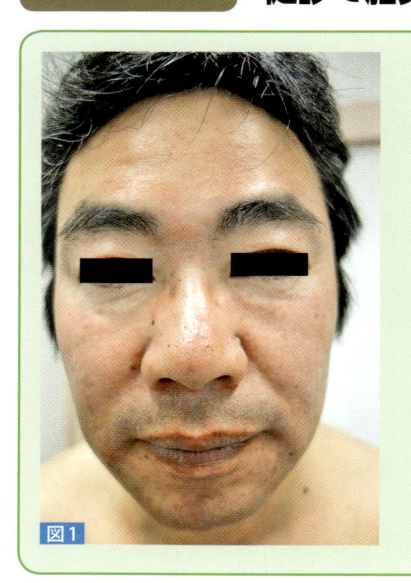

7　皮膚領域での一発診断

症状　脂質異常症に対する一般的な生活指導をした後，初見から気になっていた顔の赤みについて尋ねてみた．数年前から顔に発赤があり，ひりひりして火照るが，生活には支障はないという．以前近医でベタメタゾン吉草酸エステル外用薬を処方されたが悪化したため，現在は使用していない．

所見　両頬部，下顎部，鼻背，前額部にかけて紅斑と毛細血管の拡張を認める（図1）．診断は？

図1

解説　顔面中央部（頬，顎，鼻，前額部）の紅斑，毛細血管拡張に火照り感を伴っており，慢性に経過していることから酒皶と診断した．

- 酒皶は，顔面の潮紅（一過性紅斑），持続する紅斑，丘疹と膿疱，毛細血管拡張のうち1つ以上の症状を認め，二次的徴候として，火照り・灼熱感，局面形成，乾燥，浮腫，眼症状，鼻瘤などを伴うものをいう[1]．
- かゆみは通常みられない[2]．
- 男性よりも女性に多く，30〜50歳の女性に2〜3倍多くみられる[2]．
- 30〜40％で家族歴がある[3]．
- 日光，ストレス，熱い飲み物，寒暖の変化，激しい運動，飲酒などで悪化する[2,4]．
- 4つに分類されるが，同時に2つ以上の亜型が存在したり，ほかの亜型に進行したりすることもある（表1）[1,3]．
- 顔面の清潔を保ち，増悪因子を避けるようにする[2]．
- 軽症ではメトロニダゾール，ゼライン酸の軟膏塗布を，中等度以上ではテトラサイクリン系抗菌薬の内服を併用する[4,5]．毛細血管拡張に対してレーザー治療や，腫瘤に対して外科的切除を行うこともある[4]．

鑑別診断　顔面に類似の皮疹をきたす疾患として下記を鑑別する[2]．

①脂漏性皮膚炎
・落屑を認め，顔面のほか，頭部，腋窩，臍周囲にも認める．

②酒皶様皮膚炎
・顔面にステロイド外用薬を長期間使用した場合に，潮紅，丘疹，毛細血管拡張，皮膚萎縮をきたす．

表1 酒皶の分類

①紅斑・毛細血管拡張型
・顔面中央部に紅斑を認める.
・耳，頭皮，首，胸部にも発赤を認めることがあるが，眼周囲にはみられない.
・10分以上続く潮紅がみられるが，その後消失する.
・毛細血管拡張をしばしば認める.
・眼型を伴うことがある.
②丘疹・膿疱型
・顔面中央部に小丘疹，膿疱を伴った紅斑を認める.
・潮紅をしばしば認めるが，紅斑・毛細血管拡張型よりも軽度である.
・経過が長くなると，浮腫や瘤腫を認めるようになる.
・面皰を伴わない尋常性痤瘡との鑑別を要する.
③瘤腫型
・皮膚が肥厚し，表面が不整の結節を認める.
・鼻，顎，額，耳，眼瞼にみられる.
・女性よりも男性に多くみられる.
④眼型
・本疾患の患者の約60％で眼症状を伴う.
・皮膚所見に先立つことも，同時に生じることも，遅れることもある.
・結膜炎，眼瞼炎，角膜炎，強膜炎，虹彩炎をきたし，異物感，光過敏，眼のひりひり感，掻痒感などを認める.

(文献1～3，5より引用)

③**尋常性痤瘡**

・面皰がみられる．毛細血管拡張は通常伴わず，浮腫も目立たない．

・眼症状はない．

④**光線皮膚炎**

・顔面だけでなく，他の曝露部位でもみられる．

ピットフォール 慢性湿疹や接触性皮膚炎などと診断され，ステロイド外用薬を誤って処方されていることが多い．

一発診断：酒皶

ワンポイントアドバイス： 中高年の顔面中央部に血管拡張，紅斑，丘疹を生じる慢性炎症をみたら酒皶．

95　急に指が痛くなって，赤色になったんです…と50歳代女性が

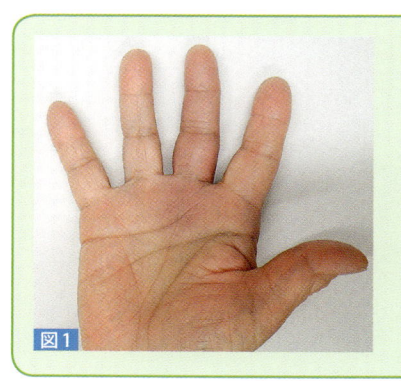

7　皮膚領域での一発診断

症状 右第3指に痛み，しびれを突然自覚し，同部位にあざができていると訴えて受診した．特に既往のない52歳の女性．以前にも同じ症状があったという．外傷歴なし．

所見 右第3指全体が腫脹し，暗赤色の皮下血腫を認め，同部位に著明な圧痛を認める（図1）．採血で血算，凝固能に異常なし．診断は？

解説 中年女性の第3指に突然発症した疼痛を伴う皮下血腫で，外傷や血液凝固異常がないことからAchenbach症候群と診断した．

- Achenbach症候群は，外傷や血液凝固異常などの誘因がないにもかかわらず，掌側の手指に痛み，しびれなどの異常感覚が突然出現し，同部位に血腫や紫斑がみられるものをいう[1]．
- 病因ははっきりわかっていない[1]．
- 水道の開け閉め，重い荷物を持つなどの日々の軽微な物理的損傷が原因になることもある[1]．
- 50歳以降の女性に多くみられる（男性の7倍）[1,2]．
- 第2指，第3指の順でみられ，中節部と基節部に生じやすい[3]．指先，爪床にはみられない[2,4]．
- 患指は腫脹して運動が制限され，蒼白，冷感を伴うこともある[2]．
- 病歴，視診のみで診断可能である．
- 冷却，安静により数日で後遺症を残すことなく自然消退するが，繰り返すことが多いため重篤な疾患ではないという保証を与えることが重要である[1,2]．

鑑別診断①　外傷

鑑別診断②　レイノー現象（→前巻項目60参照）
- 手指あるいは足趾の細動脈が発作性に収縮するために血流不足となり，皮膚の色調に変化が現れる．
- 原発性と続発性に分類される．

鑑別診断③　指の血栓症[5,6]
- 35〜65歳に多い．第4指に多くみられる．
- 手指掌側に疼痛を伴う，硬い青味を帯びた結節を触知する．
- 熱感，紅斑を伴うのが特徴である．
- 皮膚の変色の程度はそれほど強くはない．

ピットフォール まれに足趾・足底にみられることがある[3]．

一発診断：Achenbach症候群

ワンポイントアドバイス 中年女性の掌側の手指に，疼痛を伴う皮下血腫が突然発症したらAchenbach症候群．

96　7　皮膚領域での一発診断
背中がかゆいんです…と持病のない70歳代女性が

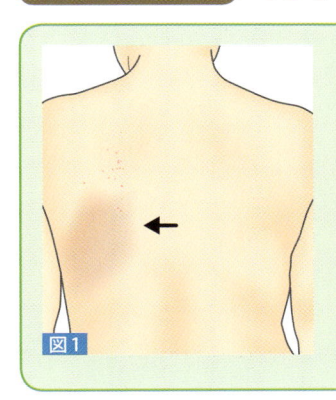

症状 数ヶ月前から背中のかゆみ，痛み，チクチクとした違和感があり受診した70歳の女性．

所見 左肩甲骨下に掻破痕と色素沈着を認める（図1）．診断は？

図1

解説 片側の肩甲骨部に痛み，知覚異常を伴った慢性のかゆみを訴えていることから背部錯感覚症と診断した．

- 背部錯感覚症は，第2～第6胸髄神経後根枝の圧迫によって生じる絞扼性神経障害の1つで，感覚異常を伴うかゆみをきたすものである[1]．
- 病因として脊椎・椎間板の退行性変化，外傷，長期臥床などがあるが，詳細は不明である[1～3]．
- 好発年齢は60歳前後で，女性に多い（男性の2倍）[3,4]．
- 肩甲骨下～内側（第2～第6胸髄神経後根枝支配領域）に，間欠的もしくは発作的なかゆみ，痛み，灼熱感，チクチクとした知覚異常，知覚低下・過敏がみられる[2～4]．症状は数ヶ月～数年続く[2]．
- 経過が長くなると，掻破による二次性変化として色素沈着を伴うことがある．
- ガバペンチンの内服，カプサイシン軟膏，ボツリヌス毒素局注，神経ブロック，生活指導（運動・ストレッチ）などが有効である[2]．抗ヒスタミン薬，ステロイド軟膏は効果がない[2]．

鑑別診断 背部によくみられる，かゆみを伴う皮膚疾患として下記を鑑別する．

① **色素沈着を伴った接触性皮膚炎**
- 何らかの刺激による局所の炎症．かゆみを伴う紅斑が先行し，その後色素沈着をきたす．

② **皮膚斑状アミロイドーシス (macular amyloidosis)** [5]
- 中年女性に多くみられ，ナイロンタオルなどによる摩擦刺激が一因といわれている．
- 上背部に好発するが，体幹，四肢にもみられることがある．
- 点状の色素斑が線状・さざ波状に配列する．かゆみを伴うことが多い（80％）．

ピットフォール
- 色素沈着は必ずしも存在しない[4]．両側性のこともある[4]．
- 「皮膚掻痒症」と診断している中に，本疾患が紛れている可能性がある．

一発診断：背部錯感覚症

ワンポイントアドバイス：片側の肩甲骨部に痛み，知覚異常を伴ったかゆみをみたら背部錯感覚症．

97　7　皮膚領域での一発診断
背中が痛がゆいんです…と70歳代男性が

症状 3ヶ月ほど前から背中の真ん中あたりに痛がゆさを自覚し，症状がとれないという74歳の男性．

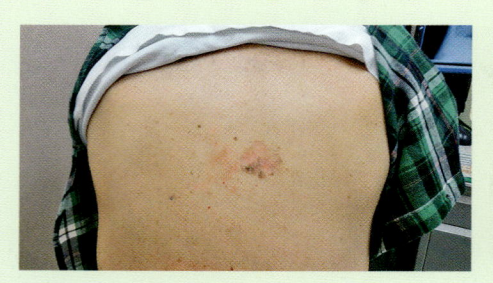

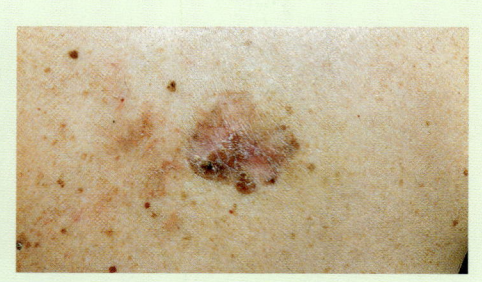

図1　受診時の背部の写真

図2　紅斑の拡大写真

所見 背部正中に境界明瞭な紅斑を認め，一部に痂皮が付着している（図1，図2）．診断は？

解説 境界明瞭で，表層は紅褐色〜黒褐色の局面を呈し，表面に鱗屑や痂皮が付着していることから，ボーエン病を疑った．皮膚生検を施行し，診断を確定した．

- ボーエン病は，表皮内有棘細胞癌（carcinoma in situ）の一種である．予後良好だが，放置すると基底膜を破って浸潤し，ボーエン癌に進行することもある．
- 高齢者に多く，境界明瞭な円形の浸潤性局面を形成する[1]．無症状の場合も多い．
- 多くは単発だが，10〜20％の症例では多発する．下肢に好発するが（70〜85％），頭頸部，体幹など全身に発症する．
- 紫外線やヒトパピローマウイルスとの関連が指摘されている[2]が，原因不明のことも多い．
- 多発するボーエン病はヒ素摂取との関連が高く，曝露歴の聴取が重要である[3]．
- 組織学的検査で確診されるが，視診でもおよその診断は可能である．境界明瞭な紅〜褐色の局面で，表面に鱗屑や痂皮が付着するのが特徴的である．
- 治療は外科的切除．

鑑別診断①　慢性湿疹：苔癬化を伴い，角層肥厚を認める．通常，褐色調局面にはならない．
鑑別診断②　光線角化症：露光部に紅斑性局面を形成．境界は不明瞭で，角化傾向が強い．
鑑別診断③　基底細胞癌：高齢者の顔面正中部に好発．局面中央部は潰瘍化し，周囲に灰黒色の小結節が配列する．

ピットフォール
- ボーエン病の診断をしたら，内臓悪性腫瘍の検索も行う（10〜20％に合併する）．
- 非露光部に多発するボーエン病では，慢性ヒ素中毒症を疑う．

一発診断　ボーエン病

ワンポイントアドバイス　境界明瞭な紅〜褐色の局面で，表面に鱗屑や痂皮が付着していたら，ボーエン病を疑って皮膚生検を施行する．

98　7　皮膚領域での一発診断
えびを食べた後に走っていたら蕁麻疹が出たんです…と10歳代男性が

症状　夕食にえびを食べた30分後にランニングに出かけた．30分程度経った頃に蕁麻疹が出現，さらにその30分後には呼吸が苦しくなり受診した．過去に2回，運動後に蕁麻疹が出たことがあり病院にかかったが，原因はわかっていない．甲殻類を食べて蕁麻疹が出たことはない．

所見　意識清明，血圧89/64 mmHg，脈拍数71回/分（整），SpO_2 100%（room air）．全身に発赤膨隆疹あり．呼吸音は両側でwheezeを聴取する．診断は？

解説　運動開始から30分後に出現した蕁麻疹，呼吸困難である．甲殻類の摂取のみでは蕁麻疹は出現せず，過去にも運動後に同様の既往があり，食物依存性運動誘発アナフィラキシー（food-dependent exercise-induced anaphylaxis：FEIAn）と診断した．

- FEIAnは，①ある特定の食物摂取後の運動負荷によってアナフィラキシーが誘発される，②全身蕁麻疹や血管運動性浮腫など重篤で複数の臓器・組織にわたる症状が認められる，③食物摂取単独，あるいは運動負荷単独では症状の発現は認められない，と定義される[1]．
- 発症機序は，抗原特異的IgE抗体が関与する即時型反応とされ，肥満細胞から化学伝達物質が急激に放出されることによる[2]．運動による消化管血流低下によって消化管粘膜障害が生じアレルゲン吸収が促進されるためと考えられている[3]．
- 原因食物は小麦，甲殻類が多く，球技やランニングのような負荷のかかる運動だけではなく，負荷の少ない歩行などでも発症しうる[1]．
- 予防として下記の生活指導がガイドラインに示されている（表1）[1]．

鑑別診断　運動誘発アナフィラキシー
・食事摂取と関係なく運動のみで誘発される点で鑑別が可能である．

ピットフォール
・特定の食物と運動負荷があれば必ず発症するわけではなく，再現性に乏しい[1]．
・これは，複数の食物の同時摂取や摂取量，運動負荷量，消炎鎮痛薬やアスピリンの投与など増強因子が関与するためである．

表1　FEIAn予防の生活指導

①運動前には原因食物を摂取しない．
②原因食物を摂取した場合は食後最低2時間は運動を避ける．
③皮膚の違和感や蕁麻疹など前駆症状が出現した段階で，運動をただちに中止して休憩する．
④ヒスタミンH_1受容体拮抗薬，ステロイド薬，アドレナリン自己注射器を携帯する．
⑤感冒薬や解熱鎮痛薬を内服した場合は運動を避ける．

（文献1より）

一発診断　食物依存性運動誘発アナフィラキシー（FEIAn）

ワンポイントアドバイス　食後の運動後に現れる蕁麻疹，呼吸困難は，FEIAnと考えて，原因食物の特定を行う．

99　7 皮膚領域での一発診断
ぶつぶつが出たんです…と既往のない20歳代男性が

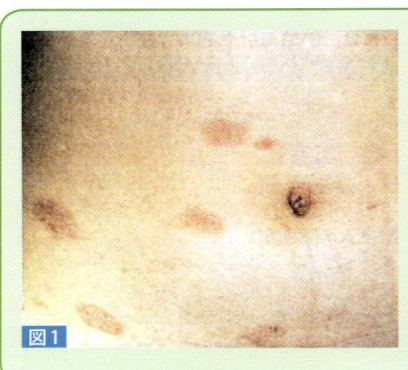

症状 体にかゆみを伴う発疹が出てきたと訴えて受診した．特に既往のない28歳の男性．

所見 体幹に落屑を伴った紅斑が多数みられ，皮疹の長軸が皮膚割線に一致している（図1）．診断は？

図1

（橋爪秀夫：皮膚疾患診療実践ガイド（第2版）．
文光堂，503，2009より転載）

解説 皮疹の長軸が皮膚割線に一致した，落屑を伴う紅斑が体幹に播種状に出現していることからジベルばら色粃糠疹と診断した．

- ジベルばら色粃糠疹は，体幹を中心に落屑を伴った淡紅色紅斑・丘疹が多発する疾患である．
- ウイルス感染が原因といわれているが，詳細は不明である[1]．
- 小児～20歳代の若年成人に多い．
- 発熱，関節痛，倦怠感，嘔吐，下痢，咽頭痛などの前駆症状に引き続いて皮疹が出現する[2]．
- "ヘラルドパッチ"と呼ばれる，直径2～10 cmの辺縁に環状の鱗屑を伴う楕円形の淡紅色斑が主に体幹に出現する（初発疹）[1]．
- その数日～数週間後に，皮疹の長軸が皮膚割線に一致した，直径5～10 mmの落屑を伴う淡紅色斑が，体幹を中心に播種状に出現する（続発疹，図2）．四肢末梢にはまれである．
- かゆみは25％の患者でみられる[1]．
- 確定診断に生検は必要ではない[1]．
- 特徴的な経過と皮疹の分布から診断する．
- 皮疹は5週間続き，80％の症例は8週間以内に色素沈着を残さず自然治癒する[1]．再発はまれである．かゆみの強い場合は，亜鉛華軟膏，ステロイド外用薬，抗ヒスタミン薬の内服，経口ステロイド薬を用いる．

鑑別診断①　第2期梅毒疹[3,4]
- 赤褐色斑，丘疹，膿疱が主に顔面，体幹，四肢にみられる．
- 手掌，足底にもみられることがある．
- 粘膜疹がみられることもある．
- 落屑を伴うことは少ない．
- 梅毒血清反応（ガラス板法，TPHA法）がいずれも陽性．
- 放置していても自然消退するので，疑わなければ診断する機会を逃してしまう．

鑑別診断②　薬疹
- 初発疹はない．内服薬を確認して疑う．

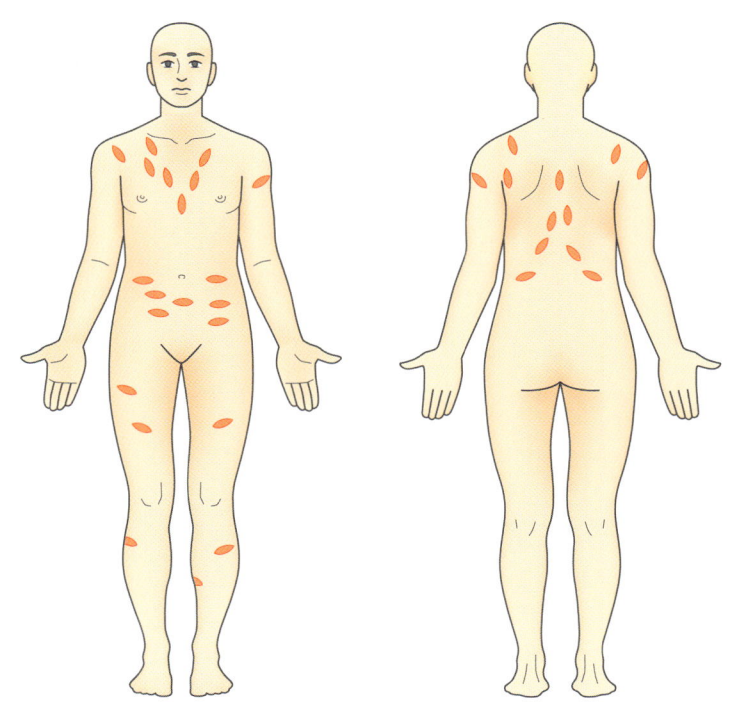

背部ではクリスマスツリー様，腹部では水平，肩部では円型，胸部ではV字型，に分布する．

図2 皮疹の分布
（文献1を参考に作成）

鑑別診断③ **滴状乾癬**[2,3]
・小児，若年者に多くみられる乾癬の一病型．
・体幹，四肢に認める．
・溶連菌などの上気道症状が先行する．

ピットフォール
・初発疹を認めない症例が17〜50％である[3]．
・続発疹が体幹にみられず，四肢末梢のみに出現することがある．

一発診断 **ジベルばら色粃糠疹**

ワンポイントアドバイス 初発疹に続いて，体幹を中心に皮疹の長軸が皮膚割線に一致した落屑を伴う淡紅色紅斑をみたらジベルばら色粃糠疹を疑う．

100　7　皮膚領域での一発診断
お腹にぽつぽつとしたできものがあるんです…と8歳の女児が

症状　数ヶ月前から腹部に小さな丘疹ができ増えてきたと風邪で受診した際に相談された．

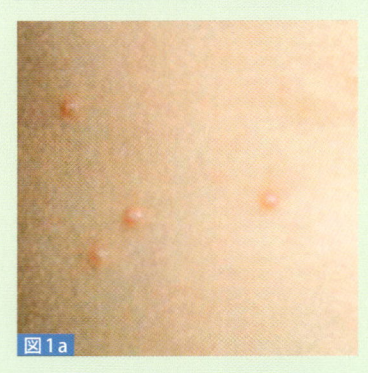

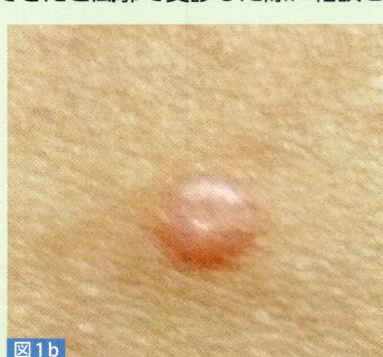

図1a　図1b

所見　左下腹部から鼠径部にかけて複数の小丘疹を認める（図1）．掻痒感はない．診断は？

解説　表面平滑なドーム状の光沢のある孤立性小丘疹の集簇を認め伝染性軟属腫と診断した．

- 伝染性軟属腫ウイルスが皮膚や粘膜に直接接触感染したり，タオルやプールなどの媒介物を介して間接接触感染したりして発症する[1]．
- 潜伏期間は2〜7週間である[1]．
- 掻破した手指を介した自家接種により病変が拡大し，腋窩，膝窩，陰股部などの間擦部に好発する[1]．
- 皮疹は1〜5 mmの真珠様の表面平滑なドーム状をした丘疹で，集簇もしくは線状に並ぶ[1,2]．
- 中心部には臍状のくぼみ（中心臍窩）がある[1,2]．丘疹周囲に発赤を伴うこともある[1]．
- 丘疹の中にはチーズ様の内容物が詰まっていて押し出すことができる[1]．
- 自覚症状はないことが多いが，軽度のかゆみを伴うこともある[1]．
- 自然治癒するが，症状は数ヶ月〜数年にわたり持続する[1,2]．
- 自然治癒を待つほかに，摘除，凍結療法，カンタリジン外用，グルタルアルデヒド外用，40％硝酸銀外用，ヨクイニン内服，シメチジン内服などの治療法がある[1,2]．

鑑別診断　基本的には特徴的な外観から容易に診断できるが，以下を鑑別する[1]．
・尋常性疣贅，化膿性肉芽腫，メラニン欠乏性黒色腫，基底細胞癌，皮膚付属器腫瘍．
・免疫不全者では，クリプトコッカス症，ヒストプラズマ症，ペニシリウム症などの真菌感染．

ピットフォール
・HIV感染者やアトピー性皮膚炎患者では症状が強く，長引きやすい[1]．
・成人発症例で，特に顔に突然多発する場合は，AIDSを合併している可能性が高い[2]．
・眼瞼に病変ができた場合，慢性結膜炎や点状角膜炎をきたすことがある[1]．

一発診断　伝染性軟属腫

ワンポイントアドバイス　小児で集簇する表面平滑なドーム状の光沢のある小丘疹をみたら伝染性軟属腫．

●参考文献

1 全身症状からの一発診断

1
1) Malouf R, Brust JC：Hypoglycemia：causes, neurological manifestations, and outcome. Ann Neurol 17：421-430, 1985
2) Mori F et al：Hypoglycemic encephalopathy with extensive lesions in the cerebral white matter. Neuropathology 26：147-152, 2006
3) Foster JW, Hart RG：Hypoglycemic hemiplegia：two cases and a clinical review. Stroke 18：944-946, 1987
4) Yoshino T et al：A case of hypoglycemic hemiparesis and literature review. Ups J Med Sci 117：347-351, 2012
5) Böttcher J et al：Localized reversible reduction of apparent diffusion coefficient in transient hypoglycemia-induced hemiparesis. Stroke 36：e20-22, 2005
6) Nentwich L, Ulrich AS：High-risk chief complaints Ⅱ：disorders of the head and neck. Emerg Med Clin North Am 27：713-746, 2009

2
1) Benbadis SR：Localization-related (partial) epilepsy：Causes and clinical features. UpToDate ver.24.1
2) Ramsay RE et al：Diagnosing epilepsy in the elderly. Int Rev Neurobiol 81：129-151, 2007
3) てんかん治療ガイドライン作成委員会：てんかん治療ガイドライン2010．医学書院，2010
4) Ramsay RE et al：Special considerations in treating the elderly patient with epilepsy. Neurology 62：S24-29, 2004
5) Ramsay RE, Pryor F：Epilepsy in the elderly. Neurology 55：S9-14, 2000
6) Krumholz A et al：Practice Parameter：evaluating an apparent unprovoked first seizure in adults (an evidence-based review)：report of the Quality Standards Subcommittee of the American Academy of Neurology and the American Epilepsy Society. Neurology 69：1996-2007, 2007

3
1) Avbersek A, Sisodiya S：Does the primary literature provide support for clinical signs used to distinguish psychogenic nonepileptic seizures from epileptic seizures? J Neurol Neurosurg Psychiatry 81：719-725, 2010
2) LaFrance WC Jr et al：Minimum requirements for the diagnosis of psychogenic nonepileptic seizures：a staged approach：a report from the International League Against Epilepsy Nonepileptic Seizures Task Force. Epilepsia 54：2005-2018, 2013
3) 兼本浩祐，日本てんかん学会ガイドライン作成委員会：心因性非てんかん性発作（いわゆる偽発作）に関する診断・治療ガイドライン．てんかん研 26：478-482，2009
4) Alsaadi TM, Marquez AV：Psychogenic Nonepileptic Seizures. Am Fam Physician 72：849-856, 2005
5) Reuber M, Elger CE：Psychogenic nonepileptic seizures：review and update. Epilepsy Behav 4：205-216, 2003
6) Bodde NM et al：Psychogenic non-epileptic seizures：definition, etiology, treatment and prognostic issues：a critical review. Seizure 18：543-553, 2009

4
1) Conn JW et al：Licorice-induced pseudoaldosteronism. Hypertension, hypokalemia, aldosteronopenia, and suppressed plasma renin activity. JAMA 205：492-496, 1968
2) Kaplan NM, Young WF, Jr：Apparent mineralocorticoid excess syndromes (including chronic licorice ingestion). UpToDate ver.24.1
3) 厚生労働省編：重篤副作用疾患別対応マニュアル　偽アルドステロン症．2006
4) 野田裕美：Liddle症候群．日腎会誌 53：160-162，2011
5) 柴田洋孝，伊藤　裕：偽アルドステロン症の重症副作用への疾患別対応．日内会誌 96：805-810，2007
6) Maeda Y et al：Pseudoaldosteronism caused by combined administration of cilostazol and glycyrrhizin. Intern Med 47：1345-1348, 2008

5
1) Sander K, Sander D：New insights into transient global amnesia：recent imaging and clinical findings. Lancet Neurol 4：437-444, 2005
2) Davis PH：Transient global amnesia. UpToDate ver.24.1
3) Quinette P et al：What does transient global amnesia really mean? Review of the literature and thorough study of 142 cases. Brain 129：1640-1658, 2006
4) Shekhar R：Transient global amnesia：a review. Int J Clin Pract 62：939-942, 2008
5) Bartsch T, Deuschl G：Transient global amnesia：functional anatomy and clinical implications. Lancet Neurol 9：205-214, 2010
6) Butler CR et al：The syndrome of transient epileptic amnesia. Ann Neurol 61：587-598, 2007
7) Maruyama S：Transient global amnesia and amnestic stroke. Nihon Rinsho 51 Suppl：531-536, 1993

6
1) Brown DJ et al：Accidental hypothermia. N Engl J Med 367：1930-1938, 2012
2) Kempainen RR, Brunette DD：The evaluation and management of accidental hypothermia. Respir Care 49：192-205, 2004
3) Tran C et al：Hypothermia is a frequent sign of severe hypoglycaemia in patients with diabetes. Diabetes

　　　 Metab 38：370-372, 2012
7) 1) Vinai P et al：Defining the borders between Sleep-Related Eating Disorder and Night Eating Syndrome. Sleep Med 13：686-690, 2012
2) Auger RR：Sleep-related eating disorders. Psychiatry (Edgmont) 3：64-70, 2006
3) Hwang TJ et al：Risk predictors for hyposedative-related complex sleep behaviors：a retrospective, cross-sectional pilot study. J Clin Psychiatry 71：1331-1335, 2010
4) Howell MJ：Parasomnias：an updated review. Neurotherapeutics 9：753-775, 2012
5) Dang A et al：Zolpidem induced Nocturnal Sleep-Related Eating Disorder (NSRED) in a male patient. Int J Eat Disord 42：385-386, 2009
6) O'Reardon JP et al：Night eating syndrome：diagnosis, epidemiology and management. CNS Drugs 19：997-1008, 2005

8) 1) Howell M, Schenck C：Rapid eye movement sleep behavior disorder. UpToDate ver.24.1
2) Schenck CH, Mahowald MW：REM sleep pasasomnias. Neurol Clin 14：697-720, 1996
3) Ramar K, Olson EJ：Management of common sleep disorders. Am Fam Physician 88：231-238, 2013
4) Olson EJ et al：Rapid eye movement sleep behaviour disorder：demographic, clinical and laboratory findings in 93 cases. Brain 123：331-339, 2000
5) Gugger JJ, Wagner ML：Rapid eye movement sleep behavior disorder. Ann Pharmacother 41：1833-1841, 2007
6) Miyamoto T et al：The REM sleep behavior disorder screening questionnaire：validation study of a Japanese version. Sleep Med 10：1151-1154, 2009

9) 1) AYD FJ Jr.：A survey of drug-induced extrapyramidal reactions. JAMA 175：1054-1060, 1961
2) van Harten PN et al：Acute dystonia induced by drug treatment. BMJ 319：623-626, 1999
3) Dingli K et al：Acute dystonic reaction caused by metoclopramide, versus tetanus. BMJ 334：899-900, 2007
4) Kim W et al：Acute oculogyric crisis in a patient taking clebopride. Intern Med 47：551-552, 2008
5) Kipps CM et al：Movement disorder emergencies. Mov Disord 20：322-334, 2005
6) 福武敏夫，宮本亮介：破傷風の臨床．BRAIN and NERVE 63：1101-1110, 2011

10) 1) Mehler P：Anorexia nervosa in adults and adolescents：The refeeding syndrome. UpToDate ver.24.1
2) Fuentebella J, Kerner JA：Refeeding syndrome. Pediatr Clin North Am 56：1201-1210, 2009
3) Mehanna HM et al：Refeeding syndrome：what it is, and how to prevent and treat it. BMJ 336：1495-1498, 2008
4) Mehanna H et al：Refeeding syndrome：awareness, prevention and management. Head Neck Oncol 1：4, 2009
5) Fisher M et al：Hypophosphatemia secondary to oral refeeding in anorexia nervosa. Int J Eat Disord 28：181-187, 2000
6) Hearing SD：Refeeding syndrome. BMJ 328：908-909, 2004

11) 1) Kilbridge PM et al：Automated surveillance for adverse drug events at a community hospital and an academic medical center. J Am Med Inform Assoc 13：372-377, 2006
2) Murad MH et al：Clinical review：Drug-induced hypoglycemia：a systematic review. J Clin Endocrinol Metab 94：741-745, 2009
3) Virally ML, Guillausseau PJ：Hypoglycemia in adults. Diabetes Metab 25：477-490, 1999
4) Ben Salem C et al：Drug-induced hypoglycemia：an update. Drug Saf 34：21-45, 2011
5) Service FJ：Hypoglycemia in adults without diabetes mellitus：Diagnostic approach. UpToDate ver.24.1

12) 1) Rivers CM：Valproic acid poisoning. UpToDate ver.24.1
2) 松岡　義 ほか：有効血中濃度未満のバルプロ酸投与中に高アンモニア血症を来した頭部外傷の1例．日救急医会誌 25：23-28, 2014
3) Prins MC, van Meijel JJ：A case of hyperammonaemic encephalopathy due to valproic acid. Neth J Med 69：389-391, 2011
4) Segura-Bruna N et al：Valproic-induced hyperammonaemic encephalopathy. Acta Neurol Scand 114：1-7, 2006
5) Amanat S et al：Valproic acid induced hyperammonaemic encephalopathy. J Pak Med Assoc 63：72-75, 2013
6) Mock CM, Schwetschenau KH：Levocarnitine for valproic-acid-induced hyperammonemic encephalopathy. Am J Health Syst Pharm 69：35-39, 2012

13) 1) Zingg W, Pittet D：Peripheral venous catheters：an under-evaluated problem. Int J Antimicrob Agents 34：S38-42, 2009
2) Maki DG et al：The risk of bloodstream infection in adults with different intravascular devices：a systematic review of 200 published prospective studies. Mayo Clin Proc 81：1159-1171, 2006
3) Mermel LA et al：Clinical practice guidelines for the diagnosis and management of intravascular catheter-related infection：2009 Update by the Infectious Diseases Society of America. Clin Infect Dis 49：1-45, 2009

4) Safdar N et al：Meta-analysis：methods for diagnosing intravascular device-related bloodstream infection. Ann Intern Med 142：451-466, 2005
5) Wisplinghoff H et al：Nosocomial bloodstream infections in US hospitals：analysis of 24,179 cases from a prospective nationwide surveillance study. Clin Infect Dis 39：309-317, 2004
6) O'Grady NP et al：Guidelines for the prevention of intravascular catheter-related infections. Am J Infect Control 39：S1-34, 2011

14
1) Ables AZ, Nagubilli R：Prevention, diagnosis, and management of serotonin syndrome. Am Fam Physician 81：1139-1142, 2010
2) Boyer EW, Shannon M：The serotonin syndrome. N Engl J Med 352：1112-1120, 2005
3) Dunkley EJ et al：The Hunter Serotonin Toxicity Criteria：simple and accurate diagnostic decision rules for serotonin toxicity. QJM 96：635-642, 2003
4) Mills KC：Serotonin syndrome. Am Fam Physician 52：1475-1482, 1995
5) Sternbach H：The serotonin syndrome. Am J Psychiatry 148：705-713, 1991
6) Wijdicks EF：Neuroleptic malignant syndrome. UpToDate ver.24.1
7) Caroff SN, Mann SC：Neuroleptic malignant syndrome. Med Clin North Am 77：185-202, 1993

15
1) Sakuma M et al：Unusual pulmonary embolism：septic pulmonary embolism and amniotic fluid embolism. Circ J 71：772-775, 2007
2) Cook RJ et al：Septic pulmonary embolism：presenting features and clinical course of 14 patients. Chest 128：162-166, 2005
3) Ye R et al：Clinical characteristics of septic pulmonary embolism in adults：a systematic review. Respir Med 108：1-8, 2014
4) 佐野 剛, 本間 栄：Septic pulmonary emboli. 呼吸 32：58-61, 2013
5) Kuhlman JE et al：Pulmonary septic emboli：diagnosis with CT. Radiology 174：211-213, 1990

エクストラ①
1) Miyamoto A, Watanabe S：Posterior pharyngeal wall follicles as early diagnostic marker for seasonal and novel influenza. Gen Med 12：51-60, 2011

16
1) 大石 勉：PFAPA症候群—最近の知見. 小児内科 44：1213-1220, 2012
2) Thomas KT et al：Periodic fever syndrome in children. J Pediatr 135：15-21, 1999
3) 古本雅宏 ほか：PFAPA症候群100例の臨床像. 日小児会誌 119：985-990, 2015
4) Feder HM, Salazar JC：A clinical review of 105 patients with PFAPA (a periodic fever syndrome). Acta Paediatr 99：178-184, 2010
5) Lachmann HJ：Clinical immunology review series：An approach to the patient with a periodic fever syndrome. Clin Exp Immunol 165：301-309, 2011
6) Brown KL et al：Profile of blood cells and inflammatory mediators in periodic fever, aphthous stomatitis, pharyngitis and adenitis (PFAPA) syndrome. BMC Pediatr 10：65, 2010

2　頭頸部領域での一発診断

17
1) 日本神経学会・日本頭痛学会監修, 慢性頭痛の診療ガイドライン作成委員会編：慢性頭痛の診療ガイドライン2013. 医学書院, 2-343, 2013
2) Stovner LJ, Andree C：Prevalence of headache in Europe：a review for the Eurolight project. J Headache Pain 11：289-299, 2010
3) Pascual J et al：Epidemiology of chronic daily headache. Curr Pain Headache Rep 5：529-536, 2001
4) Descombes S et al：Amitriptyline treatment in chronic drug-induced headache：a double-blind comparative pilot study. Headache 41：178-182, 2001
5) Evers S et al：Treatment of medication overuse headache：guideline of the EFNS headache panel. Eur J Neurol 18：1115-1121, 2011
6) 伊藤泰広：薬物乱用頭痛が外来で上手く治療できない場合にはどうしたらよいでしょうか？ 治療 93：1638-1640, 2011

18
1) Cutrer FM：Hypnic headache. UpToDate ver.24.1
2) Bamford CC et al：Unusual headaches in the elderly. Curr Pain Headache Rep 15：295-301, 2011
3) Holle D et al：Hypnic headache. Cephalalgia 33：1349-1357, 2013
4) Beck E et al：Management of cluster headache. Am Fam Physician 71：717-724, 2005
5) Weaver-Agostoni J：Cluster headache. Am Fam Physician 88：122-128, 2013

19
1) Kao LW, Nañagas KA：Carbon monoxide poisoning. Emerg Med Clin North Am 22：985-1018, 2004
2) Tomaszewski C：Carbon monoxide poisoning. Early awareness and intervention can save lives. Postgrad Med 105：39-40, 43-48, 50, 1999
3) Kao LW, Nañagas KA：Carbon monoxide poisoning. Med Clin North Am 89：1161-1194, 2005
4) Medical Toxicalogy：Diaguosis and Treatment of Human Poisoning Elsevier, 1988

20
1) 若倉雅登：眼瞼痙攣の診断法（ドライアイとの関連も含めて）. 眼科疾患のボツリヌス治療. 診断と治療社, 15-32, 2009
2) Walton C et al：Effect of caffeine on self-sustained firing in human motor units. J Physiol 545：671-679,

2002

3) 日本神経眼科学会：眼瞼けいれん診療ガイドライン．2012
4) 三村　治：診療の秘訣　本態性眼瞼けいれん．Mod Physician 32：1174，2012
5) Banik R, Miller NR：Chronic myokymia limited to the eyelid is a benign condition. J Neuroophthalmol 24：290-292, 2004
6) Barmettler A et al：Eyelid myokymia：not always benign. Orbit 30：289-290, 2011

21
1) Naradzay J, Barish RA：Approach to ophthalmologic emergencies. Med Clin North Am 90：305-328, 2006
2) Harris MD et al：High-altitude medicine. Am Fam Physician 57：1907-1914, 1998
3) McIntosh SE et al：Ultraviolet keratitis among mountaineers and outdoor recreationalists. Wilderness Environ Med 22：144-147, 2011
4) Cronau H et al：Diagnosis and management of red eye in primary care. Am Fam Physician 81：137-144, 2010
5) Leibowitz HM：The red eye. N Engl J Med 343：345-351, 2000

22
1) Shaikh S, Ta CN：Evaluation and management of herpes zoster ophthalmicus. Am Fam Physician 66：1723-1730, 2002
2) Adam RS et al：Triaging herpes zoster ophthalmicus patients in the emergency department：do all patients require referral? Acad Emerg Med 17：1183-1188, 2010
3) Marsh RJ, Cooper M：Ophthalmic herpes zoster. Eye (Lond) 7：350-370, 1993
4) Yawn BP et al：Herpes zoster eye complications：rates and trends. Mayo Clin Proc 88：562-570, 2013
5) Srinivasan S et al：Meningoencephalitis-complicating herpes zoster ophthalmicus infection. J Hosp Med 4：E19-22, 2009
6) Becerra JC et al：Infection of the central nervous system caused by varicella zoster reactivation：a retrospective case series study. Int J Infect Dis 17：e529-534, 2013

23
1) Alvarez F et al：International Autoimmune Hepatitis Group Report：review of criteria for diagnosis of autoimmune hepatitis. J Hepatol 31：929-938, 1999
2) 厚生労働省「難治性の肝・胆道疾患に関する調査研究」班：自己免疫性肝炎 (AIH) 診療ガイドライン．2013
3) Chazouillères O et al：Primary biliary cirrhosis-autoimmune hepatitis overlap syndrome：clinical features and response to therapy. Hepatology 28：296-301, 1998

24
1) Roche SP, Kobos R：Jaundice in the adult patient. Am Fam Physician 69：299-304, 2004
2) Roy-Chowdhury N et al：Gilbert's syndrome and unconjugated hyperbilirubinemia due to bilirubin overproduction. UpToDate. ver.24.1
3) Claridge LC et al：Gilbert's syndrome. BMJ 342：d2293, 2011
4) Barrett PV：Hyperbilirubinemia of fasting. JAMA 217：1349-1353, 1971

25
1) Okubo K et al：Japanese guideline for allergic rhinitis. Allergol Int 60：171-189, 2011
2) 市村恵一 ほか：高齢者における水性鼻漏．日鼻科会誌 41：149-155，2002
3) Scadding GK et al：BSACI guidelines for the management of allergic and non-allergic rhinitis. Clin Exp Allergy 38：19-42, 2008
4) Pinto JM, Jeswani S：Rhinitis in the geriatric population. Allergy Asthma Clin Immunol 6：10, 2010
5) Raphael G et al：Gustatory rhinitis：a syndrome of food-induced rhinorrhea. J Allergy Clin Immunol 83：110-115, 1989
6) Jordan JA, Mabry RL：Geriatric rhinitis：what it is, and how to treat it. Geriatrics 53：76, 81-84, 1998

26
1) Nowak-Węgrzyn A：Clinical manifestations and diagnosis of oral allergy syndrome (pollen-food allergy syndrome). UpToDate ver.24.1
2) 猪又直子：口腔アレルギー症候群．J Environ Dermatol Cutan Allergol 4：125-136，2010
3) Nowak-Węgrzyn A：Management and prognosis of oral allergy syndrome (pollen-food allergy syndrome). UpToDate ver.24.1
4) Ma S et al：A survey on the management of pollen-food allergy syndrome in allergy practices. J Allergy Clin Immunol 112：784-788, 2003
5) Fernández-Rivas M et al：Allergy to Rosaceae fruits without related pollinosis. J Allergy Clin Immunol 100：728-733, 1997

27
1) Poyrazoglu OK et al：Heterotopic gastric mucosa (inlet patch)：endoscopic prevalence, histopathological, demographical and clinical characteristics. Int J Clin Pract 63：287-291, 2009
2) 熊谷義也：食道入口部異所性胃粘膜島 (inlet patch) の頻度に関する検討．Prog Dig Endosc 66：19-21, 2005
3) Jabbari M et al：The inlet patch：heterotopic gastric mucosa in the upper esophagus. Gastroenterology 89：352-356, 1985
4) von Rahden BH et al：Heterotopic gastric mucosa of the esophagus. Am J Gastroenterol 99：543-551, 2004

28
1) Naito K et al：Laryngeal symptoms in patients exposed to Japanese cedar pollen：allergic reactions and environmental pollution. Eur Arch Otorhinolaryngol 256：209-211, 1999
2) Pang LQ：Allergy of the larynx, trachea, and bronchial tree. Otolaryngol Clin North Am 7：719-734, 1974
3) 内藤健晴：喉頭アレルギー．慢性咳嗽の診断と治療に関する指針 (2005年度版)．前田書店，16-21，2006

4) 日本呼吸器学会：咳嗽に関するガイドライン（第２版）．メディカルレビュー社，57-58，2012

29
1) Park W et al：Laryngopharyngeal reflux：prospective cohort study evaluating optimal dose of proton-pump inhibitor therapy and pretherapy predictors of response. Laryngoscope 115：1230-1238, 2005
2) Franco RA：Laryngopharyngeal reflux. UpToDate ver.24.1
3) Ford CN：Evaluation and management of laryngopharyngeal reflux. JAMA 294：1534-1540, 2005
4) Belafsky PC et al：Validity and reliability of the reflux symptom index (RSI). J Voice 16：274-277, 2002
5) Belafsky PC et al：Laryngopharyngeal reflux symptoms improve before changes in physical findings. Laryngoscope 111：979-981, 2001

30
1) Sweeney LB et al：Thyroiditis：an integrated approach 90：389-396, 2014
2) Bindra A, Braunstein GD：Thyroiditis. Am Fam Physician 73：1769-1776, 2006
3) Nishihara E et al：Clinical characteristics of 852 patients with subacute thyroiditis before treatment. Intern Med 47：725-729, 2008
4) 松本優香 ほか：亜急性甲状腺炎における肝機能検査値の変動について．臨と研 84：1687-1690，2007
5) Karachalios GN et al：Subacute thyroiditis presenting as fever of unknown origin. Int J Clin Pract 64：97-98, 2010

31
1) 宇和伸浩 ほか：急性喉頭蓋炎症例の検討．耳鼻臨床 96：811-817，2003
2) 村田考啓 ほか：急性喉頭蓋炎の臨床統計：気管切開に関連する因子．耳鼻臨床 103：833-838，2010
3) Mathoera RB et al：Epiglottitis in the adult patient. Neth J Med 66：373-377, 2008
4) 野々山宏 ほか：成人における急性喉頭蓋炎の検討．日耳鼻会報 117：191-195，2014
5) Frantz TD et al：Acute epiglottitis in adults. Analysis of 129 cases. JAMA 272：1358-1360, 1994
6) Berger G et al：The rising incidence of adult acute epiglottitis and epiglottic abscess. Am J Otolaryngol 24：374-383, 2003

32
1) Seymour RA et al：Risk factors for drug-induced gingival overgrowth. J Clin Periodontol 27：217-223, 2000
2) Dongari-Bagtzoglou A：Drug-associated gingival enlargement. J Periodontol 75：1424-1431, 2004
3) Chi AC et al：Oral manifestations of systemic disease. Am Fam Physician 82：1381-1388, 2010

33
1) Patton LL et al：Management of burning mouth syndrome：systematic review and management recommendations. Oral Surg Oral Med Oral Pathol Oral Radiol Endod 103：S39. e1-13, 2007
2) Reamy BV et al：Common tongue conditions in primary care. Am Fam Physician 81：627-634, 2010
3) Takenoshita M et al：Psychiatric diagnoses in patients with burning mouth syndrome and atypical odontalgia referred from psychiatric to dental facilities. Neuropsychiatr Dis Treat 6：699-705, 2010
4) Yoshida H et al：Clinical study of tongue pain：Serum zinc, vitamin B12, folic acid, and copper concentrations, and systemic disease. Br J Oral Maxillofac Surg 48：469-472, 2010
5) Crow HC, Gonzalez Y：Burning mouth syndrome. Oral Maxillofac Surg Clin North Am 25：67-76, 2013
6) Gonsalves WC et al：Common oral lesions：Part I. Superficial mucosal lesions. Am Fam Physician 75：501-507, 2007
7) Usatine RP, Tinitigan M：Diagnosis and treatment of lichen planus. Am Fam Physician 84：53-60, 2011
8) García-García AS et al：Current status of the torus palatinus and torus mandibularis. Med Oral Patol Oral Cir Bucal 15：e353-360, 2010

34
1) Liebeskind DS et al：Spontaneous cerebral and cervical artery dissection：Clinical features and diagnosis. UpToDate ver.24.1
2) Schievink WI：Spontaneous dissection of the carotid and vertebral arteries. N Engl J Med 344：898-906, 2001
3) Silbert PL et al：Headache and neck pain in spontaneous internal carotid and vertebral artery dissections. Neurology 45：1517-1522, 1995
4) Kai Y et al：Strategy for treating unruptured vertebral artery dissecting aneurysms. Neurosurgery 69：1085-1091, 2011

35
1) Coulier B et al：Retropharyngeal calcific tendinitis：longus colli tendinitis：an unusual cause of acute dysphagia. Emerg Radiol 18：449-451, 2011
2) Bladt O et al：Acute calcific prevertebral tendinitis. JBR-BTR 91：158-159, 2008
3) Eismont FJ et al：Pyogenic and fungal vertebral osteomyelitis with paralysis. J Bone Joint Surg Am 65：19-29, 1983

36
1) Cherry JD et al：Mastoiditis. Feigin and Cherry's Textbook of Pediatric Infectious Diseases, 7th Edition. Elsevier Saunders, 233-240, 2014
2) van den Aardweg MT et al：A systematic review of diagnostic criteria for acute mastoiditis in children. Otol Neurotol 29：751-757, 2008
3) 斎藤昭彦：ネルソン小児感染症治療ガイド（原書第19版）．医学書院，72，2013
4) Kershner JE：Otitis media. Nelson text book of pediatrics, 19th edition. Elsevier Saunders, 2199-2213, 2011

エクストラ②
1) Peters ML et al：Suspected meningitis in the emergency department：diagnosis and management. Clin Ped

Emerg Med 4 (3) : 186-194, 2003
   2) Fleisher GR et al : Textbook of Pediatric Emergency Medicine, 6th Edition. Lippincott Williams & Wilkins, 893-897, 2010
37 1) Headache Classification Committee of the International Headache Society (IHS) : The International Classification of Headache Disorders, 3rd edition (beta version). Cephalalgia 33 : 629-808, 2013
   2) Vanelderen P et al : Occipital neuralgia. Pain Pract 10 : 137-144, 2010
   3) Ashkenazi A, Levin M : Three common neuralgias. How to manage trigeminal, occipital, and postherpetic pain. Postgrad Med 116 : 16-18, 21-24, 31-32, 2004
   4) Garza I : Occipital neuralgia. UpToDate ver.24.1
   5) Lewis DW : Headache in children and adolescents. Am Fam Physician 65 : 625-632, 2002
38 1) Luba MC et al : Common benign skin tumors. Am Fam Physician 67 : 729-738, 2003
   2) Goldstein BG, Goldstein AO : Overview of benign lesions of the skin. UpToDate ver.24.1
   3) Shah R et al : Acrochordons as a cutaneous sign of metabolic syndrome : a case-control study. Ann Med Health Sci Res 4 : 202-205, 2014
   4) Gorpelioglu C et al : Serum leptin, atherogenic lipids and glucose levels in patients with skin tags. Indian J Dermatol 54 : 20-22, 2009

3　胸部領域での一発診断

39 1) Miser WF : Variant forms of asthma. Am Fam Physician 35 : 89-96, 1987
   2) Whitney EJ et al : Chest pain variant asthma. Ann Emerg Med 12 : 572-575, 1983
   3) Taniguchi H et al : Chest pain relieved with a bronchodilator or other asthma drugs. Allergol Int 58 : 421-427, 2009
   4) 谷口浩和 : 胸痛喘息. 呼吸 30 : 473-476, 2011
   5) Edmondstone WM : Chest pain and non-respiratory symptoms in acute asthma. Postgrad Med J 76 : 413-414, 2000
40 1) 佐野　剛, 本間　栄 : びまん性嚥下性細気管支炎. 呼吸 30 : 1079-1083, 2011
   2) Matsuse T et al : Importance of diffuse aspiration bronchiolitis caused by chronic occult aspiration in the elderly. Chest 110 : 1289-1293, 1996
   3) Franquet T et al : Aspiration diseases : findings, pitfalls, and differential diagnosis. Radiographics 20 : 673-685, 2000
   4) Okada F et al : Clinical/pathologic correlations in 553 patients with primary centrilobular findings on high-resolution CT scan of the thorax. Chest 132 : 1939-1948, 2007
   5) Teramoto S et al : Significance of chronic cough as a defence mechanism or a symptom in elderly patients with aspiration and aspiration pneumonia. Eur Respir J 25 : 210-211, 2005
   6) King TE : Diffuse panbronchiolitis. UpToDate ver.23.5
41 1) 福井次矢 ほか : ハリソン内科学 第3版 (原著第17版). 291-293, 2009
   2) Mount DB : Causes and evaluation of hyperkalemia in adults. UpToDate ver.24.1
   3) Freeman K et al : Effects of presentation and electrocardiogram on time to treatment of hyperkalemia. Acad Emerg Med 15 : 239-249, 2008
   4) Wang K et al : ST-segment elevation in conditions other than acute myocardial Infarction. N Engl J Med 349 : 2128-2135, 2003
42 1) Davies MK et al : The straight back syndrome. Q J Med 49 : 443-460, 1980
   2) Deleon AC Jr et al : The straight back syndrome : clinical cardiovascular manifestations. Circulation 32 : 193-203, 1965
   3) Gold PM et al : Straight Back Syndrome : positive response to spinal manipulation and adjunctive therapy : A case report. J Can Chiropr Assoc 57 : 143-149, 2013
   4) Rawlings MS : The "straight back" syndrome, a new cause of pseudoheart disease. Am J Cardiol 5 : 333-338, 1960

エクストラ③
1) Cutrer FM : Primary cough headache. UpToDate ver.24.1
2) Chen PK et al : Cough headache : a study of 83 consecutive patients. Cephalalgia 29 : 1079-1085, 2009
3) Headache Classification Committee of the International Headache Society (HIS) : The International Classification of Headache Disorders, 3rd edition (beta version). Cephalalgia 33 : 629-808, 2013
43 1) Roden DM : Torsades de pointes. Clin Cardiol 16 : 683-686, 1993
   2) Leenhardt A et al : Torsades de pointes. J Cardiovasc Electophysiol 3 : 281-292, 1992
   3) Tzivoni D et al : Treatment of torsade de pointes with magnesium sulfate. Circulation 77 : 392-397, 1988
   4) Yap YG et al : Drug induced QT prolongation and torsades de pointes. Heart 89 : 1363-1372, 2003
44 1) Celli BR : Causes and diagnosis of unilateral diaphragmatic paralysis and eventration in adults. UpToDate ver.24.1
   2) McCool FD, Tzelepis GE : Dysfunction of the diaphragm. N Engl J Med 366 : 932-942, 2012
   3) Celli BR : Treatment of diaphragmatic paralysis. UpToDate ver.24.1

4) Nason LK et al：Imaging of the diaphragm：anatomy and function. Radiographics 32：E51-70, 2012
5) Lin MT et al：Right-sided cardiophrenic mass in an older woman. Am Fam Physician 82：971-972, 2010

45
1) Alvarez-Garrido H et al：Mondor's disease. Clin Exp Dermatol 34：753-756, 2009
2) Loos B, Horch RE：Mondor's disease after breast reduction surgery. Plast Reconstr Surg 117：129e-132e, 2006
3) Laroche JP et al：Mondor's disease：What's new since 1939? Thromb Res 130 suppl 1：S56-58, 2012

エクストラ④
1) Gordon KD：Prevalence of visual hallucinations in a national low vision client population. Can J Ophthalmol 51：3-6, 2016
2) Santos-Bueso E et al：Prevalence and clinical characteristics of Charles Bonnet syndrome in Madrid, Spain. Eur J Ophthalmol 24：960-963, 2014
3) Lapid MI et al：Clinical phenomenology and mortality in Charles Bonnet syndrome. J Geriatr Psychiatry Neurol 26：3-9, 2013
4) Russell G, Burns A：Charles Bonnet syndrome and cognitive impairment：a systematic review. Int Psychogeriatr 22：1-13, 2014
5) Nguyen ND et al：Charles Bonnet syndrome：treating nonpsychiatric hallucinations. Consult Pharm 28：184-188, 2013

46
1) Dajer-Fadel WL et al：Systematic review of spontaneous pneumomediastinum：a survey of 22 years' data. Asian Cardiovasc Thorac Ann 22：997-1002, 2014
2) Bejvan SM et al：Pneumomediastinum：old signs and new signs. AJR Am J Roentgenol 166：1041-1048, 1996
3) Bakhos CT et al：Spontaneous penumomediastinum：an extensive workup is not required. J Am Coll Surg 219：713-717, 2014
4) Ryoo JY：Clinical analysis of spontaneous pneumomediastinum. Tuberc Respir Dis 73：169-173, 2012
5) Triadafilopoulos G：Boerhaave syndrome：Effort rupture of esophagus. UpToDate ver.23.5

47
1) Wells P：Cervical angina. Am Fam Physician 55：2262-2264, 1997
2) Brodsky AE：Cervical angina. A correlative study with emphasis on the use of coronary arteriography. Spine 10：699-709, 1985
3) Nakajima H et al：Cervical angina：a seemingly still neglected symptom of cervical spine disorder? Spinal Cord 44：509-513, 2006
4) 樋笠　靖 ほか：いわゆる Cervical Angina の臨床検討. 中部整災誌 31：1347-1350, 1988
5) Pinto DS：Variant angina. UpToDate ver.24.1

4　腹部・腰部領域での一発診断

48
1) Migliore M, Signorelli M：Episodic abdominal and chest pain in a young adult. JAMA 307：1746-1747, 2012
2) Tanaka Y et al：Xiphodynia Mimicking Acute Coronary Syndrome. Intern Med 54：1563-1566, 2015
3) Shilo L et al：Xiphodynia：An Easily Diagnosed but Frequently Overlooked Cause of Non-cardiac Chest Pain. J Musculoskelet Pain 22：378-381, 2014
4) Simpson JK, Hawken E：Xiphodynia：a diagnostic conundrum. Chiropr Osteopat 15：13, 2007
5) Gevirtz C：Noncardiac Chest Pain Syndromes. Topics in Pain Management 29：1-6, 2014
6) Howell JM：Xiphodynia：a report of three cases. J Emerg Med 10：435-438, 1992

49
1) Stochkendahl MJ, Christensen HW：Chest pain in focal musculoskeletal disorders. Med Clin North Am 94：259-273, 2010
2) Scott EM, Scott BB：Painful rib syndrome：a review of 76 cases. Gut 34：1006-1008, 1993
3) Lum-Hee N, Abdulla AJ：Slipping rib syndrome：an overlooked cause of chest and abdominal pain. Int J Clin Pract 51：252-253, 1997
4) Gevirtz C：Noncardiac Chest Pain Syndromes. Topics in Pain Management 29：1-6, 2014
5) Meyer GW：Chronic abdominal wall pain. UpToDate ver.23.5

50
1) Burger JW et al：Long-term follow-up of a randomized controlled trial of suture versus mesh repair of incisional hernia. Ann Surg 240：578-583, 2004
2) Luijendijk RW et al：A comparison of suture repair with mesh repair for incisional hernia. N Engl J Med 343：392-398, 2000
3) Ellis H et al：Incisional hernias：when do they occur? Br J Surg 70：290-291, 1983

51
1) Dobrev H et al：Postherpetic abdominal-wall pseudohernia. Clin Exp Dermatol 33：677-678, 2008
2) Chernev I, Dado D：Segmental zoster abdominal paresis (zoster pseudohernia)：a review of the literature. PM R 5：786-790, 2013
3) Oliveira PD et al：Abdominal-wall postherpetic pseudohernia. Hernia 10：364-366, 2006
4) Pulia MS et al：Images in emergency medicine. Postherpetic pseudohernia. Ann Emerg Med 60：11, 2012
5) Longstreth GF：Diabetic thoracic polyradiculopathy：ten patients with abdominal pain. Am J Gastroenterol 92：502-505, 1997

6) Tashiro S et al：Herpes zoster-induced trunk muscle paresis presenting with abdominal wall pseudohernia, scoliosis, and gait disturbance and its rehabilitation：a case report. Arch Phys Med Rehabil 91：321-325, 2010

52 1) 岩尾憲夫：腹部救急対応マニュアル．文光堂，54，2011
2) Feldman D：The coffee bean sign. Radiology 216：178-179, 2000
3) Lyon C, Clark DC：Diagnosis of acute abdominal pain in older patients. Am Fam Physician 74：1537-1544, 2006
4) Lal SK et al：Sigmoid volvulus an update. Gastrointest Endosc Clin N Am 16：175-187, 2006
5) Hodin RA：Sigmoid volvulus. UpToDate ver.24.1
6) Burrell HC et al：Significant plain film findings in sigmoid volvulus. Clin Radiol 49：317-319, 1994
7) Catalano O：Computed tomographic appearance of sigmoid volvulus. Abdom Imaging 21：314-317, 1996

53 1) Lindsetmo RO, Stulberg J：Chronic abdominal wall pain—a diagnostic challenge for the surgeon. Am J Surg 198：129-134, 2009
2) Suleiman S, Johnston DE：The abdominal wall：an overlooked source of pain. Am Fam Physician 64：431-438, 2001
3) Boelens OB et al：Management of anterior cutaneous nerve entrapment syndrome in a cohort of 139 patients. Ann Surg 254：1054-1058, 2011
4) Srinivasan R, Greenbaum DS：Chronic abdominal wall pain：a frequently overlooked problem. Practical approach to diagnosis and management. Am J Gastroenterol 97：824-830, 2002
5) Longstreth GF：Diabetic thoracic polyradiculopathy. Best Pract Res Clin Gastroenterol 19：275-281, 2005
6) Boelens OB et al：Randomized clinical trial of trigger point infiltration with lidocaine to diagnose anterior cutaneous nerve entrapment syndrome. Br J Surg 100：217-221, 2013

54 1) 唐澤洋一 ほか：最近の消化管アニサキス症について．医事新報 4386：68-74，2008
2) Caramello P et al：Intestinal localization of anisakiasis manifested as acute abdomen. Clin Microbiol Infect 9：734-737, 2003
3) 山本 馨 ほか：アニサキス症のユニークで簡便な治療法．日医大医会誌 8：179-180，2012

エクストラ⑤
1) Nihlen U et al：Alcohol-induced upper airway symptoms. Respir Med 99：762-769, 2005
2) Linneberg A et al：Prevalence of self-reported hypersensitivity symptoms following intake of alcoholic drinks. Clin Exp Allergy 38：145-151, 2008

55 1) 古川大輔 ほか：保存的に治療した孤立性上腸間膜動脈解離の2例：本邦報告例の集計．日消誌 106：1031-1038, 2009
2) Sheldon PJ et al：Spontaneous dissection of the superior mesenteric artery. Cardiovasc Intervent Radiol 24：329-331, 2001
3) 稲田 潔 ほか：Segmental arterial mediolysis（SAM）：最近の本邦報告例について．病理と臨 21：1165-1171, 2003

エクストラ⑥
1) Kobayashi T et al：A case of ectopic pulmonary calcification appearing as diffuse ground-glass attenuation on HRCT. Nihon Kokyuki Gakkai Zasshi 39（4）：303-307, 2001
2) Cadavid JC et al：Warfarin-induced pulmonary metastatic calcification and calciphylaxis in a patient with end-stage renal disease. Chest 139（6）：1503-1506, 2011

56 1) 橘高弘忠 ほか：多発感染病巣を合併したクレブシエラ肝膿瘍の1例．日救急医会誌 24：406-412，2013
2) Lee NK et al：CT differentiation of pyogenic liver abscesses caused by Klebsiella pneumoniae vs non-Klebsiella pneumoniae. Br J Radiol 84：518-525, 2011
3) Fang CT et al：Klebsiella pneumoniae genotype K1：an emerging pathogen that causes septic ocular or central nervous system complications from pyogenic liver abscess. Clin Infect Dis 45：284-293, 2007
4) Davis J, McDonald M：Pyogenic liver abscess. UpToDate
5) Lonardo A et al：Right colon adenocarcinoma presenting as Bacteroides fragilis liver abscesses. J Clin Gastroenterol 14：335-338, 1992

エクストラ⑦
1) Watkins PJ：Facial sweating after food：a new sign of diabetic autonomic neuropathy. Br Med J 1：583-587, 1973
2) 田村直俊：味覚性発汗．神経内科 77：139-144，2012
3) Shaw JE et al：Gustatory sweating in diabetes mellitus. Diabet Med 13：1033-1037, 1996
4) Connolly M, de Berker D：Management of primary hyperhidrosis：a summary of the different treatment modalities. Am J Clin Dermatol 4：681-697, 2003
5) Shaw JE et al：A randomised controlled trial of topical glycopyrrolate, the first specific treatment for diabetic gustatory sweating. Diabetologia 40：299-301, 1997

57 1) Ingle SB, Hinge Ingle CR：Eosinophilic gastroenteritis：an unusual type of gastroenteritis. World J Gastroenterol 19：5061-5066, 2013
2) Pineton de Chambrun G et al：Natural history of eosinophilic gastroenteritis. Clin Gastroenterol Hepatol

9：950-956, 2011
 3) 木下芳一 ほか：好酸球性胃腸炎の診断と治療．Gastroenterol Endosc 54：1797-1805, 2012
 4) Zhang L et al：Eosinophilic gastroenteritis：clinical manifestations and morphological characteristics, a retrospective study of 42 patients. Scand J Gastroenterol 46：1074-1080, 2011
 5) Kinoshita Y et al：Clinical characteristics of Japanese patients with eosinophilic esophagitis and eosinophilic gastroenteritis. J Gastroenterol 48：333-339, 2013

エクストラ⑧
 1) 日本結核病学会非結核性抗酸菌症対策委員会，日本呼吸器学会感染症・結核学術部会：肺非結核性抗酸菌症化学療法に関する見解-2012 年改訂．結核 87：83-86，2012
 2) Rifampin (rifampicin)：Drug information. UpToDate ver.24.1

[58] 1) Gardiner H, Miller RE：Barium peritonitis. A new therapoietic approach. Am J Surg 125：350-352, 1973
 2) 渋谷大助 ほか：間接Ｘ線検査による胃集検における偶発症．日消がん検診誌 44：251-258，2006
 3) 佐野　真 ほか：上部消化管透視後に発生したバリウム腹膜炎の２治験例：本邦報告44例の検討．日腹部救急医会誌 15：423-427，1995
 4) Cochran DQ et al：An experimental study of the effects of barium and intestinal contents on the peritoneal cavity. Am J Roentgenol Radium Ther Nucl Med 89：883-887, 1963

エクストラ⑨
 1) Falagas ME, Vergidis PI：Narrative review：diseases that masquerade as infectious cellulitis. Ann Intern Med 142：47-55, 2005
 2) Strazzula L et al：Inpatient dermatology consultation aids diagnosis of cellulitis among hospitalized patients：A muiti-institutional analysis. J Am Acad Dermatol 73：70-75, 2015
 3) Hirschmann JV, Raugi GJ：Lower limb cellulitis and its mimics：partⅡ. Conditions that simulate lower limb cellulitis. J Am Acad Dermatol 67：177. e1-9，2012

[59] 1) Piram M, Mahr A：Epidemiology of immunoglobulin A vasculitis (Henoch-Schönlein)：current state of knowledge. Curr Opin Rheumatol 25：171-178, 2013
 2) Ghrahani R et al：Age of onset as a risk factor of renal involvement in Henoch-Schönlein purpura. Asia Pac Allergy 4：42-47, 2014
 3) Choong CK, Beasley CW：Intra-abdominal manifestations of Henoch-Schönlein purpura. J Paediatr Child Health 34：405-409, 1998
 4) Hong J, Yang HR：Laboratory markers indicating gastrointestinal involvement of henoch-schönlein purpura in children. Pediatr Gastroenterol Hepatol Nutr 18：39-47, 2015
 5) Saulsbury FT：Epidemiology of Henoch-Schönlein purpura. Cleve Clin J Med 69 Suppl 2：SII87-89, 2002

[60] 1) Tsai YM et al：Clinical pitfall and challenge：acute acalculous cholecystitis in a critically ill traumatic patient in the intensive care unit. J Med Sci 31：289-291, 2011
 2) Gu MG et al：Risk factors and therapeutic outcomes of acute acalculous cholecystitis. Digestion 90：75-80, 2014
 3) Huffman JL et al：Acute acalculous cholecystitis：a review. Clin Gastroenterol Hepatol 8：15-22, 2010
 4) Afdhal NH：Acalculous cholecystitis．UpToDate ver.24.1
 5) Barie PS, Eachempati SR：Acute acalculous cholecystitis. Gastroenterol Clin North Am 39：343-357, 2010

[61] 1) Hossain P et al：Clinical features of district hospital paediatric patients with pharyngeal group A streptococci. Scand J Infect Dis 35：77-79, 2003
 2) Kosloske AM et al：The diagnosis of appendicitis in children：outcomes of a strategy based on pediatric surgical evaluation. Pediatrics 113：29-34, 2004
 3) 笠井正志 ほか：HAPPY！こどものみかた．日本医事新報社，81-87，2014
 4) 加藤英治：症状でみる子どものプライマリ・ケア．医学書院，93-138，2010
 5) Tsalkidis A et al：Acute abdomen in children due to extra-abdominal causes. Pediatr Int 50：315-318, 2008
 6) Vendargon S et al：Pneumonia presenting as acute abdomen in children：a report of three cases. Med J Malaysia 55：520-523, 2000

[62] 1) Spiller R, Garsed K：Postinfectious irritable bowel syndrome. Gastroenterology 136：1979-1988, 2009
 2) Thabane M et al：Systematic review and meta-analysis：The incidence and prognosis of post-infectious irritable bowel syndrome. Aliment Pharmacol Ther 26：535-544, 2007
 3) Dunlop SP et al：Distinctive clinical, psychological, and histological features of postinfective irritable bowel syndrome. Am J Gastroenterol 98：1578-1583, 2003
 4) Rhodes DY, Wallace M：Post-infectious irritable bowel syndrome. Curr Gastroenterol Rep 8：327-332, 2006
 5) Perk G et al：Lymphocytic colitis：a clue to an infectious trigger. Scand J Gastroenterol 34：110-112, 1999
 6) Marshall JK et al：Eight year prognosis of postinfectious irritable bowel syndrome following waterborne bacterial dysentery. Gut 59：605-611, 2010

[63] 1) Allos BM：Campylobacter jejuni infections：update on emerging issues and trends．Clin Infect Dis 32：

        1201-1206, 2001
    2) Allos BM：Microbiology, pathogenesis, and epidemiology of Campylobacter infection. UpToDate ver.24.1
    3) Wang H, Murdoch DR：Detection of Campylobacter species in faecal samples by direct Gram stain microscopy. Pathology 36：343-344, 2004
    4) Spiller R, Garsed K：Postinfectious irritable bowel syndrome. Gastroenterology 136：1979-1988, 2009
    5) 大川清孝，清水誠治：感染性腸炎 A to Z（第2版）．医学書院，24-33，2012
    6) Hohmann EL：Approach to the patient with nontyphoidal Salmonella in a stool culture. UpToDate ver.24.1
    7) Tauxe RV：Clinical manifestations and diagnosis of Yersinia infections. UpToDate ver.24.1
    8) Allos BM：Infection with less common Campylobacter species and related bacteria. UpToDate ver.24.1

64) 1) Merrett ND et al：Superior mesenteric artery syndrome：diagnosis and treatment strategies. J Gastrointest Surg 13：287-292, 2009
    2) Welsch T et al：Recalling superior mesenteric artery syndrome. Dig Surg 24：149-156, 2007
    3) Lee TH et al：Superior mesenteric artery syndrome：where do we stand today？ J Gastrointest Surg 16：2203-2211, 2012
    4) Scovell S, Hamdan A：Superior mesenteric artery syndrome. UpToDate ver.24.1

エクストラ⑩
    1) Garg S et al：Swallow syncope：clinical presentation, diagnostic criteria, and therapeutic options. Saudi J Gastroenterol 20：207-211, 2014
    2) Mitra S et al：Swallow syncope：a case report and review of the literature. Clin Med Res 9：125-129, 2011

65) 1) 塩沢丹里，小西郁生：卵巣出血．臨婦産 59：105-109，2005
    2) 田村　亮 ほか：当科で経験した卵巣出血56例の臨床的検討．産と婦 78：1527-1531，2011
    3) Hallatt JG et al：Ruptured corpus luteum with hemoperitoneum：a study of 173 surgical cases. Am J Obstet Gynecol 149：5-9, 1984

エクストラ⑪
    1) Sullivan CL, Cunha BA：Pseudoappendicitis caused by Salmonella heidelberg. Heart Lung 18：310-313, 1989
    2) Martin RF：Acute appendicitis in adults：Clinical manifestations and differential diagnosis. UpToDate ver.24.1

66) 1) Ahmed S, Gunaratnam NT：Images in clinical medicine. Melanosis Coli. N Engl J Med 349：1349, 2003
    2) Labowitz J, Wald A：Factitious diarrhea. UpToDate ver.24.1
    3) Hsieh C：Treatment of constipation in older adults. Am Fam Physician 72：2277-2284, 2005

67) 1) Mentzer RM Jr et al：A comparative appraisal of emphysematous cholecystitis. Am J Surg 129：10-15, 1975
    2) 急性胆管炎・胆嚢炎診療ガイドライン改訂出版委員会編：急性胆管炎・胆嚢炎診療ガイドライン2013．医学図書出版，2013
    3) Parulekar SG：Sonographic findings in acute emphysematous cholecystitis. Radiology 145：117-119, 1982
    4) Rosoff L, Meyers H：Acute emphysematous cholecystitis. An analysis of ten cases. Am J Surg 111：410-423, 1966

68) 1) Gola W, Lelonek M：Clinical implication of gastrointestinal bleeding in degenerative aortic stenosis：an update. Cardiol J 17：330-334, 2010
    2) Vincentelli A et al：Acquired von Willebrand syndrome in aortic stenosis. N Engl J Med 349：343-349, 2003
    3) Batur P et al：Increased prevalence of aortic stenosis in patients with arteriovenous malformations of the gastrointestinal tract in Heyde syndrome. Arch Intern Med 163：1821-1824, 2003
    4) Massyn MW, Khan SA：Heyde syndrome：a common diagnosis in older patients with severe aortic stenosis. Age Ageing 38：267-270, 2009
    5) Casadei B et al：An unrecognized disease in routine clinical practice：the Heyde's syndrome. Emergency Care Journal 10：1649, 2014
    6) Sami SS et al：Review article：gastrointestinal angiodysplasia：pathogenesis, diagnosis and management. Aliment Pharmacol Ther 39：15-34, 2014

69) 1) Vaizey CJ et al：Solitary rectal ulcer syndrome. Br J Surg 85：1617-1623, 1998
    2) 岩垂純一，辻　大志：直腸粘膜脱症候群の病態と最新の知見．消内視鏡 10：1289-1293，1998
    3) Tsuchida K et al：Solitary rectal ulcer syndrome accompanied by submucosal invasive carcinoma. Am J Gastroenterol 93：2235-2238, 1998

70) 1) Oku T et al：Clinical and endoscopic features of acute hemorrhagic rectal ulcer. J Gastroenterol 41：962-970, 2006
    2) Motomura Y et al：Clinical and endoscopic characteristics of acute haemorrhagic rectal ulcer, and endoscopic haemostatic treatment：a retrospective study of 95 patients. Colorectal Dis 12：e320-325, 2010
    3) 中村志郎 ほか：NSAID坐剤起因性直腸病変の臨床的検討．胃と腸 42：1730-1738，2007

エクストラ⑫
1) NosherJL et al：Acute focal bacterial nephritis. Am J Kindey Dis 11：36-42, 1988
2) Rathore MH et al：Acute lobar nephronia：a review. Pediatrics 87：728-734, 1991
3) Li Y, Zhang Y：Diagnosis and treatment of acute focal bacterial nephritis. Chin Med J 109：168-172, 1996
4) Cheng CH et al：Effective duration of antimicrobial therapy for the treatment of acute lobar nephronia. Pediatrics 117：e84-89, 2006

71 1) Ashley RA et al：Urachal anomalies：a longitudinal study of urachal remnants in children and adults. J Urol 178：1615-1618, 2007
2) Yiee JH et al：A diagnostic algorithm for urachal anomalies. J Pediatr Urol 3：500-504, 2007
3) Iuchtman M et al：Management of urachal anomalies in children and adults. Urology 42：426-430, 1993
4) Gleason JM et al：A comprehensive review of pediatric urachal anomalies and predictive analysis for adult urachal adenocarcinoma. J Urol 193：632-636, 2015

72 1) Shields D et al：Iliopsoas abscess：a review and update on the literature. Int J Surg 10：466-469, 2012
2) Mallick IH et al：Iliopsoas abscesses. Postgrad Med J 80：459-462, 2004
3) Navarro López V et al：Microbiology and outcome of iliopsoas abscess in 124 patients. Medicine 88：120-130, 2009
4) Ogasawara M et al：Polyarticular septic arthritis with bilateral psoas abscesses following acupuncture. Acupunct Med 27：81-82, 2009
5) Santaella RO et al：Primary vs secondary iliopsoas abscess. Presentation, microbiology, and treatment. Arch Surg 130：1309-1313, 1995
6) Yacoub WN et al：Psoas abscess rarely requires surgical intervention. Am J Surg 196：223-227, 2008

73 1) Ishikawa I：Acute renal failure with severe loin pain and patchy renal ischemia after anaerobic exercise in patients with or without renal hypouricemia. Nephron 91：559-570, 2002
2) Ishikawa I et al：Acute renal failure with severe loin pain and patchy renal vasoconstriction. Acute Renal Failure. Libbey, 224-229, 1982
3) 石川　勲：運動後の急性腎障害．日内会誌 103：1101-1107, 2014
4) 桑原政成 ほか：健康診断受診者の低尿酸血症有病率の地域差に関する検討．痛風と核酸代謝 36：76, 2012
5) 市田公美：低尿酸血症．痛風と核酸代謝 35：159-168, 2011

5　泌尿器・生殖器・臀部領域での一発診断

74 1) Pfenninger JL, Zainea GG：Common anorectal conditions：Part I. Symptoms and complaints. Am Fam Physician 63：2391-2398, 2001
2) Bharucha AE et al：Functional anorectal disorders. Gastroenterology 130：1510-1518, 2006
3) Wald A：Anorectal and pelvic pain in women：diagnostic considerations and treatment. J Clin Gastroenterol 33：283-288, 2001
4) Wald A：Functional anorectal and pelvic pain. Gastroenterol Clin North Am 30：243-251, 2001

75 1) Afşarlar CE et al：Perianal abscess and fistula-in-ano in children：clinical characteristic, management and outcome. Pediatr Surg Int 27：1063-1068, 2011
2) Shawn J et al：Perianal abscess and fistula. Nelson Textbook of Pediatrics, 19th edition. Elsevier, 1359-1360, 2011
3) Fitzgerald RJ et al：Fistula-in-ano in childhood：a congenital etiology. J Pediatr Surg 20：80-81, 1985
4) Christison-Lagay ER et al：Nonoperative management of perianal abscess in infants is associated with decreased risk for fistula formation. Pediatrics 120：e548-552, 2007
5) 家入里志 ほか：肛門周囲膿瘍，痔瘻，裂肛．小児診療 75：253-256, 2012
6) Chang HK et al：Clinical characteristics and treatment of perianal abscess and fistula-in-ano in infants. J Pediatr Surg 45：1832-1836, 2010
7) Masiakos PT et al：Perianal abscesses. Pediatrics 121：447-448, 2008

76 1) Lui MW et al：Clinical Significance of Pyometra. J Reprod Med 60：329-332, 2015
2) Vyas S et al：Spontaneous perforation of pyometra in a cervical cancer patient：a case report and literature review. Cancer Imaging 9：12-14, 2009
3) Lien WC et al：Pyometra：a potentially lethal differential diagnosis in older women. Am J Emerg Med 28：103-105, 2010

77 1) Conces MR et al：Urethral caruncle：clinicopathologic features of 41 cases. Hum Pathol 43：1400-1404, 2012
2) North American Menopause Society：Management of symptomatic vulvovaginal atrophy：2013 position statement of The North American Menopause Society. Menopause 20：888-904, 2013

78 1) Quint HJ et al：Emphysematous cystitis：a review or the spectrum of disease. J Urol 147：134-137, 1992
2) Amano M, Shimizu T：Emphysematous cystitis：a review of the literature. Intern Med 53：79-82, 2014
3) Grayson DE et al：Emphysematous infections of the abdomen and pelvis：a pictorial review. Radiographics 22：543-561, 2002
4) Grupper M et al：Emphysematous cystitis：illustrative case report and review of literature. Medicine 86：

47-53, 2007
5) Thomas AA et al：Emphysematous cystitis：a review of 135 cases. BJU Int 100：17-20, 2007
6) Perlemoine C et al：Emphysematous cystitis. Diabetes Metab 30：377-379, 2004

79 1) 滝川 一 ほか：DDW-J 2004 ワークショップ薬物性肝障害診断基準の提案．肝臓 46：85-90，2005
2) 堀池典生 ほか：薬物性肝障害の実態─全国調査．薬物性肝障害の実態．中外医学社，1-10，2008
3) 武藤美香 ほか：薬疹におけるリンパ球刺激試験の診断的価値についての検討．日皮会誌 110：1543-1548，2000
4) Larson AM：Acetaminophen hepatotoxicity. Clin Liver Dis 11, 525-548, 2007

6　四肢領域での一発診断

80 1) Renganathan R, Delanty N：Juvenile myoclonic epilepsy：under-appreciated and under-diagnosed. Postgrad Med J 79：78-80, 2003
2) Alfradique I, Vasconcelos MM：Juvenile myoclonic epilepsy. Arq Neuropsiquiatr 65：1266-1271, 2007
3) Höfler J et al：Seizure outcome in 175 patients with juvenile myoclonic epilepsy：a long-term observational study. Epilepsy Res 108：1817-1824, 2014
4) Beghi M et al：Idiopathic generalized epilepsies of adolescence. Epilepsia 47：107-110, 2006
5) Perucca E et al：Antiepileptic drugs as a cause of worsening seizures. Epilepsia 39：5-17, 1998

81 1) Ashour R, Jankovic J：Joint and skeletal deformities in Parkinson's disease, multiple system atrophy, and progressive supranuclear palsy. Mov Disord 21：1856-1863, 2006
2) Ashour R et al：Striatal deformities of the hand and foot in Parkinson's disease. Lancet Neurol 4：423-431, 2005
3) 岡野晴子，作田　学：パーキンソン病における手指の変形．脳神経 58：763-769，2006

82 1) Cherqaoui R et al：Diabetic cheiroarthropathy：a case report and review of the literature. Case Rep Endocrinol 2013：257028, 2013
2) Abate M et al：Management of limited joint mobility in diabetic patients. Diabetes Metab Syndr Obes 6：197-207, 2013
3) Smith LL et al：Musculoskeletal manifestations of diabetes mellitus. Br J Sports Med 37：30-35, 2003
4) Pandey A et al：Prevalence of hand disorders in type 2 diabetes mellitus and its correlation with microvascular complications. Ann Med Health Sci Res 3：349-354, 2013
5) Nashel J, Steen V：Scleroderma mimics. Curr Rheumatol Rep 14：39-46, 2012

エクストラ⑬
1) Liddell K, Catterall MD：Naevus striatus unguis. Postgrad Med J 53：624-627, 1977
2) Haenssle HA et al：When all you have is a dermatoscope- start looking at the nails. Delmatol Pract Concept 4：11-20, 2014

83 1) Cheung JP et al：Review on mallet finger treatment. Hand Surg 17：439-447, 2012
2) Anderson D：Mallet finger：management and patient compliance. Aust Fam Physician 40：47-48, 2011
3) Husain SN et al：A biomechanical study of distal interphalangeal joint subluxation after mallet fracture injury. J Hand Surg Am 33：26-30, 2008

84 1) Ahlbäck S et al：Spontaneous osteonecrosis of the knee. Arthritis Rheum 11：705-733, 1968
2) Karim AR et al：Osteonecrosis of the knee：review. Ann Transl Med 3：6, 2015
3) Pape D et al：Prevalence of spontaneous osteonecrosis of the medial femoral condyle in elderly patients. Knee Surg Sports Traumatol Arthrosc 10：233-240, 2002

85 1) Calmbach WL, Hutchens M：Evaluation of patients presenting with knee pain：Part Ⅱ. Differential diagnosis. Am Fam Physician 68：917-922, 2003
2) Anderson RJ, Anderson BC：Evaluation of the adult patient with knee pain. UpToDate ver.24.1
3) Canoso JJ：Knee bursitis. UpToDate ver.24.1

86 1) Ahmad M et al：Tarsal tunnel syndrome：A literature review. Foot Ankle Surg 18：149-152, 2012
2) Tu P, Bytomski JR：Diagnosis of heel pain. Am Fam Physician 84：909-916, 2011
3) Hudes K：Conservative management of a case of tarsal tunnel syndrome. J Can Chiropr Assoc 54：100-106, 2010
4) Kinoshita M et al：The dorsiflexion-eversion test for diagnosis of tarsal tunnel syndrome. J Bone Joint Surg Am 83：1835-1839, 2001
5) Simpson MR, Howard TM：Tendinopathies of the foot and ankle. Am Fam Physician 80：1107-1114, 2009
6) Cimino WR：Tarsal tunnel syndrome：review of the literature. Foot Ankle 11：47-52, 1990

87 1) Adams WR 2nd：Morton's neuroma. Clin Podiatr Med Surg 27：535-545, 2010
2) Tallia AF, Cardone DA：Diagnostic and therapeutic injection of the ankle and foot. Am Fam Physician 68：1356-1362, 2003
3) 磯本慎二，田中康仁：モートン病．Brain Nerve 66：1453-1457，2014
4) Joong MA, El-Khoury GY：Radiologic evaluation of chronic foot pain. Am Fam Physician 76：975-983, 2007
5) Kay D, Bennett GL：Morton's neuroma. Foot Ankle Clin 8：49-59, 2003
6) Xu Z et al：The accuracy of ultrasonography and magnetic resonance imaging for the diagnosis of Mor-

ton's neuroma: a systematic review. Clin Radiol 70: 351-358, 2015
7) Zanetti M et al: Morton neuroma and fluid in the intermetatarsal bursae on MR images of 70 asymptomatic volunteers. Radiology 203: 516-520, 1997

88 1) Chorley J, Powers CR: Clinical features and management of heel pain in the young athlete. UpToDate ver. 24.1
2) Tu P, Bytomski JR: Diagnosis of heel pain. Am Fam Physician 84: 909-916, 2011
3) Cassas KJ, Cassettari-Wayhs A: Childhood and adolescent sports-related overuse injuries. Am Fam Physician 73: 1014-1022, 2006
4) Leigh W et al: Pediatric calcaneal osteomyelitis. J Pediatr Orthop 30: 888-892, 2010

エクストラ⑭
1) Pomeranz AJ et al: Irritable infant. Pediatric decision-making strategies, 2nd Edition. Saunders, 306-309, 2015
2) Sylwestrzak MS et al: Recurrent clitoral tourniquet syndrome. Pediatrics 105: 866-867, 2000
3) Klusmann A, Lenard HG: Tourniquet syndrome- accident or abuse? Eur J Pediatr 163: 495-498, 2004
4) Sallami S et al: Hair-thread tourniquet syndrome in an adult penis: case report and review of literature. Urol J 10: 915-918, 2013
5) 槇野祥生 ほか：介護手袋によるターニケット症候群の1例．臨牀と研究 91：677-678，2014

89 1) Ely JW et al: Approach to leg edema of unclear etiology. J Am Board Fam Med 19: 148-160, 2006
2) Sterns RH: Idiopathic edema. UpToDate ver.24.1
3) Kay A, Davis CL: Idiopathic edema. Am J Kidney Dis 34: 405-423, 1999
4) Thorn GW: Approach to the patient with "idiopathic edema" or "periodic swelling". JAMA 206: 333-338, 1968

エクストラ⑮
1) Canoso JJ et al: Foucher's sign of the Baker's cyst. Ann Rheum Dis 46: 228-232, 1987

90 1) 日本神経治療学会治療指針作成委員会：Restless legs症候群．神経治療 29：71-109，2012
2) Kaplan Y et al: Restless legs syndrome in patients with chronic obstructive pulmonary disease. Can J Neurol Sci 35: 352-357, 2008
3) Tzonova D et al: Breakthrough symptoms during the daytime in patients with restless legs syndrome. Sleep Med 13: 151-155, 2012
4) Benes H et al: Definition of restless legs syndrome, how to diagnose it, and how to differentiate it from RLS mimics. Mov Disord 22: S401-408, 2007
5) Kushida CA: Clinical presentation, diagnosis, and quality of life issues in restless legs syndrome. Am J Med 120: S4-12, 2007

91 1) Helfgott SM: Popliteal (Baker's) cyst. UpToDate ver.24.1
2) Drescher MJ, Smally AJ: Thrombophlebitis and pseudothrombophlebitis in the ED. Am J Emerg Med 15: 683-685, 1997
3) Schellong SM et al: Complete compression ultrasonography of the leg veins as a single test for the diagnosis of deep vein thrombosis. Thromb Haemost 89: 228-234, 2003

92 1) Rose BD: Pathophysiology and etiology of edema in adults. UpToDate ver.24.1
2) 安田尚史，横野浩一：薬剤性浮腫．Fluid Manag Renaiss 2：269-276，2012
3) Ely JW et al: Approach to leg edema of unclear etiology. J Am Board Fam Med 19: 148-160, 2006
4) Powell AA, Armstrong MA: Peripheral edema. Am Fam Physician 55: 1721-1726, 1997
5) Pretorius RW et al: Reducing the risk of adverse drug events in older adults. Am Fam Physician 87: 331-336, 2013
6) Thomas JL et al: Pregabalin (Lyrica) for the Management of Pain Associated with Diabetic Neuropathy. Am Fam Physician 74: 2093-2094, 2006
7) Pregabalin: Drug information. UpToDate ver.24.1

93 1) Peltola H, Pääkkönen M: Acute osteomyelitis in children. N Engl J Med 370: 352-360, 2014
2) Gutierrez K: Bone and joint infections in children. Pediatr Clin N Am 52: 779-794, 2005
3) 小山雅司：骨髄炎，関節炎．画像診断 33：92-104，2013
4) Patel D, Jahnke MN: Serious Complications from Staphylococcal aureus in Atopic Dermatitis. Pediatr Dermatol 32: 792-796, 2015
5) 永井秀之 ほか：アトピー性皮膚炎に伴う急性骨髄炎，化膿性関節炎の3例．小児臨 61：783-789，2008
6) Kaplan S: Osteomyelitis. Nelson Textbook of Pediatrics, 19th edition. Elsevier, 2394-2398, 2011

7　皮膚領域での一発診断

94 1) Wilkin J et al: Standard classification of rosacea: Report of the National Rosacea Society Expert Committee on the Classification and Staging of Rosacea. J Am Acad Dermatol 46: 584-587, 2002
2) Blount BW, Pelletier AL: Rosacea: a common, yet commonly overlooked, condition. Am Fam Physician 66: 435-440, 2002
3) Olazagasti J et al: The great mimickers of rosacea. Cutis 94: 39-45, 2014

- 4) Goldgar C et al : Treatment options for acne rosacea. Am Fam Physician 80 : 461-468, 2009
- 5) van Zuuren EJ et al : Effective and evidence-based management strategies for rosacea : summary of a Cochrane systematic review. Br J Dermatol 165 : 760-781, 2011

95
1) Layton AM, Cotterill JA : A Case of Achenbach's syndrome. Clin Exp Dermatol 18 : 60-61, 1993
2) Kämpfen S et al : A Painful Blue Thumb : A Case of Achenbach Syndrome. EJVES Extra 10 : 84-85, 2005
3) Eikenboom JC et al : Paroxysmal finger haematoma : a neglected syndrome. Thromb Haemost 66 : 266, 1991
4) Thies K et al : Achenbach's syndrome revisited. Vasa 41 : 366-370, 2012
5) Kim HY et al : Two cases of thrombosis of the palmar digital vein. Ann Dermatol 24 : 351-354, 2012
6) Harper CM, Waters PM : Acute idiopathic blue finger : case report. J Hand Surg Am 38 : 1980-1982, 2013

96
1) Massey EW, Pleet AB : Electromyographic evaluation of notalgia paresthetica. Neurology 31 : 642, 1981
2) Ellis C : Notalgia paresthetica : the unreachable itch. Dermatol Pract Concept 3 : 3-6, 2013
3) Shin J, Kim YC : Neuropathic itch of the back : a case of notalgia paresthetica. Ann Dermatol 26 : 392-394, 2014
4) Pérez-Pérez LC : General features and treatment of notalgia paresthetica. Skinmed 9 : 353-358, 2011
5) Vijaya B et al : Primary cutaneous amyloidosis : a clinico-pathological study with emphasis on polarized microscopy. Indian J Pathol Microbiol 55 : 170-174, 2012

97
1) Cox NH et al : Guidelines for management of Bowen's disease : 2006 update. Br J Dermatol 156 : 11-21, 2007
2) Quéreux G et al : Human papillomavirus and extragenital in situ carcinoma. Dermatology 209 : 40-45, 2004
3) Yu HS et al : Arsenic carcinogenesis in the skin. J Biomed Sci 13 : 657-666, 2006

98
1) 日本小児アレルギー学会：食物アレルギーの特殊型．食物アレルギー診療ガイドライン 2012．協和企画，2011
2) Sheffer AL et al : Exercise-induced anaphylaxis : a distinct form of physical allergy. J Allergy Clin Immunol 71 : 311-316, 1983
3) Matsuo H et al : Exercise and aspirin increase levels of circulating gliadin peptides in patients with wheat-dependent exercise-induced anaphylaxis. Clin Exp Allergy 35 : 461-466, 2005

99
1) Stulberg DL, Wolfrey J : Pityriasis rosea. Am Fam Physician 69 : 87-91, 2004
2) Goldstein AO, Goldstein BG : Pityriasis rosea. UpToDate ver. 23.5
3) Ely JW, Seabury Stone M : The generalized rash : part I. Differential diagnosis. Am Fam Physician 81 : 726-734, 2010
4) Mattei PL et al : Syphilis : a reemerging infection. Am Fam Physician 86 : 433-440, 2012

100
1) Wolff K et al : Molluscipoxvirus infection : molluscum contagiosum. Fitzpatrick's dermatology in general medicine, 7th edition. McGraw-Hill, 1911-1913, 2008
2) 山崎雄一郎 ほか：全ての診療科で役立つ皮膚診療のコツ．羊土社，50-51，2010

●索引
※太字は用語の主要解説があるページ

欧文索引

A
Achenbach症候群　**166**
ACNES　**98**
AFBN　**125**
AIH　**50**

B
beak sign　96

C
CDS　68
cervical angina　90
coffee bean sign　96
continuous diaphragm sign　88
Crigler-Najjar症候群　**52**
crowing rooster maneuver　93
crowned dens syndrome　**67, 68**

D
DAB　**76**
DPB　**77**
Dupuytren拘縮　**145**
DVT　**161**

F
feeding vessel sign　38
FEIAn　**169**

G
GERD　58
google検索　5

H
Hamman徴候　88
Henoch-Schönlein紫斑病　**110**
Heyde症候群　**122**
Hib　**62**
Homans徴候　161
hooking maneuver　92
horizontal arm traction　93
hot potato voice　62
Hutchinson's sign　48

I
IgA血管炎　**110**
invasive liver abscess syndrome　**104**

L
LFS　54
Liddle症候群　**21**
LPRD　58

N
NES　**25**

non-sustained ventricular tachycardia　82
NSAIDs坐薬起因性直腸病変　**125**
NSVT　82

O
OAS　54
old man's drip　53

P
painful legs and moving toes syndrome　**159**
PFAPA症候群　**40**
PFAS　54
PI-IBS　**113**
PLMD　158
PNES　**18**
psoas sign　128

Q
QT延長症候群　**82**

R
RBD　**26**
red eye　47
refeeding症候群　**30**
RLS　158

S
Sever病　**154**
slipping rib pain syndrome　**92**
SMA症候群　**116**
SONK　**147**
SPE　38
SRED　**25**
straight back syndrome　**80**
striatal hand　**142**
stroke mimics　14
S状結腸軸捻転症　**96**

T
think aloud　3
thumb sign　62
Tietz症候群　93
Torsades de Pointes　82
TTS　**150**

V
VHE　**33**

W
whirl sign　96

和文索引

あ
アカシジア　**159**
亜急性甲状腺炎　**60**
悪性症候群　**36**
アクロコルドン　**74**
アトピー性皮膚炎　**163**
アニサキス症　**100**
アレルギー性鼻炎　**53**

い
胃アニキサス症　**100**
異型狭心症　**90**
胃食道逆流症　**57, 58**
一次性咳嗽性頭痛　**81**
一過性全健忘　**22**
一過性直腸痛　**132**
一過性てんかん性健忘　**22**
一酸化炭素中毒　**44**
イルネス・スクリプト　3
咽喉頭異常感　**57, 58**
咽喉頭酸逆流症　**58**
咽後膿瘍　69
インフルエンザ　**39**
インフルエンザ菌b型 (Hib)　**62**

う
運動後急性腎障害　**130**
運動誘発アナフィラキシー　**169**

え
エルシニア腸炎　**115**
嚥下性失神　**117**
炎症性腸疾患　**107**

お
横隔神経麻痺　**84**
横隔膜弛緩症　**85**
横隔膜ヘルニア　**85**
横紋筋融解症　**131**

か
海馬硬化症　16
覚醒時大発作てんかん　**141**
角膜異物　46
鵞足炎　**148**
カテーテル関連血流感染症　**34**
カーネット徴候　**99**
化膿性骨髄炎　**163**
化膿性脊椎炎　69
過敏性剣状突起症候群　**91**
花粉-食物アレルギー症候群　**54**
眼瞼痙攣　**45**
眼瞼ミオキミア　**45**
関節間隙の狭小化　147
関節リウマチ　143

感染後過敏性腸症候群　113
感染性心内膜炎　35, 38
甘草　20
肝膿瘍　104
カンピロバクター腸炎　114
眼部帯状疱疹　48
顔面痙攣　45

き
気管支喘息　75
気腫性胆嚢炎　121
気腫性膀胱炎　136
偽性アルドステロン症　20
偽性血栓性静脈炎症候群　161
偽性虫垂炎　119
偽性腸閉塞　95, 97
偽性腹壁ヘルニア　95
偽性蜂窩織炎　109
急性化膿性甲状腺炎　61
急性肝炎　50, 138
急性喉頭蓋炎　62
急性ジストニア　28
急性出血性直腸潰瘍　124
急性巣状性細菌性腎炎　125
急性中耳炎　70
急性乳様突起炎　70
狭窄性屈筋腱腱鞘炎　145
胸痛喘息　75
胸部神経症　99
緊張型頭痛　73

く
偶発性低体温症　24
群発頭痛　43

け
痙性麻痺　143
頸椎症性狭心症　90
頸椎症性神経根症　67
頸部リンパ節炎　40
血管性運動性鼻炎　53
月経前浮腫　157
欠神発作　17, 140
血栓性静脈炎　34
剣状突起痛　91
腱性マレット変形　146
原発性アルドステロン症　21
顕微鏡的大腸炎　113
健忘　22
健忘卒中　23

こ
高アンモニア血症　33
高カリウム血症　78
口腔アレルギー症候群　54
口腔乾燥症　64
口腔灼熱感症候群　64
口腔内アフタ　40
後脛骨筋腱炎　151
好酸球性胃腸炎　106
光線皮膚炎　165

喉頭アレルギー　57, 59
後頭神経痛　67, 72
肛門挙筋症候群　132
肛門周囲膿瘍　133
黒毛舌　64
骨壊死　147
骨髄炎　35
骨性マレット変形　146
こむら返り　159
孤立性上腸間膜動脈解離　102

さ
細菌性髄膜炎　71
臍石　126
サルモネラ腸炎　115

し
子宮留膿腫　134
自己免疫性肝炎　50
糸状疣贅　74
システム1　2
システム2　2
ジベルばら色粃糠疹　170
若年欠神てんかん　141
若年性ミオクロニーてんかん　140
シャント型高ビリルビン血症　52
縦隔気腫　88
周期性四肢運動障害　158
周期性発熱　40
宿便性潰瘍　124
手根管症候群　145
酒皶　164
酒皶様皮膚炎　164
消化管血管異形成　122
上気道咳嗽症候群　57, 59
踵骨骨髄炎　155
踵骨骨端症　154
上腸間膜動脈血栓症　102
上腸間膜動脈症候群　116
小発作　17
食道異所性胃粘膜　56
食道破裂　89
食物アレルギー　54
食物依存性運動誘発アナフィラキシー　169
ジルベール症候群　52
脂漏性皮膚炎　164
心因性非てんかん発作　18
神経線維腫　74
尋常性痤瘡　165
腎性低尿酸血症　130
診断エラー　4
深部静脈血栓症　160
蕁麻疹　169

す
睡眠関連下肢クランプ　159
睡眠関連摂食障害　25
睡眠関連てんかん　26
睡眠時頭痛　43
睡眠時無呼吸症候群　27

睡眠時無呼吸性頭痛　43
スワンネック変形　146
スワンネック様変形　143

せ
声門上炎　62
石灰沈着性頸長筋腱炎　67, 68
接触性皮膚炎　167
舌痛症　64
セロトニン症候群　36
前頭葉てんかん　18
全般強直間代発作　140
前皮神経絞扼症候群　98

そ
爪甲線条母斑　145
僧帽弁逸脱症　81
足根管症候群　150
側頭葉てんかん　16

た
大後頭三叉神経症候群　73
帯状疱疹　73, 99, 132
大腸黒皮症　120
大腸メラノーシス　120
大動脈弁狭窄症　122
ターニケット症候群　155

ち
長母趾屈筋腱炎　151
腸腰筋膿瘍　128

つ
椎骨動脈解離　66
椎骨動脈解離性動脈瘤　66
突き指　146
槌指　146

て
低カリウム血症　30
低血糖　32
低血糖性片麻痺　14
低マグネシウム血症　30
低リン血症　30
滴状乾癬　170
デュアル・プロセス・セオリー　2
電気性眼炎　46
伝染性軟属腫　172

と
凍結肩　145
糖尿病性手関節症　144
糖尿病性体幹性神経根障害　95
糖尿病性味覚性発汗　105
特発性好酸球増多症候群　106
特発性大腿骨内顆骨壊死　147
特発性浮腫　156

な
内側側副靱帯損傷　149
内側半月板損傷　149

に

軟性線維腫　74
におい嗅ぎ試験　85
入院中にみられる発熱　35
乳腺症　86
乳糖不耐症　113
尿道カルンクル　135
尿膜管遺残症　126
尿膜管癌　126
尿路感染症　33
認知心理　4
認知的エラー　4

ね

粘膜脱症候群　123

の

膿性帯下　134
脳膿瘍　104

は

肺MAC症　107
バイアス　4
肺下胸水貯留　85
敗血症性塞栓症　35
敗血症性肺塞栓症　38
梅毒疹　170
肺の異所性石灰化　103
背部錯感覚症　167
パーキンソン病に伴う手指の変形　142
ハグルンド病　155
破傷風　29
白血病性歯肉炎　63
ばね指　145
バリウム腹膜炎　108
バルプロ酸誘発性高アンモニア血症性脳症　33

ひ

尾骨痛　132
非持続性心室頻拍　82
ヒ素摂取　168
皮膚斑状アミロイドーシス　167
びまん性嚥下性細気管支炎　76
びまん性特発性骨増殖症　145
びまん性汎細気管支炎　77
疲労骨折　153

ふ

腹痛　110, 112
腹部パラドックス　84
腹壁瘢痕ヘルニア　94
腹壁ヘルニア　94
不正出血　134
フライバーグ病　153

へ

ベイズの定理　6
ベーカー嚢腫　160
変形性膝関節症　149
扁桃炎　40

ほ

蜂窩織炎　87, 161
ボーエン病　168

ま

マレット変形　146

み

ミオクロニー発作　140

む

むずむず脚症候群　158
無石胆嚢炎　111

め

メタ認知　5

も

モートン病　152
モンドール病　86

や

夜間摂食症候群　25
夜間痛　147
薬剤性肝障害　138
薬剤性歯肉増殖症　63
薬剤性低血糖　32
薬剤性浮腫　162
薬疹　170
薬物乱用頭痛　42

ゆ

有棘細胞癌　168
雪目　46
癒着性滑液包炎　145
指の血栓症　166

よ

溶血性貧血　52
溶連菌性咽頭炎　112

ら

ラテックス-フルーツ症候群　54
卵巣出血　118

れ

レイノー現象　166
レストレス・レッグス症候群　158
レム睡眠行動異常症　26

ろ

老人性低体温症　24
老人性鼻炎　53
肋軟骨炎　93
肋骨すべり症候群　92

検印省略

プライマリ・ケアの現場で役立つ
もっと！ 一発診断100
診断の手がかりはここにある

定価（本体 4,800円＋税）

2016年6月1日　第1版　第1刷発行
2020年2月22日　　同　　第3刷発行

編　者　宮田　靖志・中川　紘明
発行者　浅井　麻紀
発行所　株式会社 文光堂
　　　　〒113-0033　東京都文京区本郷7-2-7
　　　　TEL（03）3813-5478（営業）
　　　　　　（03）3813-5411（編集）

© 宮田靖志・中川紘明, 2016　　　　　　印刷・製本：真興社

ISBN978-4-8306-1021-9　　　　　　　　　Printed in Japan

・本書の複製権，翻訳権・翻案権，上映権，譲渡権，公衆送信権（送信可能化権を含む），二次的著作物の利用に関する原著作者の権利は，株式会社文光堂が保有します．
・本書を無断で複製する行為（コピー，スキャン，デジタルデータ化など）は，私的使用のための複製など著作権法上の限られた例外を除き禁じられています．大学，病院，企業などにおいて，業務上使用する目的で上記の行為を行うことは，使用範囲が内部に限られるものであっても私的使用には該当せず，違法です．また私的使用に該当する場合であっても，代行業者等の第三者に依頼して上記の行為を行うことは違法となります．
・JCOPY〈出版者著作権管理機構 委託出版物〉
本書を複製される場合は，そのつど事前に出版者著作権管理機構（電話 03-5244-5088, FAX 03-5244-5089, e-mail: info@jcopy.or.jp）の許諾を得てください．